病院の将来と
かかりつけ医機能

二木 立 *Niki Ryu*

JN055032

勁草書房

はしがき

　本書の目的は，病院のあり方とかかりつけ医機能の強化を中心として，2022-2023年の医療・社会保障（改革）を事実に基づき，しかも歴史的視点をもって分析し，医療・社会保障の短期及び中長期的見通しを示すことです．各章のポイントと各章で特に強調したいことは以下の通りです．

　第1章「病院の将来」では，2040年を視野に入れて，日本の医療・社会保障と病院（経営）の未来を展望します．第1節では，「医療は安定的な成長産業」であることを示し，病院が今後も医療の中心であり続け，その中心が地域密着型の中小病院であると指摘します．併せて，今後求められるのは「ハイテック＆ハイタッチ」の医療であることを強します．第2節は第1節の続編で，今後の（民間）中小病院のあり方を考えます．今後は多くの病院は孤立して存続するのが困難になり，他の医療施設や介護・福祉施設，行政機関等との地域連携を強化することが不可欠だと強調します．第3節では，2015年に始まった地域医療構想を7つの柱立てで振り返り，2040年に向けた新たな地域医療構想の3つの課題をあげます．

　第2章「かかりつけ医機能の強化」は本書の中核で，2022-2023年に激しく行われた「かかりつけ医の制度化」（登録制等）対「（制度化を伴わない）かかりつけ医機能の強化」論争に参加して発表した6論文を収録します．**第1節「日本医療の歴史と現実を踏まえたかかりつけ医機能の強化」**がこの論争の総括（総論）で，第2-6節が各論です．2023年5月に成立した医療法改正により，「かかりつけ医の制度化」（登録制等）は否定されました．各論で特に強調したいのは，プライマリケアの拡充で医療の質が向上する可能性はあるが医療費は抑制できない，むしろ増加すること（第2節），及びコロナ禍

中（2020-2022 年の 3 年間）の国民の医療満足度はコロナ禍前と同水準か，多少増加していること（第 6 節）です．

第 3 章「私がイギリス・ドイツ・フランス医療の現地調査で学んだこと」は，2023 年 5 月下旬 -6 月上旬に行った日本医師会の 3 か国医療の現地調査の私的報告です．日本では，「かかりつけ医の制度化」で迅速なコロナ対応が可能との主張がありましたが，それとは真逆の知見が得られました．

第 4 章「岸田政権の医療・社会保障改革」では，岸田政権の下で 2022 年と 2023 年に実施されるか取りまとめられた 4 つの医療・社会保障改革（文書）——2022 年度診療報酬改定，「骨太方針 2022」，「全世代型社会保障構築会議報告書」，「骨太方針 2023」——を，時系列順に検討し，どの改革でも財源政策が先送りされていることを指摘します．

第 5 章「医療政策分析の視角」では，私の医療政策分析の視点の「トレードマーク」となっている「複眼的分析（視点）」について解説します．第 1 節は総論，第 2 節は新自由主義（的医療政策）についての応用編です．

第 6 章「石川誠医師とリハビリテーション医療政策」は，石川医師が「生みの親」とも言える回復期リハビリテーション病棟の創設経緯とその後の発展を探った「探索的研究」です．

補章には，以上の 6 章のテーマからは外れるが，読者にぜひ読んでほしいと思う 4 論文を収録しました．特に読んでいただきたいのは，「**地域共生社会の理念と現実，及び地域包括ケアとの異同**」（第 1 節）です．

本書が，国民・患者本位で，しかも財源に裏打ちされた医療・社会保障改革を考える一助になることを願っています．

2024 年 1 月

二 木 　 立

目　次

第1章　病院の将来

　本章では，2040年を視野に入れて，日本の医療・社会保障と病院（経営）の未来を展望する．

　第1節では，まず今後も「医療は安定的な成長産業」であることを示し，医療費増に対する逆方向の2つの悲観論の問題点を指摘する．ただし，「コロナ危機は中長期的には日本医療への『弱い』追い風になる」との私の2020年時の見通しには，財源面で修正が必要になっていることを認める．その上で，病院は今後も医療の中心であり続け，その中心が地域密着型の中小病院であると指摘する．最後に，今後求められるのは「ハイテック＆ハイタッチ」（ネイスビッツ）の医療であることを強調する．

　第2節は第1節の続編で，今後の（民間）中小病院のあり方を考える．まず，「急性期」は「高度急性期」と「一般急性期」に分けて検討することが地域医療構想の大前提であると指摘し，一般急性期は分散している方が合理的だと主張する．さらに，将来的には一般急性期病床と地域包括ケア病床との統合は検討に値すると述べ，その大前提は地域包括ケア病棟の看護体制の強化（現行の13対1から10対1へ）であると主張する．さらに，今後は多くの病院は孤立して存続するのが困難になり，他の医療施設や介護・福祉施設，行政機関等との地域連携を強化することが不可欠だと指摘する．

　第3節では，2015年に始まった地域医療構想を以下の7つの柱立てで振り返る．①「2025年の必要病床数」の虚実，②回復期病床は不足していない，③病床区分見直しの必要性，④公立・公的病院再編計画の挫折，⑤地域医療構想は感染症対策を欠いていた，⑥病床削減で医療費は抑制できない，⑦地域医療構想には「余裕」が必要．その上で，新たな地域医療構想の3つの課題をあげる．

第1節　複眼で読む医療・社会保障の未来と病院経営
——悲観論を超えて

（2023 年 1 月）

はじめに

　どんな分野でも将来展望を行う際には，何が変わり，何が変わらないかを複眼的に検討することが不可欠です．本節では，高齢者数が頂点に達する2040 年頃までを射程にして，今後の医療と病院経営を概括的に展望しますが，敢えて「変わらない」面に焦点を当てます．医療界では，コロナ危機を契機にして，悲観論が過度に強まっているからです．その際，各種の公式文書だけでなく，私自身が今までに行った判断・予測の適否についても触れます．

今後も「医療は安定的な成長産業」

　実は，医療関係者の間で，最初に悲観論が広まったのは，吉村仁保険局長（当時）が「医療費亡国論」を唱え，健康保険法等の抜本改革（当時の呼称）を断行した 1980 年代でした．それ以前は「病院は倒産しない」と信じられていたのですが，病院の大型倒産も生じるようになりました．そのために，1990 年前後には，医療界では「医療冬の時代」論が一世を風靡しました．「氷河の時代」と呼ぶ方さえいました．

　それに対して，私は 1986 年に「医療は今後も安定的な成長産業である」ことを強調しました[(1)]．その最大の根拠は，厚生省（当時）が発表した「高齢者対策企画推進本部」の「参考資料」で社会保障給付費中の「医療等」（医療と社会福祉）の国民所得比が 1986 年度の 7.5 ％から 2000 年度には 9.0-11.5 ％と予測されていたことでした．この数値は，国民医療費の伸び率を国民所得の伸び率以内に抑えるとの当時の政府・厚生省の公式方針とは異なっ

ていました．1990 年に出版した『90 年代の医療』は副題を「『医療冬の時代』論を越えて」とし，この点を改めて強調しました⁽²⁾.

　その後も，政府・厚生労働省は厳しい医療費抑制政策を継続していますが，国民医療費の国民所得・GDP に対する割合は長期的には漸増し続けています．少し古いですが，2018 年の政府（内閣官房・内閣府・財務省・厚生労働省）の「将来見通し」でも，社会保障費総額・医療給付費の GDP 比は 2018 年のそれぞれ 21.5％，7.0％から 2040 年には 23.8-24.0％，8.7-8.9％へと漸増するとされています⁽³⁾.　政府が 2040 年まで GDP 比が増え続けると「お墨付き」を与えている分野・産業は医療・社会保障以外ありません．

　これは日本に限らず，コロナ危機後の世界共通の現象です．例えばマーク・ロビンソンは，コロナ危機後の「これからの 30 年という時間枠で［2050 年までの］先進国の公的支出の未来を展望」し，「医療，気候変動，介護はすべての国の政府が今後支出を増やさざるをえない」ため，「大多数の国の対 GDP 比で最低でも 7％［ポイント］の増加となる」と予測しています⁽⁴⁾.　しかも，7 分野の政府支出（社会保障費も含む）の中では，医療が長期の支出増で突出した最大の領域になるとしています．氏の分析で注目すべきは，「これは『大きな政府』論者が政治的に勝利するからではない．政府のイデオロギー上の姿勢とは関係なく，政府支出に大きく影響する外部要因の圧力の結果として，大幅な支出増が起きる」と，いわば「中立的」に指摘していることです．

医療費増に対する逆方向の 2 つの悲観論

　それに対して，日本国内では，今後の医療費・保険診療費に対して，逆方向の 2 つの悲観論があります．1 つは，今後は高額新薬が急増するため医療費が急騰し，国民皆保険制度は財政破綻に直面するので，保険給付範囲の縮小・「混合診療」の拡大が不可避になるとの悲観論です．この主張は 2015 年に国頭英夫医師が「オプジーボ亡国論」（オプジーボ「登場を契機として，いよいよ日本の財政破綻が確定的になり，"第二のギリシャ"になる）を唱えて以降，

3

何度も繰り返されています⁽⁵⁾.

　しかし，現実は逆です．2016 年の政府決定「薬価制度の抜本改革に向けた基本方針」に基づいた一連の強力な医薬品費抑制政策により，国内医療用医薬品市場は 2016 年度以降ほぼ 10 兆円で固定され，完全に「アンダー・コントロール」となっています．逆に最近では，過度の医薬品費抑制が画期的新薬の開発を阻害するとの批判が高まり，厚生労働省内でも再検討が始まっています（「医薬品の迅速かつ安定的な供給のための流通・薬価制度に関する有識者検討会」2022 年 8 月 31 日発足）．

　私は，今までの日本における医薬品費を含めた技術進歩と医療費（抑制）政策との歴史を分析し，「今後，新医薬品・医療技術の適正な値付けと適正利用を推進すれば，技術進歩と国民皆保険制度は両立できる」と結論づけています^(5,6).

　もう 1 つの悲観論は，今後，軍事費が急増するため，その財源確保のために社会保障費・医療費が圧迫されるとの主張です．これは古典的な「大砲かバターか」論の復活とも言えます．現実にも，政府は防衛予算を今後 5 年をめどに現行の GDP 比 1％から 2％へと倍増することを決定しています［その財源として，当面は，復興特別税の「流用」，たばこ税増税等が見込まれています．独立行政法人の国立病院機構と地域医療機能推進機構の積立金 1500 億円も早期国庫返納されることになりました］．もしこれが実現すれば，日本はアメリカ，中国に次ぐ世界第 3 位の軍事大国になり，そのしわ寄せが社会保障分野にまで及ぶ可能性は否定できません．

　［さらに岸田内閣は，2023 年に入って，異次元の「こども・子育て支援」を決定し，それの財源として，医療保険料に上乗せする「支援金制度」等を財源とする見通しです［→第 4 章第 4 節］．これも，軍事費増と相まって，今後の，医療費・（こども・子育て支援以外の）社会保障費増加の財源確保の制約になります．］

　しかし，私は，コロナ危機を通して，国民が平等な医療を受けることを当然の権利と理解し，それを支える国民皆保険制度の重要性を「肌感覚」で知ったことを踏まえると，この権利の制限に繋がる医療費の大幅抑制・医療給

付範囲の大幅縮小を断行することは，政治的にきわめて困難になっていると思います．そのために，私は「コロナ危機は中長期的には日本医療への『弱い』追い風になる」と予測しています⁽⁷⁾[訂正：上述したように，岸田内閣は軍事費の大幅増加に加えて，「こども・子育て支援」の財源として医療保険料を「流用」しようとしているので，この「予測」は，当面は財源面で修正が必要と思います].

病院は今後も医療の中心であり続ける

2010年には，「病院の世紀の終焉」論（猪飼周平氏）が提起され，医療関係者にもそれに幻惑された方が少なくありませんでした⁽⁸⁾.

しかし，21世紀に入って20年間の現実はそれを否定しています．まず，国民医療費中の病院医療費（入院・外来の合計）の割合は2000-2019年度に5割強で安定しています．厳密に言えば，2000年度の53.6%から2008年度の49.5%へと微減しましたが，これは医薬分業の進展による「薬局調剤医療費」割合の急増（9.2%から15.5%）によるものです．逆に薬剤費抑制政策が本格化した2016年以降は病院医療費の割合は漸増に転じています（2015年度50.0%，2019年度51.9%）.

1990年以降続いている病院病床数の減少が病院産業の衰退の指標と見なされることもありますが，一般病床数は2005年の90.4万床から2021年の88.6万床へと2.0%の微減にとどまっています（2000年代初頭は医療法第4次改正による，旧「一般病床」の新「一般病床」と療養病床への区分変更により，「一般病床」は減少）. 病院機能で重要なのは，病床数ではなく職員（従事者）数ですが，病院総数の従事者数は2000年の164.1万人から2020年の210.3万人へと20年間で28.1%も増加しています．100床当たり従事者数は同じ期間に98.7人から141.8人へと43.7%も増えています（以上，厚生労働省「医療施設調査・病院報告」）. この傾向が今後も継続することは確実と私は判断しています．

病院の中心は地域密着型の中小病院

　しかしこのような数字を見ても，民間病院経営者の中には，今後は公的病院主導の急性期病院の再編・統合が進み，民間中小病院は淘汰されるか，回復期・慢性期医療のみを担わざるをえなくなると悲観的に考えている方が少なくありません．

　実は，このような悲観論は20年前，医療法第4次改正により旧「一般病床」の新「一般病床」と療養病床への区分が行われる前にもまことしやかになされました．それに対して，私は，2000年に以下のように述べました．「……一部の私的病院経営者が懸念しているように，急性期病床が公的病院によって占有され，ほとんどすべての私的病院が慢性病院化するとは考えにくい．なぜなら，公的病院の1日当たり入院医療費は私的病院に比べてはるかに高いため，公的病院が急性期病床を占有すると，医療費が現在よりもはるかに増加するからである．ただし，私的病院の機能分化が今後さらに促進されることは確実である」[9]．

　そして，現実に2000年以降も，私的病院（特に医療法人病院）の割合は漸増し続けています．医療法人病院の病院総数に対する割合は2000年の58.1％から2021年の69.2％へ，医療法人病院病床の病床総数に対する割合は2000年の48.3％から2021年には55.8％へ増加しています［ただし，医療法人病院数の増加の大半は個人病院の医療法人化（法人成り）のためで，医療法人病院＋個人病院の病院総数に対する割合は2000年の70.8％から2021年の70.9％へ，同病床総数に対する割合は2000年の54.4％から2021年の56.7％へと微増にとどまっています］．

　私は，1991年に，旧「厚生省の政策選択基準はあくまで医療費抑制（正確には公的医療費抑制）であり」，「厚生省は医療費増加を招くことが明らかな政策は，特別の事情がない限り選択しないという視点から，厚生省の医療政策を評価すること」を提唱し，以来，この視点から医療政策の将来予測を行っています[10]．この視点は，今後の医療・病院経営を考える上でも有効と考えています．

　民間中小病院が淘汰されない理由はもう1つあります．それは，大部分の民間病院が「活力（バイタリティ）」を有しているからです[11]．一般に「活力」には，時代の変化に対応して新しい事業・試みに挑戦するという意味での「創造的活力」と危機に際して「生き延びる」という意味での活力の2つがあります．この区分は，かつてアメリカの大学教育の歴史研究により発見されました．

　医療における「創造的活力」は1990年代以降の大規模な保健・医療・福祉複合体の誕生・拡大の原動力になったと言えます．このような活力を持っている民間病院は限られていますが，「生き延びる」という意味での活力は大半の民間病院が持っていると思います．私は，これが1980年代以降，40年以上も厳しい医療費抑制政策が続けられているにもかかわらず，日本で病院倒産がごく低水準にとどまっている最大の理由だと考えています．

　今後，入院患者数は全国的には2040年まで増加し続け，そのうち65歳以上の高齢者が占める割合は継続的に上昇し，2040年には約8割になると見込まれています（厚生労働省「今後の医療提供体制改革の方向性」2022年11月28日）．そして高齢者入院医療の大半は「高度急性期病床」ではなく，「（一般）急性期病床」や「回復期病床」，「療養病床」で提供され，それを中心的に担うのは民間中小病院です．そのため，私は民間中小病院が，地域包括ケアに積極的に参加し，地域に根ざした保健・医療・介護サービスを展開すれば，大半が生き延びられると判断しています[12]．

おわりに――求められる「ハイテック＆ハイタッチ」

　本節では，紙数の制約のため，今後の医療DXが病院（経営）に与える影響については，触れることができませんでした．今後それが進むのは確実だし，私もそれに［大枠では］賛成ですが，対人サービスが医療DXで代替されることはないとも判断しています．

　この点で示唆に富むのは，高名な未来学者のネイスビッツが，1980 年代に世界的ベストセラーになった『メガトレンド』で今後生じる 10 の社会的潮流の第 2 にあげた「ハイ・テックとハイ・タッチの共存　テクノロジー崇拝の時代は終わった」です[13]．ネイスビッツは，「人間が技術に対して反応してきた過程を描くために私がいつも用いている公式」として，「新技術が社会に導入される時には，いつでも平衡を取り戻そうとする人間的反応があり，それがすなわち『ハイ・タッチ』であって，ハイ・タッチがなければ技術は拒絶される．ハイ・テックであるほど一層ハイ・タッチが必要とされるのだ」と喝破しました．その上で，ネイスビッツは，医療が「ますますハイ・タッチになる」と強調しました．

　近年，日本でも，世界でも，プライマリケアの拡充，「かかりつけ医の機能強化」が政府の政策としても重視されています．これも「ハイ・テックとハイ・タッチの共存」を目指す動きの 1 つと理解すべきです．

　ここで重要なことは，プライマリケア医が診療所医師に限定されている欧米諸国と異なり，日本の「かかりつけ医機能」は診療所医師だけでなく，病院（特に地域密着型の病院）医師も担うことが公式に確認されていることです[14]．この点でも，中小病院の未来は明るいと言えます．

文　献

(1)　二木立：リハビリテーション医療の社会経済学，勁草書房，1988，7 頁（元論文は 1986）．

(2)　二木立：90 年代の医療　「医療冬の時代」論を越えて，勁草書房，1990，7 頁．

(3)　二木立：地域包括ケアと医療・ソーシャルワーク，勁草書房，2019，138-142 頁．

(4)　マーク・ロビンソン（著），月谷真紀（訳）：政府は巨大化する　小さな政府の終焉，日本経済新聞社，2022（原著 2020），13-146 頁．

(5)　二木立：地域包括ケアと福祉改革，勁草書房，2017，148-162 頁．

(6)　二木立：2020 年代初頭の医療・社会保障　コロナ禍・全世代型社会保障・高額新薬，勁草書房，2022，178-189 頁．

(7)　二木立：コロナ危機後の医療・社会保障，勁草書房，2020，2-10 頁．

(8)　猪飼周平：病院の世紀の理論，有斐閣，2010，205-232 頁．

(9)　二木立：介護保険と医療保険改革，勁草書房，2000，118 頁．

(10)　二木立：複眼でみる 90 年代の医療，勁草書房，1991，13-14 頁．

(11)　二木立：TPP と医療の産業化，勁草書房，2012，91-99 頁．

(12)　二木立・今村英仁：(対談) 日本の病院の未来，2020，255-260 頁．

(13)　ジョン・ネイスビッツ著，竹村健一訳：メガトレンド　10 の社会潮流が近未来を決定づける！，三笠書房，1983，61-79 頁．

(14)　二木立：「かかりつけ医の制度化」が閣議決定されたとの言説は二重に間違っている　文化連情報，537，2022，16-24 頁．［本書第 2 章第 3 節］

第 2 節　今後の中小病院のあり方を改めて考える

(2023 年 5 月)

はじめに——中小病院は再編・統合を強いられるか？

　「医療という成長産業の中において，特に中小病院においては再編・統合を強いられるだろうというような将来の厳しい経営環境を予測する悲観論もあります．これからの病院経営の在り方についてどう見ておられますか？」[1]これは，私が 2023 年 1 月下旬に，『国際医薬品情報』のインタビューで実際に受けた質問です．これに限らず，今後，急性期病院の再編・統合と病床数の削減は急速に進む，あるいはそれを推進すべきであり，それに伴い民間中小病院の経営・存続はますます厳しくなるとの言説は少なくありません．

　本節では，この問いを出発点にして，今後の中小病院のあり方について考えます．タイトルに「改めて」をつけたのは，本節が第 1 節「複眼で読む医療・社会保障の未来と病院経営」の続編・補遺とも言えるからです[2]．

「高度急性期」と「一般急性期」は別

　まず私が強調したいことは，「急性期」を一括して論じることはできず，「高度急性期」とそれ以外の「急性期」（以下，「一般急性期」）に分けて検討す

る必要があることです．このことは「地域医療構想」の大前提でもあります．

　しかし，「急性期病院の再編・統合は必至」的言説の大半は両者を区別していないため，「一般急性期」を担っている民間中小病院関係者に無用の不安・混乱を生んでいます．たいへん残念なことに，厚生労働省も最近は，高度急性期と一般急性期を一括した「(高度) 急性期」という表現を用いています（第93回社会保障審議会医療部会資料1-1「かかりつけ医機能について」3頁，2022年11月28日，他）．

　しかし私は，今後，再編・統合が生じるのは，高度急性期病院及び人口減少が激しい地方の公立病院（と一部民間病院）に限られると判断しています．

　私も高度急性期については，医師と高額機器の集約化を行い医療機能を高めるために，病院の再編・統合と病床削減は不可欠だと思います．

　ただし，それにより医療費はむしろ増加する可能性が大きいことも見落とすべきではありません．その好例が山形県酒井市の県立・市立病院の統合（日本海ヘルスケアネット）であり，統合により病床数は168床（18.1％）減少した半面，医療機能の高度化により，入院単価・外来単価とも大幅に増加（共に1.7倍化）し，その結果経常収益も100億円から201億円に倍増しました（第19回地域医療構想に関するワーキンググループ資料1-4, 2019年2月22日）．この事例は，病院統合の目的が医師・医療従事者等の集約による医療の質の向上であり，医療費削減ではないことをよく示しています[3]【補注】

「一般急性期」は分散している方が合理的

　それに対して，私は「一般急性期」及び「回復期」を担う民間中小病院（概ね200床未満）は広く分散している方が，今後急増する（虚弱）高齢患者の入院医療ニーズ——（誤嚥性）肺炎，骨折，尿路感染症，心不全の急性増悪等——に応える上でも，医療費の過度の上昇を予防する上でも合理的であると判断しています．冒頭に紹介した専門誌のインタビュー記事のタイトルも「民間中小病院は集約されるよりも分散している方が合理的である」としました[1]．

　ただし，今後，人口・患者が急減する地域では，病院のダウンサイジングや有床診療所化が必要になるとも思っています．

一般急性期病床と地域包括ケア病床との統合の条件

　私は「一般急性期病床」（特に主に「軽症急性期」を扱っている病床）と「地域包括ケア病棟」の機能が類似していることを考えると，今後，両者を制度的に統合することは検討に値すると思っています．これは，全日本病院協会・四病協が 2001 年に提唱した「地域一般病棟」（高齢者の軽・中等度の急性期医療や慢性疾患の急性増悪に対応可能な一般病棟）に近いとも言えます[4,5]．それに対して，「重症急性期」を扱っている「一般急性期」は「高度急性期」と扱うのが合理的と思います．

　ただし，その大前提は，地域包括ケア病棟の看護体制を現行の 13 対 1 から 10 対 1 以上にすることです．太田圭洋氏（日本医療法人協会副会長）も，13 対 1 の看護基準では「高齢者救急に対応することは難しい．（中略）最低限，10 対 1 の看護配置が必要」と主張しています[6]．

　現実にも，地域包括ケア病棟で，ある程度の「一般急性期」医療を行っている病院は 10 対 1 が多いようです[7,8]．鈴木学氏（名古屋市の笠寺病院事務長）の調査では，愛知県では，2022 年 12 月 1 日時点で，地域包括ケア病棟のうち 76％が 10 対 1 加算を届け出ているそうです（105 病棟中 80 病棟．東海北陸局ホームページから計算）．

　統合を検討する際には，武久洋三氏（日本慢性期医療協会会長・当時）が提唱しているように，高度急性期病院・一般急性期病院への介護職員の配置（「看護補助者」のカテゴライズ化・名称変更と適切な処遇）も併せて検討すべきと思います[9]．

地域連携の強化は不可欠

　しかしこのことは，病院が今後も孤立して存続できることを意味しません．逆に今後，民間中小病院が生き残るためには，他の医療施設（病院・診療

所）や介護・福祉施設，行政機関等との地域連携・ネットワークの形成・強化が不可欠です．

　実はこの点について私は「筋金入り」（？）です．2000年の介護保険制度開始直後に，今後全国的に「医療施設の『複合体』化が急速に進むことは確実」であると述べると共に，土地の物理的制約や地価の高さのために大規模複合体化が困難な大都市部では，「『ミニ複合体』（在宅・通所ケア施設を併設した医療施設）と単独施設のネットワークが主流になると予想」しました[10]．最近も，「民間中小病院が，地域包括ケアに積極的に参加し，地域に根ざした保健・医療・介護サービスを展開すれば，大半が生き延びられる」と展望しています（文献2：24頁）．

　医療の枠内での地域連携・ネットワーク形成の方法としては，地域医療連携推進法人，それよりも緩やかな病院・診療所の連携・「アライアンス」，大規模病院・「複合体」のM&A（合併・買収）による「囲い込み」等があります．ここで重要なことは，松田晋哉氏（産業医科大学教授）が強調しているように，「どのような形で進むのかは，それぞれの地域の状況による」ことだと思います[11]．

地域医療連携推進法人の「活用」

　ここで注意を喚起したいことは，政府・厚生労働省が2022年，地域医療連携推進法人の「活用」に方針転換したことです．

　地域医療連携推進法人が2017年度に発足した当初，厚生労働省はそれに「中立」で，担当者も「選択肢の1つ」と説明していました．翌年の2018年度診療報酬改定でも，地域医療連携推進法人を後押しする加算等は導入されませんでした．そのため，私は当時，「地域医療連携推進法人は一部の地域を除いてほとんど普及しないと予測」しました[12]．2018-2020年の「骨太方針」にも，地域医療連携推進法人の記載はありませんでした．

　しかしその後，「骨太方針2021」（31頁）と「骨太方針2022」（19頁）に地域医療連携推進法人の「活用」がチラリと書き込まれました．これらを受け

て，2022年10月27日の「第9回地域医療構想及び医師確保計画に関する
ワーキンググループ」では，事務局が「地域医療連携推進法人制度の見直し
について」提起しました（資料3）.

同年12月16日の「全世代型社会保障構築会議報告書」は，さらに踏み込
んで以下のように書きました：「医療機関が担うかかりつけ医機能の内容の
強化・向上を図ることが重要と考えられる. また，これらの機能について，
複数の医療機関が緊密に連携して実施することや，その際，地域医療連携推
進法人の活用も考えられる」（19頁）. そして，医療法一部改正案（2月10日
閣議決定.［同年5月12成立］）では，地域医療連携推進法人に個人病院・診療
所も参加できることになりました（ただし，それらへの資金の貸し付けは禁止）.

地域医療連携推進法人は徐々に増加し，2023年1月1日現在33法人が認
可されています. 今後それは，特に人口減少が進んでいる地域では，地域連
携・ネットワーク形成の重要な選択肢になると思います. ただし，それが医
療費増加を招く傾向があることを踏まえると，厚生労働省がそれを診療報酬
改定等で積極的に後押しするか否かは不明です.

診療所の地域連携の方法

最後に，本題とは少し離れますが，診療所の地域連携の方法について述べ
ます. 私は，診療所については，日本では欧米で主流となっている「グルー
プ診療」の普及は当面は困難であり，それに代わる地域連携・ネットワーク
化の方策を模索する必要があると判断しています.

この点について，松田晋哉氏は，「都市部の開業医が，それぞれの専門性
を持ったソロプラクティスの医師として存在しながらもＩＣＴを用いて連携
し，仮想的なグループ診療を形成し，面としてのプライマリケア体制を保証
することが必要だ」と考えており，卓見と言えます（2023年1月16日私信.
引用許可済み）. 松田氏の上掲書では，そのモデルとして，コロナを機に，品
川区医師会や北九州市医師会が「現場力」を発揮して，バーチャルなグル
ープ診療を始めたことを評価・紹介しています（文献11：115, 165-179頁）.

「品川モデル」の詳細は『日本医事新報』が詳しく紹介しています[13]．

文　献

(1)　二木立「（インタビュー）民間中小病院は集約されるより分散化している方が合理的である——今後の医療政策と病院経営の展望」『国際医薬品情報』2023年2月27日号：26-31頁（聞き手：岩垂廣）．

(2)　二木立「複眼で読む医療・社会保障の未来と病院経営——悲観論を超えて」『病院』2023年1月号（82巻1号）：24-27頁．［本章第1節］

(3)　二木立『コロナ危機後の医療・社会保障改革』勁草書房，2020，93-94頁（「地域医療構想における病床削減目標報道の4年間の激変の原因を考える【補注】」）．

(4)　徳田禎久「『地域一般病棟』の診療報酬上の位置づけ目指す」『日経ヘルスケア21』2002年12月号：52-54頁．

(5)　二木立『医療改革と病院』勁草書房，2004，167-169頁（「四病協の『地域一般病棟』の積極的意義」）．

(6)　太田圭洋「［講演録］今一度，地域医療構想を考える——過度の集約化による副作用を懸念」『社会保険旬報』2022年11月21日号（2874号）：6-11頁．

(7)　鈴木学「大都市中小病院のサバイバル戦略　地域医療連携を中心に」『月刊／保険診療』2020年8月号：37-41頁．

(8)　鈴木学「地域包括ケア病棟のみの病院でどこまで高齢者救急に対応可能か」『病院』2023年6月号：498-501頁．

(9)　武久洋三「要介護者の増加を抑えるため『急性期病院の介護力強化』が必要かつ喫緊の課題」日本慢性期医療協会定例記者会見，2023年4月14日（ウェブ上に公開）．

(10)　二木立『介護保険と医療保険改革』勁草書房，2000，42-43頁（「介護保険下の『複合体』の多様化と『ネットワーク』形成」）．

(11)　松田晋哉『ネットワーク化が医療危機を救う　検証・新型コロナウイルス感染症対応の国際比較』勁草書房，2022，141頁．

(12)　二木立『地域包括ケアと医療・ソーシャルワーク』勁草書房，2019，21頁．

(13)　「全国から注目，新型コロナ自宅療養者にオンライン診療提供，『品川モデル』」『日本医事新報』5082号：14-15頁，2021年9月18日．

(14)　石野敏也「病院統合の意義と戦略〜実例からの検証」『病院羅針盤』2023年5月15日号：24-30頁．

【補注】　静岡県の2市立病院の統合でも病床数大幅減で診療単価は大幅増[14]

　静岡県の掛川市立総合病院（450床）と袋井市立総合病院（400床）は2013年5月に合併して中東遠総合医療センター（500床）となりました．合併により病床数は350床（41%）も減りましたが，合併直後の2013年度に比べ，2022年4月

には医師数は 52.6％，職員総数も 22.0％増加し，2021 年度には入院診療単価は 30％，外来診療単価は 60％も増加しました．この論文の著者（経営管理部長）も「成功へ導く戦略的取り組み」として，「経費削減も重要なテーマではあるが，まずは収益をあげることに全力を傾けた」と明記しています．合併前の 2 病院の経営データは示されていませんが，新病院の総医業収入が旧 2 病院の総医業収入を大幅に上回ることは確実です．私の知る限り，公立病院の統合（病床削減と高機能化）で医業費用が増加したことを定量的に示した 2 番目の事例です（一番目は，本文で紹介した山形県の日本海総合病院）．

　財務省もこのことに気づき，財政制度等審議会の 2023 年春の「建議」（63 頁）で，以下のように警告（？）しています：「公立病院の経営改善については，収入増が主因となっているケースが多いが，それは地域の医療費の増加につながり，地域の医療費適正化の取り組みと齟齬を来しかねない．例えば，薬剤・医療材料等の共同購入，委託業務の効率化，人件費の抑制など費用面からの具体的取組を進めるべきである」．

【コラム】　推薦の辞──21 世紀の病院・複合体経営の羅針盤

古城資久『病院経営者の心得と M&A の実際～私の病院経営哲学と M&A 手法を完全公開～』

（経営書院，2023 年 4 月，260 頁）

　古城資久さんは，2001 年に御尊父の死去に伴い，医療法人白鳳会理事長に就任して以来，わずか 10 年間で，兵庫県赤穂市中心に新病院，クリニック，特別養護老人ホーム，障がい者授産施設などを次々に開設して，同市最大の「保健・医療・福祉複合体」を形成すると共に，県内の小規模病院を M&A で取得しました．さらに 2010 年以降は，大阪，東京等の大都市部で，社会福祉法人や医療法人の M&A を積極果敢に行い，またたく間に 10 病院・60 余りの介護系施設，職員 5000 人超，年収 500 億円超・経常利益 50 億円超の，全国有数の病院グループ・複合体に成長させました．

　ここまでなら同様の「サクセス・ストーリー」は他にもいくつかありますが，古城さん・白鳳会グループには他にはない特色が 2 つあると思います．

私が最も注目しているのは，古城さんが，経営情報（財務諸表）を含めた情報公開を，職員に対しても，社会に対しても徹底して行っていることです．21 世紀に入って病院の M&A が盛んになり，それについての論文や本も多数出版されるようになっていますが，それらのほとんどは一般論にとどまり，事例が示される場合も，病院名，ましてや経営情報は隠されています．それに対して，古城さんはそれらをすべて公開しています．本書の第二部「私の病院 M&A 手法」は，この領域のバイブルになると思います．

　もう 1 つは，白鳳会グループが共通の経営理念として，「平等医療・平等介護」を掲げていることです．私の知る限り，大規模病院グループ・複合体でこれを経営理念に掲げているのは白鳳会グループだけです．この理念は医療・介護の原点と言えますが，「格差社会」が進行し，しかも診療報酬・介護報酬が厳しく抑制されている日本で，貫くのは簡単なことではありません．本書の第一部から，「平等医療・平等介護」と効率的経営を両立させる古城さんの経営哲学とノウハウを学べると思います．

　この 2 つの特色は 2020 年以降のコロナ禍の中でもいかんなく発揮され，それが古城さんと白鳳会グループの社会的威信を高めました．この点は本書の第一部第一章で生き生きと描かれています．私は，「ソロバンは忘れつつ常にソロバンを忘れない」にしびれました．

　実は，私が古城さんに単著の出版をお勧めしたのは 2009 年 2 月です．当時，私は古城さんの論文「地域完結型医療ＶＳ地域包括型医療——保健・医療・福祉複合体の優位性を論じる」（『病院経営』2009 年 2 月 20 日号）を読んで，古城さんが自グループの実践・実績に基づいて，都市型医療圏以外では，「地域包括型医療」＝複合体の方が，独立した医療機関間の「地域完結型医療」より，医療の質と経営の両面で優位であることを示したことに注目し，この論文を含めてそれまでに発表された論稿をまとめて単著を出版することをお勧めしました．それから 13 年後に，『病院羅針盤』の長期連載をベースにして，それが実現したことを大変嬉しく思っています．21 世紀の病院・

複合体経営の羅針盤であると同時に，医療経営学の生きた教科書とも言える本書が，病院経営者はもちろん，医療政策の担当者や研究者等に，広く読まれることを期待します.

第3節　現行地域医療構想を振り返り，2040年に向けた 新たな地域医療構想の課題を考える

（2024年1月）

はじめに

　浅沼一成医政局長は2023年9月27日の就任インタビューで，2040年に向けての新たな地域医療構想の検討を始めると宣言し，全世代型社会保障構築会議の議論では，従来の地域医療構想にかかりつけ医機能や在宅医療などの課題を盛り込んでバージョンアップする必要があると指摘されていると述べました（『社会保険旬報』2023年10月21日号：24頁）. 厚生労働省は新たな地域医療構想の作成論議を2023，2024年度に行い，2026年度から稼働するスケジュールを立てているとも報じられています（Gem. Med 2023年11月13日）.

　私は2015年3月に「地域医療構想策定ガイドライン」が公表されてから，継続的に地域医療構想についての厚生労働省の公式文書や新聞報道等について論評してきました[1-4]. 本節では，それらを踏まえて，2025年を目標年次とする現行の地域医療構想の9年間を，以下の7つの柱立てで振り返ります. ①「2025年の必要病床数」の虚実，②回復期病床は不足していない，③病床機能区分見直しの必要性，④公立・公的病院再編計画の挫折，⑤地域医療構想は感染症対策を欠いていた，⑥病床削減で医療費は削減できない，⑦地域医療構想には「余裕」が必要. 併せて，私が考える新たな地域医療構想の課題を述べます.

　ただし，検討の対象は「病院」に限定し，地域医療構想に当初から含まれていた「在宅等」（介護施設や高齢者住宅を含む），及び新たな地域医療構想に含まれる「かかりつけ医機能の課題」については除きます.

1　「2025 年の必要病床数」の虚実

　厚生労働省の「地域医療構想策定ガイドライン検討会」は，2015 年 3 月に，地域医療構想を策定するための手順や考え方，実現のための方策を示した「地域医療構想策定ガイドライン」（以下「ガイドライン」）を公表しました.「ガイドライン」には，医師会・病院団体の主張に配慮した柔軟な記述が多く，「（医療機関の）自主的な取組」が 18 回も使われていました.

　病院経営者や医療運動団体の間では，地域医療構想により，今後病床が大幅に削減されるとの不安が根強く聞かれましたが，中川俊男日本医師会副会長（当時）は，「病床削減の仕組みではない」と繰り返し強調しました（文献 1：42 頁）. 厚生労働省も，現在に至るまで，公式文書では病床削減には触れていません. そのためもあり，当初，地域医療構想の新聞報道は低調でした.

　地域医療構想が一般紙でも大きく取り上げられたのは，2015 年 6 月に政府の社会保障制度改革推進本部「医療・介護情報の活用による改革の推進に関する専門調査会」の第 1 次報告が「2025 年の医療機能別必要病床数の推計結果（全国ベースの積上げ）」（以下「2025 年の必要病床数」）を発表した時でした. この推計では，現状（2013 年）の病床数 134.7 万床（医療施設調査）に対して，「2025 年の必要病床数」は 115-119 万床程度とされました. そのため多くの新聞が 2025 年に向けて病床が 20 万床削減されると報じ，病院経営者の間に不安が一気に広がりました.

　しかし，実はこの「推計結果」でも，「現状」の数値としては，2014 年の「病床機能報告」の 123.4 万床も併記されており，これと比べると病床数の必要削減数は 8-4 万床にとどまりました.

　その後，2017年3月に全都道府県の地域医療構想がまとまり，全国の2025年の必要病床数は119.1万床に確定しました（文献4：85頁）．これと123.4万床との差はわずか4.3万床にすぎません．この程度の差は，非稼働病床（休眠病床）の取り消しと介護療養病床等の介護医療院への転換・非病院化により，簡単に達成できる数字でした．

　「2025年の必要病床数」には「休眠病床数」は明示されていませんでしたが，『平成29年版厚生労働白書』（315頁）は，「足元の病床機能（2015年7月現在）」133.1万床のうち，8.7万床が「休眠等」であることを初めて示しました[注1]．介護医療院の療養床数は2023年6月30日時点で46,848床に達していますが，そのうち39,047床（83.4％）が病院病床からの転換です（厚生労働省老健局老人保健課「介護医療院の開設状況について」2023年8月25日）．

　実際に，2021年の病床機能報告による病床数は121.0万床であり，2025年の必要病床数119.1万床との差はわずか1.9万床にすぎず，2025年の目標はほぼ達成されると見込めます（『令和5年版厚生労働白書』295頁）．直近の2022年度の病床機能報告の病床数は119.9万床であり，すでに2025年の必要病床数119.1万床とほぼ同水準になっています（図．2023年11月9日第13回地域医療構想及び医師確保計画に関するワーキンググループ資料1, 29頁「2022年度の病床機能報告について」）．

2　回復期病床は不足していない

　ただし，これは病床総数についての話しであり，病床機能別にみると，高度急性期病床と急性期病床は過剰で，回復期病床は大幅に不足しているとの主張もあります．2022年と2025年の差は，それぞれ＋2.7万床，＋13.2万床，－17.6万床です．

　しかし，現実には急性期病床と「報告」されている病床には実質的に回復期の機能を果たしている病床が相当含まれることはよく知られており，急性期と回復期を峻別することに意味はないと思います．

19

図　2022年度病床機能報告について

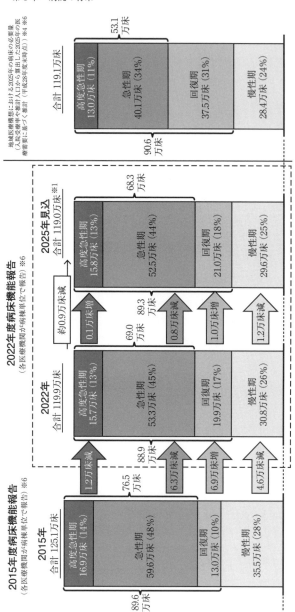

出典： 2022年度病床機能報告（地域医療構想に関する医師確保及び医療計画において、「2025年7月1日時点における病床の機能の予定」として報告された病床数。

- ※1：2022年度病床機能及び報告率が異なることから、年度間比較を行う際は留意が必要（報告等）2015年度病床機能報告（報告書ワーキンググループ（2023年11月9日）の資料1：129頁）。
- ※2：対象医療機関数及び報告率が異なることから、年度間比較を行う際は留意が必要（報告等）2015年度病床機能報告（報告書）：13,885／14,538（95.5%）、2022年度病床機能報告：12,171／12,590（96.7%）。
- ※3：端数処理をしているため、病床数の合計値が合わない場合や、機能ごとの病床数の割合を合計しても100%にならない場合がある。
- ※4：平成25年度（2013年度）のNDBのレセプトデータ及びDPCデータ、国立社会保障・人口問題研究所「日本の地域別将来推計人口（平成25年（2013年）3月中位推計）」等を用いて推計。
- ※5：高度急性期のうちICU及びHCUの病床数（＊）：18,399床　（参考2021年度病床機能報告：19,645床。
- ＊救命救急入院料1-4、特定集中治療室管理料1-4、ハイケアユニット入院医療管理料1・2のいずれかの届出を行っている届出病床数。
- ※6：病床機能報告の集計結果は各医療機関の自主的な報告に基づくものであり、各構想区域の病床数を把握したものにすぎないことから、単純に比較するものではなく、詳細な分析や検討を行った結果を将来の病床の必要量は、各構想区域の将来の医療需要等に合わせるものであり、また、それぞれ計算方法が異なることから、単純に比較することのではなく、詳細な分析や検討を行った上で地域医療構想調整会議で協議を行うことが重要。

一般には「回復期」には「回復期リハビリテーション病棟」とすべての「地域包括ケア病棟」が含まれていると思われていますが，それは誤解です．「病床機能報告制度」では「地域包括ケア病棟については，当該病棟が主に回復期機能を果たしている場合は，回復期機能を選択し，**主に急性期機能を提供している場合は急性期機能を選択する**」とされています（「令和 5 年度病床機能報告の実施等について」4 頁，2023 年 5 月 25 日）．

地域医療構想及び医師確保計画に関するワーキンググループ座長で，病院の実態を熟知している尾形裕也氏も，急性期病床は過大，回復期は過少との主張は「『見かけ上』のアンバランスである」と批判し，「奈良県が採用したいわゆる『奈良方式』における重症急性期・軽症急性期の区分を適用すれば，こうしたアンバランスは相当程度解消する」と指摘しています[(5)]．

なお，私は一部（？）大学病院がすべて〜ほとんどの病床を「高度急性期病床」と「報告」しているのは不適切・惰性であり，実際の病床機能に合わせて「高度急性期病床」の「報告」を減らせば，高度急性期病床の見かけ上の「過剰」は解消されると思います．

3 病床機能区分の見直しの必要性

私は，2040 年に向けての新たな地域医療構想を検討する際は，急性期病床と回復期病床，さらには軽症救急医療を行っている慢性期病床を含めた，病床機能区分の見直しが不可欠になると思います[注2]．織田正道氏（全日本病院協会副会長）も，2023 年 5 月 25 日第 12 回地域医療構想及び医師確保計画に関するワーキンググループで，「回復期が足りないということは，実際のところ，無いのではないか」と述べた上で，「（医療機能区分の）4 つの機能を改めていかないといけない」と主張しています．

この点で，もっとも踏み込んだ問題提起をしているのは，古城資久氏（第22 回日本医療経営学会学術集会会長）です．古城氏は，人口の急速な高齢化により「患者にとって適した病院は変化しつつある」として，高度急性期→急

21

性期→回復期→慢性期へと患者が一方向的に紹介されると想定した現在の医療連携モデルを批判し，次のように述べています．

「今後必要なのは，軽症〜中等症の common disease を取り扱う比較的軽装備の急性期病床ではないか」．高度急性期以外の「急性期，回復期，慢性期病床はそれぞれ単独の機能で病院を成立させず，急性期病床に医療資源を多く充てる複合型，回復期病床に医療資源を多く充てる複合型，慢性期病床に医療資源を多く充てる複合型と分化することが今後増加する患者にとってはより適した病院の機能分化と連携ではないか」[6]．古城論文は，新たな地域医療構想を考える上での必読文献と思います．

4　公立・公的病院再編計画の挫折

　地域医療構想，特に「2025 年の必要病床数」は，2015 年の発表後，2 回挫折を経験しました．第 1 の挫折は，厚生労働省が，2019 年 9 月に，今後再編統合を検討すべき公立・公的病院として 424 病院を公表したものの，自治体病院・自治体関係者の猛反対を受け，すぐにそれを事実上棚上げしたことです．

　しかも翌 2020 年に突発したコロナ感染爆発で，再編統合の対象とされた病院を含め，自治体病院の多くが積極的役割を果たしました．吉田学医政局長（当時）は 2020 年 6 月 9 日の衆議院厚生労働委員会で，以下のように答弁しました．①厚労省が 2019 年 9 月再編統合の検討を迫った全国 424 の公立・公的病院のうち，把握できているだけで 72 病院が新型コロナウイルス患者の入院を受け入れた．②新型コロナ対策として設置した医療機関の状況把握システムに登録している病院（6922 病院）のうち，コロナ患者を受け入れた病院は 922 あり，そのうち 637（69.1 %）が公立・公的病院（文献 4：79-80 頁）．

　高市早苗総務相（当時）も同年 6 月 25 日の「全世代型社会保障検討会議」で，公立病院は新型コロナの感染症患者の受け入れで非常に大きな役割を果

たしていると強調し，こうした役割を踏まえて地域医療構想の実現に向けた議論を進める必要があると主張しました（文献 4：80 頁）．

　このような自治体病院の復権（リハビリテーション）からも，今後，高度急性期・急性期病床の大幅削減は困難になったと言えます．

5　地域医療構想は感染症対策を欠いていた

　地域医療構想の第 2 の挫折は，2020 年のコロナ禍突発で，地域医療構想及びそれの上位政策といえる「地域医療計画」が，2009 年の新型インフルエンザ対策の教訓・提言を忘れて，新興感染症の出現をまったく想定していないことが明らかになったことです．歴史に「イフ」は禁物ですが，日本が台湾や韓国のように，2009 年の教訓・提言を生かしていたなら，コロナ感染爆発直後の政府対応と医療機関の大混乱は防げたと思います．

　しかし，政府・厚生労働省はその後比較的速やかに対応し，2021 年 5 月に成立した医療法改正により，「新興感染症発生・まん延時における医療」が医療計画の 6 事業目として追加されました．さらに，2022 年 12 月に成立した感染症法等改正により，病床確保や発熱外来，人材派遣等に関する協定を予め，都道府県と医療機関の間で締結することになりました．

　コロナ禍の反省を踏まえれば，「今後の新興感染症発生・まん延時における医療」を確保するためにも，高度急性期・急性期病床の大幅削減はすべきでないと考えます．

6　病床削減で医療費は削減できない

　上述したように，厚生労働省は地域医療構想で病床削減を図ると公式に述べたことは一度もなく，病床削減により医療費を削減できると主張したこともありません．しかし，経済界や一部の経済学者は，地域医療構想が始まってから，病院病床を削減すれば医療費を大幅に削減できると主張しました．

　例えば，2019年10月28日の経済財政諮問会議で新浪剛史民間議員は「無駄なベッドの削減は増加する医療の抑制のために非常に重要」と発言しました．それに先立ち土居丈朗慶應義塾大学教授も「計画通りに病床数を削減できれば，入院医療費を3兆円削減できる」と試算しました（「読売新聞」2019年9月28日朝刊）（文献4：89-90頁）．最近では，日本総合研究所「医療データの利活用促進に関する提言」（2023年3月）も，「データを活用し非効率的な領域を改善することで経済的効果も見込まれる」（18頁．図表3）とし，「過剰病床」の改善で約2.2兆円削減可能と主張しました（18頁．図表3）．以上，3つの主張は根拠を明示していない点で共通しています．

　しかし病院統合・病床削減のモデルケースと言われた山形県酒田市の県立病院と市立病院の統合（日本海ヘルスケアネット）により，医療機能は大幅に向上した反面，医療費（医業収益）も増加したことが示されました（2019年2月22日の第19回地域医療構想に関するワーキンググループ資料1-4）（文献4：93-94頁）．

　同様の事例はその後も報告されています[7,8]．複数の公立病院の病床削減を伴う合併による巨大化・第3次救急医療機能の強化が，周辺の二次救急機能を担う民間病院の経営危機を招いている事例は全国的に生じており，民間病院の側からは，以下のような批判もなされています．「（公的病院の合併により出現した）巨大公的病院，急性期の病院の幾つかは，病床が減少したにもかかわらず合併前の繰入金が増加している．つまり，病院自体の効率性とサステイナビリティという視点で問題がある．（中略）さらに公的医療機関，巨大医療機関が高次救急の名の下に近隣の［民間病院の］二次救急の存続を危うくする事例もある」（2023年5月25日第12回地域医療構想及び医師確保計画に関するワーキンググループ」での伊藤伸一氏（日本医療法人協会会長代行）の発言）．

　第2節の【補注】で示したように，財務省も，最近はこのことに気付いています．新たな地域医療構想は，医療費抑制という呪縛，または幻想から解放されて検討することが期待されます．

7　地域医療構想には「余裕」が必要

　私は，コロナ感染爆発を通して，地域医療構想が2025年の必要病床を推計する際，高度急性期病床の病床利用率を75％，（一般）急性期病床のそれを78％に設定したことは，結果的に極めて適切だったことを発見しました．実は私は，2015年にこの数字をみたときは，現実の数値よりずいぶん低いと感じたのですが，コロナ危機を踏まえると，この程度の病床利用率の「余裕」があれば，危機が突発しても十分に対応できると思い至りました（文献4：19頁）．

　コロナ禍中には，医療には「余裕」が必要なことは，病院関係者や著名な厚生労働省OB（武田俊彦氏等）だけでなく，有力政治家（河野太郎議員等）も主張しました（文献4：10-11頁）．

　コロナ禍の3年間，政府・厚生労働省でコロナ対策の陣頭指揮をした迫井正深医務技監も，当時を振り返って以下のように述懐し，普段から病院が「余裕」を持つことの必要性を示唆しています．「……そして働き方改革．（コロナ対策で）『サージキャパシティが無いじゃないか』と言われても，普段からレッドゾーンで運転している車をそれ以上"吹かす"のは無理．普段からある程度合理的に，安定的な運転をしていて，いざとなったときにアクセルをバンと踏める．『ヨーロッパとかアメリカでのコロナ対応を調査したときに，サージキャパシティがあったのは，普段からそれなりの労働環境が整っていた』という指摘もある」[9].

　新たな地域医療構想でも上記の病床利用率は維持されると思いますが，今後の診療報酬改定では，この病床利用率でも病院が健全経営を続けられる点数が設定されることを期待します．

おわりに

　以上，現行地域医療構想の9年間を振り返ってきました．最後に，本文でも断片的に述べた，私が考える2040年に向けた新たな地域医療構想の課題を以下に3点示し，まとめに代えます．

〇地域医療構想を「病床数抑制」と「医療費抑制」の呪縛・幻想から解放する．

〇病床機能の現在の4区分を見直し，急性期病床と回復期病床，及び軽症救急医療機能を有する慢性期病床を統合した新たな病床類型を検討する．

〇今後の新興感染症の出現に迅速に対応するためにも，医療には「余裕」が必要であることを確認し，それを支える医療計画と診療報酬体系を作成する．

【注1】「2025年の必要病床数」論評時の私の反省

　私は2015年に，「2025年の必要病床数」を検討した時，「病床の大幅削減が困難な理由」を3つあげ，「2025年の病床数は『第1次報告』の「機能分化等をしないまま高齢化を織り込んだ」152万床（上限）と『目指すべき姿』115-119万床（下限）の中間，現状の135万床前後になる」と「結論」づけました（文献1：55-56頁）．現在から振り返ると，「病床の大幅削減が困難」との判断・予測は妥当だったと思いますが，医療施設調査の病床数に「休眠病床等」が含まれることに思い至らず，それの134.7万床を実際の病床数と思い，「病床機能報告」の124.4万床を無視したのは不適切だったと反省しています．

【注2】民主党政権と安倍政権初期には「地域一般病床」・「地域に密着した病床」

　民主党政権時代の2011年に厚生労働省が取りまとめた「医療・介護に係る長期推計」においては，2025年度の「改革シナリオ」の1つとして，一般急性期病床35万床と亜急性期（現回復期）病床26万床にまたがる病床として「地域一般病床」24万床が示されていました（2011年6月2日第10回社会保障改革に関する集中検討会議「参考資料1-2　医療介護に係る長期推計」22頁）．

　第二次安倍政権初期の2013年9月に厚生労働省が社会保障審議会医療保険部会・医療部会に提出した「次期診療報酬改定における社会保障・税一体改革関連の基本的な考え方（概要）」の病院の「2025年の姿」（有名な砲弾型・ヤクルト型図）にも，一般急性期約35万床・亜急性期等約26万床・長期療養28万床にまたがる病床として「地域に密着した病床」24万床が示されていました．この図は現在もしばしば引用されますが，これに類似した図は上記「参考資料1-2」の「将来像

に向けての医療・介護機能再編の方向性のイメージ」（9 頁）にも載っていました．
　しかし残念ながら，その後の地域医療構想の「医療機能別必要病床数」の検討
では，この病期横断的病床は消失しました．

文　献

(1)　二木立『地域包括ケアと地域医療連携』勁草書房，2015，第 2 章「地域医療
　　構想と病院再編」41-88 頁．

(2)　二木立『地域包括ケアと福祉改革』勁草書房，2017，第 1 章「地域包括ケア
　　政策と地域医療構想の展開」15-54 頁．

(3)　二木立『地域包括ケアと医療・ソーシャルワーク』勁草書房，2019，第 1 章
　　「地域包括ケアと地域医療構想」11-47 頁．

(4)　二木立『コロナ危機後の医療・社会保障改革』勁草書房，2020，第 2 章「日
　　本の病院の未来と地域医療構想」73-96 頁．

(5)　尾形裕也『「志なき医療者は去れ！」岩永勝義，病院経営を語る［増補改訂
　　版］』日本看護協会出版会，2023，165 頁．

(6)　古城資久「高齢化社会により良い医療体制は病院機能分化か複合型病院か」
　　『社会保険旬報』2024 年 2 月 21 日号（2919 号）：12-22 頁．

(7)　石野敏也「病院統合の意義と戦略〜実例からの検証」『病院羅針盤』2023 年
　　5 月 15 日号：24-30 頁．

(8)　特集「民間病院と公立病院はどう向き合うべきか」（遠藤浩介，満武里奈，
　　井上俊明）『日経ヘルスケア』2023 年 10 月号：24-41 頁．

(9)　迫井正深「コロナが迫った 3 つのダイナミックな体制転換」2023 年 10 月 14
　　日の第 64 回全日本病院学会特別講演．m3.com　2023 年 10 月 19 日（ウェブ上
　　に公開）．

第2章　かかりつけ医機能の強化

　本章には，日本で2022-2023年に激しく行われた「かかりつけ医の制度化」（登録制等）対「（制度化を伴わない）かかりつけ医機能の強化」の論争に関連して発表した6論文を収録する．第1節が総論（総括），第2-6節が各論である．2023年5月に成立した医療法改正により，「かかりつけ医の制度化」（登録制等）は否定された．

　第1節では，まず，私の医療制度改革についての基本的スタンスを述べ，次にプライマリケアをめぐる日本医療の歴史と現実を指摘する．さらに，かかりつけ医機能を含め，平時と非常時の医療機能は区別すべきことを強調する．その上で医療法改正案の「かかりつけ医機能の確保に関する事項」の複眼的評価を行う．私は今回の改正案は大枠では妥当・現実的と評価するが，「火種」が残っていることも指摘する．さらに，医療法改正案には含まれていないかかりつけ医機能に関わる診療報酬について検討し，現行の地域包括診療料の拡充が合理的・現実的と主張する．最後に，患者の大病院志向の是正は「かかりつけ医機能の強化」とそれ以外の改革により相当進むと予測する．

　第2節では，プライマリケアの拡充で医療の質は向上する可能性があるが医療費は抑制できない，むしろ増加するとの過去20年間の医療経済学の実証研究の結果を紹介する．**第3節**では，2022年後半に盛んに主張された「かかりつけ医の制度化」が閣議決定されたとの言説は二重に誤っていることを示す．**第4節**では，日本でイギリス型のかかりつけ医の登録制・人頭払い制の導入がありえない3つの理由を示す．**第5節**では，財務省がそれまで強硬に求めていた「かかりつけ医の制度化」を2022年末に取り下げた「変わり身の早さ」について説明する．**第6節**では，財務省や一部ジャーナリズムの医療機関がコロナ患者を受け入れなかったとの主張・報道にもかかわらず，6種類の世論調査により，コロナ禍中の国民の医療満足度はコロナ禍前と同水準か，多少増加していることを示す．

第 1 節　日本医療の歴史と現実を踏まえた　かかりつけ医機能の強化

（2023 年 4 月）

はじめに

　岸田文雄内閣は 2023 年 2 月 10 日，「全世代対応型の持続可能な社会保障制度を構築するための健康保険法等の一部を改正する法律案」を閣議決定しました．［同年 5 月 12 日成立］これは，2022 年 12 月の全世代型社会保障構築会議報告書や社会保障審議会関係部会の取りまとめを踏まえたもので，健康保険法の一部改正，医療法の一部改正（以下，医療法改正案）等，11 本の関係法律案を含む「束ね法案」です．

　医療法改正案は「かかりつけ医機能の確保に関する事項」を含みます．2022 年 6 月の閣議決定「骨太方針 2022」に「かかりつけ医機能が発揮される制度整備を行う」との一文が盛り込まれて以降，「かかりつけ医機能の強化」・「かかりつけ医の制度化［登録制等］」をめぐって激しい論争が繰り広げられてきましたが，これは現時点の法的決着と言えます．松本吉郎日本医師会会長は，「各ステークホルダーのベクトルの均衡点での一定の決着を見た」と秀逸に評しています（M3.com レポート 2 月 15 日．以下年号のない場合はすべて 2023 年）．

　本節では，「かかりつけ医機能の確保に関する事項」自体の評価に加えて，今後日本でかかりつけ医機能を強化するための視点や診療報酬改革等について包括的に検討します．まず，私の医療制度改革についての基本的スタンスを述べます．次に，プライマリケアをめぐる日本医療の歴史と現実（フランス・ドイツとの違い）を指摘します．さらに，かかりつけ医機能を含め，平時（平常時）と非常時（感染症有事）の医療機能は区別すべきことを強調し

ます．その上で第4に，医療法改正案の「かかりつけ医機能の確保に関する事項」の複眼的評価を行います．私は今回の改正案は大枠では妥当・現実的と評価していますが，「火種」が残っていることも指摘します．これが本節の中心です．さらに，医療法改正案には含まれていないかかりつけ医機能に関わる診療報酬について検討し，現行の地域包括診療料の拡充が合理的・現実的と主張します．最後に，患者の大病院志向の是正は「かかりつけ医機能の強化」とそれ以外の改革により相当進むと予測します．

1　私の医療制度改革についての基本的スタンス

「かかりつけ医機能の強化」について検討する前に，医療制度の改革全般についての私の基本的スタンスを述べます．それは，日本を含めたすべての高所得国では医療制度の「抜本改革」は不可能で，**日本医療の歴史と現実を踏まえて，既存制度の部分改革を積み重ねる必要がある**ことです．私は，このことを2001年に出版した『21世紀初頭の医療と介護』で初めて主張し，同書の副題を「幻想の『抜本改革』を超えて」としました[1]【注1】．このことを大前提として，以下，4点述べます．

第1は，医療の質の改善にはある程度の医療費増加が必要で，そのための財源確保策を検討・提示することが不可欠なことです．私は長年医療経済・政策学の研究を続けてきましたが，そこから得た経験則の1つは，「医療の質を引き上げつつ，医療費を抑制する改革」は，ごく例外的にしかないことです．この点はプライマリケアの拡充，「かかりつけ医機能の強化」でも同じであり，本章第2節で「プライマリケアの拡充で医療費は抑制できない，むしろ増加する」ことを詳述します[2]．私には，「かかりつけ医の制度化」で医療費を抑制できるとの主張は，安倍内閣時に経済産業省等が主張した，予防医療の推進で医療費が抑制できるとの主張と同根の，「エビデンスに基づく」ことのないファンタジーに見えます[3]．

第2は，各国の医療制度はその国の文化的・社会的・政治経済的条件に

規定されているので，他国の制度を「つまみ食い」的に日本に移植することは不可能なことです．そのために，私はどこの国であれ，他国の制度を理想化しそれの日本への移入を主張する「出羽守」は有害無益と思います．20年前の小泉純一郎政権時代に医療分野への市場原理導入が叫ばれた時は「アメリカ出羽守」が一時優勢に見えましたが，彼らの主張は「マネジドケアの導入」を含め，何一つ実現しませんでした．「かかりつけ医の制度化」論者には「イギリス出羽守」が少なくありませんが，後述するように，彼らの主張も現実の改革にはまったくつながりませんでした．

　第3に，私は医療は医師［・医療従事者］と患者との「信頼関係」・「協働作業」を基礎にしていると考えており，それを崩す「上から目線」の改革，ましてや財政優先の改革には強く反対します．

　第4に，私は決して「守旧派」ではなく，医療者・医療団体の自己改革は不可欠と考えており，長年それについて提案してきました[4]．私は，コロナ報道と「かかりつけ医の制度化」の空騒ぎを通して，医療団体，特に日本医師会が積極的に情報発信・広報を行わないと，医療情報でも「悪貨が良貨を駆逐する」と感じています．

　なお，私が「空騒ぎ」と判断しているのは，「かかりつけ医の制度化」を絶対化する論者の主張で，それを前提としない「かかりつけ医機能の強化」の議論は十分意味があり，後述するように，それを踏まえてまとめられた医療法改正案も大枠では妥当・現実的と判断しています．

2　プライマリケアをめぐる日本医療の歴史と現実
　　──フランス・ドイツとの違い

　私は，「かかりつけ医の制度化」論者の多くが，日本と本質的に異なるイギリスNHS（国営医療）の登録制・人頭払い制のGPを理想化・参照枠としたことが，この間の議論に無用の混乱を招いたと判断しています[5]．私は，「かかりつけ医機能の強化」を考える上では，日本と同じ社会保険方式のフ

ランスとドイツが 2000 年代初頭に導入した制度（それぞれ「主治医」制度，「家庭医」制度）が参考になると思っています[6,7]．しかし，イギリスはもちろん，ドイツとフランスの医療制度も，日本とは相当異なることも見落とすべきではありません．以下，3 側面から簡単に述べます．

　第 1 は医療提供体制の違いです．フランスとドイツは，イギリスと同じく，診療所開業一般医による外来医療と病院勤務専門医による入院医療の機能分化が厳格に行われています．それに対して，日本では，医療過疎地を除き，多数の医療機関が共存する多くの地域（特に都市部）では，診療所開業医の大半は相当水準の専門医機能を持ちつつかかりつけ医機能を果たしているし，中小病院の勤務医の大半も外来で専門医機能とかかりつけ医機能の両方を果たしています．

　患者の多くも，疾患・症状に応じて適切と判断した医療機関を受診し，事実上複数の「かかりつけ医」を持ってい（ると認識してい）ます．例えば，同一月に，内科（診療所・病院）と眼科や耳鼻科，整形外科等（の診療所・病院）を受診することです．これは「ドクターショッピング」とは異なります．指導的なプライマリケア医には「患者は適切な判断をできないので，総合診療医がゲートキーパーになる必要がある」と主張する方が少なくありませんが，これは「上から目線」で，最近の患者は，多くの場合，ネット情報や口コミ等により，どの医療機関・診療科を受診すればよいか判断・選択できていると思います．

　第 2 は患者の窓口負担の違いです．ドイツとフランスは診療所受診時の窓口負担が（実質的に）ありません．ドイツのかかりつけ医（家庭医）制度導入時には，かかりつけ医以外の医師を受診した場合には自己負担が課されていましたが，2013 年 1 月に廃止されました．フランスでは制度上は，かかりつけ医（主治医）受診時に 3 割，主治医以外の医師を受診した場合に 7 割の自己負担が課されていますが，その大半は「共済保険」で償還され，実質的な患者負担はほとんどありません［**訂正**：非営利共済保険では自己負担の償還は法的に禁止されています．しかし，営利保険の中には，自己負担分を償還し

ているものもあります].

　それに対して，日本ではすべての外来患者に 3-1 割の定率負担が課せられています. 私自身は，「医療保険の一部負担は究極的に全年齢で廃止すべき」と考えていますが，それが短期的に実現する可能性はありません[8]. そして，窓口負担がある限り，「かかりつけ医」を制度化し，それの支払いを包括・定額払い，ましてや人頭払いにすることは不可能です（この点は後述します）.

　第 3 は医療の平等性の違いです. ドイツ・フランスは何らかの 2 段階医療で，高所得患者は追加負担により別建ての医療を受けられます. ドイツはそもそも国民皆保険制度ではなく，高所得層は民間保険に加入し，開業医は民間保険の患者を優先して診療すると批判されています. フランスの開業医には日本と類似した全国一律の公定診察料がありますが，一部の医師は追加料金を徴収できます. これは一種の「混合診療」です. それに対して，日本の皆保険制度は，貧富の差によらず全国民に平等な医療を提供し，国民・患者もそれを支持しています.

　私は，以上の日本医療の現実を踏まえて，「平時（平常時）」のかかりつけ医機能の強化を図るべきと考えます.

3　平時（平常時）と非常時（感染症有事）の医療機能は区別すべき

　私は，かかりつけ医機能を含めて，医療機能は「平時（平常時）」と「非常時（感染症有事）とで区別すべきと考えます. この点は，本章第 3 節の[注2]「『平時』と『非常時（感染症有事）』の対策は区別する必要」で詳述します[9].

　「コロナ禍により，本来なら高齢化が進んだ 20 年後に起きるはずだった事態が一気に現れた」との主張も散見されますが，突発的に生じいずれは収束するコロナ感染爆発と，今後，20 年かけて徐々に生じ，しかもその影響が長期間続く高齢化の影響を同一視することには無理があります.

　2022 年 12 月に成立した改正感染症法で，非常時（感染症有事）には，「特

別な協定を締結した医療機関が中心的に対応する」ことが規定されました．岸田首相も，改正感染症法の国会審議時に，感染症におけるかかりつけ医など一般医療機関の応召義務について，次のように述べました．「**未知の感染症への対応について全ての医療機関に感染症医療を求めることは困難だ．感染症医療を担う医療機関の役割分担を明確にすることを通じて，受診できる体制を構築する**」（2022 年 10 月 25 日衆議院本会議）［改正感染症法に先立って 2021 年に成立した医療法改正により，2024 年度から始まる「第 8 次医療計画」から，「新興感染症等の感染拡大時——つまり感染症有事——における医療」が加えられました］．

　日本で，コロナ感染爆発時に，特に大都市部で医療機能（入院・外来）が逼迫したこと，また多くの診療所で発熱外来がパンク（オーバーフロー）したことは事実ですが，これは世界共通の現象で，仮に全国民対象の「かかりつけ医制度」があったとしても防げなかったと思います．また，神奈川県保険医協会の調査によると，現在（2023 年 2 月）では，かかりつけ医制度がない中でも，発熱外来の全国平均実施率は内科系診療所で 61.4 %，一般病院で 75.2 % に達しているそうです【注2】．新聞報道と異なり，コロナ感染爆発後の 2020-2022 年に出版された文献（研究書・研究論文かそれに準じるもの）で，コロナ対応「失敗」の原因・「犯人」として，診療所（医師）をあげたものはほとんどありません【注3】．

　厳しい言い方をすれば，コロナ感染爆発という「惨事」を理由（口実）にして，全国民対象の「かかりつけ医の制度化」を求めるのは，私には一種の『ショック・ドクトリン』（ナオミ・クライン）に見えます(10)．

かかりつけ医が機能しなかったとの言説への疑問

　さらに，私は，ジャーナリズムや一部のプライマリケア医は，コロナ患者激増時に大都市部（特に東京と大阪）で局所的に生じた混乱現象を，あたかも全国で生じたかのように報じ，それが国民・患者の医療不信・不安を増幅した面が強いのではないかと疑っています．この点についての大規模調査は

行われていませんが，私が疑う理由は以下の 3 つです．

　第 1 に，私の地元の愛知県・名古屋市ではそのような報道（新聞・テレビ）は，現在に至るまでほとんどありません．これが私の「肌感覚」での疑問です．

　第 2 に，私の調べた範囲では，全国紙でも，診療所がコロナ疑い患者を拒否したとの報道はほとんどエピソード・レベルにとどまり，大量の「エビデンスに基づく」調査報道はありません．この点は，2021 年 1 月に突発した，（民間）病院はコロナ患者を受け入れていないとの「病院バッシング」報道が，曲がりなりにも統計数値を示していたのとまったく異なります（ただし，その大半は「統計でウソをつく法」でしたが……）[11]．

　しかもエピソード・レベルですら，患者の訴え・不満のみを報じ，診察を拒否した（大半はできなかった）診療所側の事情——医師が高齢，空間的・時間的にコロナ診療と一般診療の動線を分けられない等——についての報道はほとんどなく，バランスを欠きます．

　第 3 に，日本で一番患者・家族からの電話相談を受けている認定 NPO 法人ささえあい医療人権センター COML（累計 66,000 件，毎月 100 件以上）の山口育子理事長に，「電話相談で，2020 年のコロナ禍後，診療所またはかかりつけ医（と思っていた医師）に診療を断られたとの苦情は増えましたか？」とお尋ねしたところ，「ほぼ届いていません」，「私も非常に個別的な事例をさもどこでも起きているかのように利用されているように思っています」とのお返事をいただきました（1 月 20 日私信メール．公開許可済み）．

コロナ禍を通して国民の医療に対する信頼は高まった

　私は国際的にみれば，日本の医療機関（病院・診療所）は奮闘したと思っています．これはまだほとんど知られていないことですが，上述したジャーナリズムの否定的報道とは逆に，コロナ感染拡大期の医療機関の対応は，国民の医療への信頼を高めたことが 2021 年 11-12 月に行われた「ISSP 国際比較調査『健康・医療』」の日本分の結果から示されています[12]．本調査は，

コロナ感染の蔓延時期に行われたにもかかわらず，日本の医師や医療制度に対する信頼は非常に高く，「信頼できる」は医師で70％，医療制度では87％に達し，前回2011年のそれぞれ60％，65％より相当高まっていました．その上，**コロナの感染拡大への対応は医療制度に対する信頼を「高めた」が41％で，「低下させた」の21％を大きく上回っていました**．それに対して，政府への信頼を高めたは18％にすぎず，低下させたが44％でした．この結果について，執筆者（村田ひろ子氏）は「ワクチンの十分な確保や，医療従事者の献身的な治療によって，感染拡大を抑えていたことが，医療や医療制度に対する人々の信頼を高める要因の１つになった」と解釈しています．

　厚生労働省の2020年「受療行動調査」（2020年10月実施．調査対象は病院の患者）でも，病院に対する全体的な満足度は外来では64.5％で，コロナ禍前の2017年の59.3％から5.2％ポイントも上昇しています．日医総研「第7回日本の医療に関する意識調査」（2020年7月実施．調査対象は国民）でも，「受けた医療の総合満足度」は92.4％，「日本の医療全般の満足度」は76.1％と非常に高く，しかもコロナ禍前の2017年調査よりも微増していました（18頁）．

　これらの結果は，ジャーナリズム等の日本医療・医師会に対する否定的報道に対する有力な反証になっています．［この点は本章第6節で詳述します．］

　それに対して，「かかりつけ医の制度化」論者が美化することが多いイギリスのGPに対する満足度は，コロナ禍前の2019年度の68％から，2021年には38％へと激減しました[13]．

4　医療法改正案の「かかりつけ医機能の確保に関する事項」の複眼的評価

　次に，医療法改正案中の「かかりつけ医機能の確保に関する事項」の評価を行います．

「かかりつけ医機能の確保に関する事項」のポイント

　「かかりつけ医機能の確保に関する事項」は多岐にわたりますが，私は以下の 3 つが重要と思います．

　第 1 は，「病院，診療所又は助産所」（以下，病院等）は，「**医療を受ける者が身近な地域における日常的な診療，疾病の予防のための措置その他の医療の提供を行う機能**（以下，**かかりつけ医機能**）その他の病院等の機能」についての情報を，「所在地の都道府県知事に報告するとともに，当該事項を記載した書面を当該病院等において閲覧に供しなければならない」ことです．この「**かかりつけ医機能報告の創設**」は 2025 年 4 月に施行予定で，これを踏まえた既存の「**医療機能情報提供体制の刷新**」は 2024 年 4 月施行予定です．これらに加え，各病院等のかかりつけ医機能の報告に基づいて，地域での協議の仕組みを構築し，協議を踏まえて医療・介護の各種計画に反映するとされています．

　第 2 は，［都道府県知事への報告制度の対象となる］「かかりつけ医機能」を，以下の 5 つと明示（法定・［列挙］）したことです．①外来医療の機能，②休日・夜間の対応，③入退院時の支援，④在宅医療の提供，⑤介護サービス等と連携．条文はもっと長い表現ですが，ここでは，簡略化のため，2022 年 11 月 28 日の社会保障審議会医療部会に提出された「資料 1-1」の表現を用いました．

　第 3 は，「かかりつけ医機能」の確認を受けた病院等の管理者は，「**慢性の疾患を有する高齢者その他の**」「**継続的な医療を要する者**に対して居宅等において必要な医療の提供をする場合その他外来医療を提供するに当たって説明が特に必要な場合として厚生労働省令で定める場合であって，当該**継続的な医療を要する者又はその家族**からの求めがあったときは，正当な理由がある場合を除き，電磁的方法その他［書面等─二木］の厚生労働省令で定める方法により，その診療を担当する医師又は歯科医師により，当該継続的な医療を要する者又はその家族に対し，次に掲げる事項［疾患名，治療に関する計画等］の適切な説明が行われるよう努めなければならない」ことです．条

文は難解ですが，要は，医師は「継続的な医療を要する」と判断した患者又はその家族から「求めがあったとき」は，「疾患名，治療に関する計画等」について，書面等で「適切な説明」を行うように「努めなければならない」ということです．

改革の総括的な評価——大枠では妥当・現実的

　以上の「かかりつけ医機能の確保」策は，「全世代型社会保障構築会議報告書」の「かかりつけ医機能が発揮される制度整備」と社会保障審議会医療部会「医療提供体制の改革に関する意見」の「かかりつけ医機能報告制度の創設による機能の充実強化」を踏まえています．

　「骨太方針2022」中の「かかりつけ医機能が発揮される制度整備を行う」を「かかりつけ医の制度化」と読み替えるか，誤読した人々・組織は，「かかりつけ医」は診療所医師に限られるとの初歩的誤認に基づいて，登録制・包括払い（または人頭払い）で，国または知事認定の「かかりつけ医の制度化」を求めてきましたが，今回の法案ではそれらはすべて否定されました．

　私は，先述したように，医療制度の「抜本改革」は不可能であり，日本医療の歴史と現実を踏まえた「部分改革」を積み重ねる必要があると考えているので，今回の改革案は大枠では妥当・現実的と思います．この改革が実施されれば，平常時の「かかりつけ医機能」が強まり，かかりつけ医を持つことを希望する国民・患者への情報提供と彼らの「選択の自由」が大幅に拡大・強化すると思います．この改革が「かかりつけ医機能の強化」の「第一歩」となり，「小さく産んで大きく育つ」ことを期待しています．

　今後，医師・医療機関は自己の「かかりつけ医機能」について都道府県に積極的に「報告」し，医師会は会員にそれを督励することが求められます．私は，地域の医師会が自治体と協力して，かかりつけ医を持つことを希望しながら，自分で探すことが困難な住民・患者（特に高齢者）に，かかりつけ医（の候補）を紹介する仕組みを整備すれば，かかりつけ医を持つ患者は大幅に増えると思います．

ただし，「火種」は残る

　ただし，「かかりつけ医機能」の定義だけでなく，5つの細かい機能までも医療法の条文に書き込んだことには疑問を持っています．このような具体的事項は医療法の本体ではなく施行細則等に書くという慣例に反し，将来的に，医師に対する規制強化のテコになる危険があるからです．

　私は，2022年，医療部会の11月28日会議に提出された「資料1-1」の「地域におけるかかりつけ医機能の充実強化に向けた協議のイメージ」で5つの機能が◎・○・×と星取り表的に「例示」された時，以下のように感じました：この5つの機能そのものに異論はないが，今後も5つの機能は「例示」にとどめ，「かかりつけ医機能」を有する医療機関を，5つの機能すべてを実施できる（フルスペックの）医療機関に限定すべきではない．特に「②休日・夜間の対応」を「単独で提供できる」一人医師診療所はごく限られるので，この「機能を他の医療機関と連携して提供できる」方式を幅広く認めるべき．この点は，現在の「医師の働き方改革」の対象外となっている開業医師の長時間労働・疲弊を予防するためにも重要．

　私は，休日・夜間の対応は，個々の医療機関のかかりつけ医機能の枠を超えて地域全体で対処すべきであり，地域医療構想調整会議や市区町村レベルの会議で，行政・医師会・医療団体代表が責任を持って調整するのが合理的と思います．この視点から，私は松本吉郎日本医師会会長の「**医師会がリーダーシップをとって，地域における面としてのかかりつけ医機能を発揮していく**」とのスタンスに大賛成です（2月3日医療関連サービス振興会シンポジウム．『週刊社会保障』2月20日号：17頁）．

　条文では，上記5つの機能のうち，日常的な診療以外の②－⑤を「相互に連携して……確保する」ことを認めているので，法改正ですぐにかかりつけ医機能を担う医療機関の選別が起こることはありません．しかし，将来的な「火種」は残るとも言えます．例えば，法改正ではなく，診療報酬で5つの「かかりつけ医機能」の実施数に基づいて機械的加算を行い，事実上かかりつけ医のランクづけをすることです．日本医師会の監視が求められます．

　今回の制度改革について，国は医療費抑制のために「かかりつけ医の制度化」を通じた医師の統制を志向していると心配する声も聞きますが，以下の理由から，杞憂に終わると思います．厚生労働省は，医師に関わる政策については，伝統的に医師会との協調路線で，少なくとも医師会が了解しない政策を実施することはありません．厚生労働省は，民間医療機関主体の日本の医療提供体制の改革は，医師会・病院団体との合意，最低限了解を得ないと進められないことをよく理解しているからです【注4】．

　財務省は，公的（正確には国費）医療費の抑制にしか関心がなく，今回の「かかりつけ医の制度化」提案も，それにより医療費を抑制できるとの誤解に基づいており，国家による統制までは志向していないと思います．しかも，私が本章第2節で詳しく示すように，国際的にはプライマリケアの拡充で医療の質は向上するが，医療費は多くの場合増加することが確認されています[(2)]．賢明な財務省も最近はこのことに気付いているようなので，今後，従来の強硬な「かかりつけ医の制度化」提案の軌道修正を図る可能性もあります［この点については，本章第5節で詳しく述べます］.

5　かかりつけ医機能に関わる診療報酬——地域包括診療料の拡充を

　医療法改正案は，当然のことながら，かかりつけ医機能を担う医療機関の診療報酬については触れていません．私は医療機関が「かかりつけ医機能」を担うことは当然のことなので，それに加算等がつくことはないと思います．しかし，医療機関が，「継続的な医療を要する患者」に対して書面等で疾患名と治療に関する計画を示し，継続的に診療を行う場合には，なんらかの診療報酬の手当が必要になると考えます．

　その際は，2014年に導入された地域包括診療料を拡充するのが合理的・現実的と思います[(9)]．地域包括診療料は，かかりつけ医機能（当時は「主治医機能」）を最初に制度化したものでしたが，施設基準が厳しく，対象疾患も限定されているため，あまり普及していません．私は，包括払いと出来高

払いの併用を維持した上で，施設基準と対象疾患を大幅に緩和すべきと思います．地域包括診療料の質の担保としては，地域包括診療料の施設基準に含まれる「慢性疾患の指導に係る研修を修了した医師」に，日本医師会が実施している「日医かかりつけ医機能研修制度」修了者を含めるべきと思います．そのためにも，修了者名簿の公開は不可欠です［2023 年 11 月現在，医師会の都道府県民向けホームページで修了者名簿を公開しているのは，栃木，群馬，千葉，東京，神奈川，山梨，静岡，福岡の 8 都県で，医療機関・医師向けのホームページで公開しているのは富山，石川，愛知，三重，岡山，鹿児島の 6 県です（神奈川県保険医協会・医療政策研究室調べ）］．将来的には，研修制度の内容も強化すべきです．

　また，医療法改正で「かりつけ医機能」の定義に「疾病の予防のための措置」が含まれたことにより，今後はかかりつけ医が予防・健康増進に積極的に取り組むようになると思いますが，その費用は診療報酬だけでなく，公費でも補填すべきと考えます．その線引きは重要な論点です．

　私は，上述したように，地域包括診療料の対象患者を拡大していくことに賛成です．しかし，それを大幅に拡大すること，ましてや国民全体（または大半）に広げて，包括報酬制（または人頭払い）の「かかりつけ医の制度化」をはかることは，外来診療時の自己負担がある限り，不可能だと判断しています．なぜなら，医師から「継続的な医療を要する」と判断されず，不定期にしか医療機関を受診しない青壮年者の大半は，医療機関を受診しない月にも，いわば「健康管理料」として相当額（3 割）の自己負担を支払うことに同意するはずがないからです．

　私は，**かかりつけ医を（必要に応じて複数）持つこと・選ぶことは国民・患者の「権利」ではあるが，「義務」ではないし，義務にすべきでない**と思っています．現実にも，固定したかかりつけ医を持つことを希望する国民・患者は，少なくとも現時点では，地域包括診療料の対象になりうる高齢患者・慢性疾患患者や（一部の）小児疾患患者（の保護者）等，かなり限られていると判断しています．医療法改正後そのような患者が増えるのは確実

ですが，国民の大多数にはならないと思います．

　この点に関連して，山口育子 COML 理事長も，日本医師会・四病協の「合同提言」（2013 年）のかかりつけ医の定義に「最も当てはまるのは小児と生活習慣病を有する高齢者でしょう」，「若い年齢層を中心に，とくに受診が必要な疾患を有していない人もいます」とした上で，「私たち患者・市民にできることは，**自分たちにとって『かかりつけ医』が必要かどうかを考え，必要であればどのような医療機関の何科の医師にその役割を担ってもらうのかを決めることです**」と述べています[14]．

6　患者の大病院志向の是正
──「かかりつけ医機能の強化」以外の改革も有効

　最後に，「かかりつけ医機能の強化」による患者の大病院志向の是正について触れます．
本節では，コロナ禍を契機（口実）にして，「かかりつけ医の制度化」の議論が突発したと述べました．しかし，「かかりつけ医機能の強化」のための改革は，コロナ禍前から，患者の大病院志向を是正し，大病院勤務医の負担を軽減するためにも提案されていました．

　もっとも有名なのは，2013 年の「社会保障制度改革国民会議報告書」が，今後「構築される新しい医療提供体制は，利用者である患者が大病院，重装備病院への選好を今の形で続けたままでは機能しない」として，「**フリーアクセスの基本は守りつつ，**（中略）**医療機関間の適切な役割分担を図るため，『緩やかなゲートキーパー機能』の導入は必要となる**」と提案したことです．具体的には，報告書は，「**大病院の外来は紹介患者を中心とし，一般的な外来診療は『かかりつけ医』に相談することを基本とするシステムの普及，定着は必須**」として，「紹介状のない患者の一定病床数以上の病院の外来受診について，（中略）一定の定額自己負担を求めるような仕組みを検討すべきである」と提案しました（24，35 頁）．

　私は，これは重要な問題提起だと思います．その後，1996年に導入された紹介状なしで大病院を受診した場合の「特別料金」賦課の対象病院は，2016，2018，2020，2022年度の診療報酬改定時に徐々に拡大され，2022年10月からは一般病床が200床以上の病院にまで拡大されています．山口育子COML理事長はこれを「**制限されたフリーアクセス**」と呼び，今や患者に「大きな病院は紹介状がないと受診できないという認識は広まって」いる・「定着しつつある」と判断しています[(14)]．

　私は，「制限されたフリーアクセス」が現実には「緩やかなゲートキーパー機能」を果たし，患者の大病院志向は徐々に抑制され，大病院勤務医の外来医療負担も軽減されつつあったが，コロナ禍でそれが一時頓挫していると判断しています．厚生労働省「受療行動調査」（各年版）によると，特定機能病院（ほぼ大学病院）の外来患者のうち，「予約をした」患者の割合は2011年の88.1％から2020年の93.8％へと漸増し，「大病院」（500床以上の一般病院）でもこの割合は同じ期間に80.4％から91.2％へと増加しています．

　しかも，2010年代以降，地域医療構想と診療報酬改定による経済的誘導，及び各地域の医療機関の「自助・互助」により，多くの地域で「医療機関間の役割分担」，特に大病院と地域密着型の中小病院・診療所との機能分化と連携が相当進み，この面からも患者の大病院志向は是正されていると思います．さらに今後は，外来機能報告制度による「紹介受診重点医療機関」（他医療機関からの紹介患者への外来を基本とする一般病床200床以上の病院．都道府県が決定し，2022年度内に公表予定［当初予定より遅れ，厚生労働省は2023年9月に，全国の紹介受診重点医療機関837を公表］）の明確化，及び勤務医の働き方改革（2024年4月実施．実質的には大病院勤務医の勤務時間制限）によっても，患者の大病院志向がさらに是正されるのは確実です．

　以上の動き，及び医療法改正による「かかりつけ医機能の強化」策により，長年，日本医療の課題だった患者の大病院志向の是正は今後着実に進むと予想できます．

おわりに

　本節では，医療法改正案の「かかりつけ医機能の確保に関する事項」の複眼的評価を含め，日本医療の歴史と現実を踏まえたかかりつけ医機能の強化について包括的に検討しました．私は，法改正による「かかりつけ医機能の強化」と 6 で述べたそれ以外の改革により**今後は医療機関の役割分担［と連携］が進んで，患者の大病院志向も是正されると期待されるので，中小病院外来と診療所のフリーアクセスは今まで通り維持し，「かかりつけ医」を必要と感じる患者は自由にそれを選択すればよいと思います**．フリーアクセスを制限すると国民・患者の医療満足度が確実に低下する反面，財務省等が期待している医療費節減は生じない可能性が大きいからです．私は総合診療医を増やすことには賛成ですが，患者と特定の医師を結びつける「かかりつけ医の制度化［登録制］」は，総合診療医の増加とは別次元であり，今後も必要ないし，実現しないと判断しています．以上が本節の結論です．

　【注 1】　医療制度の「地道な改善の積み重ね」を最初に提起した研究者は池上直己氏
　　池上直己氏（慶應義塾大学医学部教授・当時）は，名著『日本の医療』の「あとがき」で以下のように書きました[15]．「［医療分野に］市場原理を単純に適用することはきわめて困難であり，したがって，医療分野においては理論よりも実践的な経験則が，また上からの抜本改革よりも当事者による地道な改善の積み重ねのほうがそれぞれ効果的であるように思われる」．池上氏は，「医療において競争原理を導入する可能性を分析し，『医療の政策選択』［1992］という本にかつてまとめたが，本書を執筆した結果，その難しさを改めて認識し」，上記の見解に達したそうです．
　　なお，高木安雄氏（慶應義塾大学大学院健康マネジメント研究科教授・当時）は，2016 年に，「1981 年当時，厚生省保険局の取材の中で，若手官僚から［以下の］貴重な見方を教えてもらった」と証言しています[16]．「抜本改革がよく強調されるが，厚生行政全般は深く国民と結びついており，抜本改革はかえって混乱を招き，実現できるものではない．むしろ，角度にして 3 度のわずかな改革を毎年続けて，30 年で 90 度，60 年で 180 度の変化を目ざすしかない．毎年 3 度の変

化は誰も意識しないが，60年後には反対側に変わっているという改革こそ求められるだろう」．これは，上記池上氏の発言より15年も早い発言です．しかも，厚生労働省が公式には（建前としては），2001年1月まで「抜本改革」の必要性を訴えていたことを考えると[17]，超先駆的と言えます．残念ながら，高木氏は2022年に死去されたため，この「若手官僚」が誰かは永遠に分からなくなりました．

【注2】　神奈川県保険医協会の都道府県別発熱外来の実施状況調査

　神奈川県保険医協会・医療政策研究室は，2023年2月に，全国の都道府県のホームページから発熱外来の公表医療機関の実施状況を集計した結果，全国平均の実施率は診療所（分母は内科系・小児科・耳鼻科診療所の合計数）では61.4%，一般病院では75.2%だったと報告しています．ただし，各都道府県のホームページで一目で「発熱外来」と分かるのは岡山県，福岡県，神奈川県くらいで，過去の発熱外来実施医療機関に対する住民側の差別事情もあるせいか，多くは「診療・検査医療機関」と表示されており，すぐには「発熱外来」と理解できなかったそうです．また，都道府県が公表している発熱外来実施医療機関には，診療所か病院かが不明なものが相当数含まれていたそうです．そのために，上記数値は「参考的資料」にとどまりますが，それでも現在では，病院だけでなく，内科系診療所の過半数が発熱外来を実施していることが分かります．

【注3】　コロナ対応「失敗」の「犯人」として，診療所（医師）をあげた文献はほとんどない

　2020-2022年に発表された文献（研究書・研究論文かそれに準じるもの）で，日本のコロナ対応を「失敗」と断じ，それの原因・「犯人」を探したものは少なくありませんが，それらの大半は政府の医療政策や日本の病院（制度）を批判しており，診療所・かかりつけ医を正面から批判したものはほとんどありません．主な文献は以下の通りです．

　最も早い批判は，2020年11月出版の上昌広『日本のコロナ対策はなぜ迷走するのか』で，日本のコロナ対策を全面批判しましたが，診療所・かかりつけ医にはまったく触れませんでした[18]．2021年1月に出版され大きな話題を呼んだ渡辺さちこ・アキよしかわ『医療崩壊の真実』は，病院医療の批判に終始し，やはり診療所医療やかかりつけ医については全く触れませんでした[19]．2021年11月出版の鈴木亘『医療崩壊　真犯人は誰だ』は，医療崩壊の容疑者を7つあげましたが，それには診療所・プライマリケア医は含まれていませんでした[20]．正確に言えば「容疑者1：少ない医療スタッフ」の項で，開業医にも触れていますが，「開業医たちがコロナ入院患者に対する即戦力となるかと言えば，それはかなり難しい」，「年配の開業医たちがコロナ患者に対応することは，相当にハードルが高かったと言える」と開業医を容疑者から外していました（40-42頁）．

　直近の英語論文として，2022年11月発表の井伊雅子・渡辺さちこ「コロナパ

ンデミックの逆説：日本の病院での患者需要への影響」は，コロナ医療逼迫の原因として日本の病院医療と医療政策を厳しく批判していますが，プライマリケアについては言及していません[21].

　これら4文献と異なり，2021年11月出版の山岡淳一郎『コロナ戦記』は医療者に寄り添って病院医療・保健所への密着取材をしていますが，診療所・プライマリケアについては触れていません[22].

　私が調べた範囲で唯一の例外は土居丈朗氏（慶應義塾大学経済学部教授）で，2020年7月出版の『コロナ危機の経済学』の中で，今回のコロナ危機で日本医療では「かかりつけ医制度と病床機能の連携が未整備であった」ことが露呈したと主張しました[23].　しかし，それの根拠は示さず，しかも「かかりつけ医制度が整備されている国が多い」と土居氏自身が認める西欧諸国で，コロナの患者数・死亡者数が日本より2桁多く「医療崩壊」が生じていることには触れませんでした.

【注4】　フュックス教授が紹介したメイヨークリニック出身医師との対話

　私が尊敬しているアメリカの医療経済学者・フュックス教授も，医療改革には医師を中心とする医療専門職の協力と自己改革が不可欠で，逆に，医師のやる気をそぐ改革は成功しないことを随所で強調しています.この点について，フュックス教授が紹介した，次のエピソード（メイヨークリニック出身医師との対話）は示唆的です.

　〈私は講義で，メイヨー［クリニック］では，医師と経営者間で［さまざまな適切な］妥協が成立していることを話していた.その時，私の講義を聞いていた医師で，メイヨーで専門研修をしたこともある医師が，私の話をさえぎってこう発言した.「フュックス教授，先生は間違っておられます.メイヨーの医師たちは自分たちが今でも権力を保持していると思っています」.それに対して私は笑いながら，こう答えた.「どうもありがとう.その点こそ私が強調していた点なのですよ.／（中略）医師が，このような年間収益が2億5000万ドルに達する経営体を円滑に，効率的に，利潤を生み出しながら経営することは不可能だろう.しかし，もし医師が今でも自分たちが実権を保持していると感じているとしたら，それはそれで良いことである.なぜ良いかといえば，このことはメイヨーの医師たちが，自分たちにとって重要なことを支配していると今でも信じていることを示しているからである.彼らは誰か，他の人間が彼らの診療スタイルに指示を与えようとしているとは感じていない.私は，他の組織もメイヨーのように妥協点を見つけ，戦いを避けることを望んでいる.〉[24]

文　献
（1）　二木立『21世紀初頭の医療と介護　幻想の「抜本改革」を超えて』勁草書房, 2001.
（2）　二木立「プライマリケアの拡充で医療費は抑制できない，むしろ増加する

第 2 章　かかりつけ医機能の強化

——過去 20 年間の実証研究の結論」『文化連情報』2022 年 10 月号（535 号）：24-31 頁.［本章第 2 節］

(3)　二木立「経済産業省主導の予防医療推進政策の複眼的検討」『コロナ危機後の医療・社会保障改革』勁草書房, 2020, 27-72 頁.

(4)　二木立「私の『医療者の自己改革論』の軌跡」『コロナ危機後の医療・社会保障改革』勁草書房, 2020, 199-210 頁.

(5)　二木立「イギリス型のかかりつけ医の登録制・人頭払い制導入はなぜありえないのか?」『日本医事新報』2022 年 12 月 3 日号（5145 号）：56-57 頁.［本章第 4 節］

(6)　松田晋哉『欧州医療制度改革から何を学ぶか　超高齢社会日本への示唆』勁草書房, 2017.

(7)　飛田英子「『かかりつけ医』の制度化と定着・普及に向けて」『JRI レビュー』No. 81, 2020（ウェブ上に公開）.

(8)　二木立「医療保険の一部負担は究極的には全年齢で廃止すべきと私が考える理由」『2020 年代初頭の医療・社会保障』勁草書房, 2022, 104-116 頁.

(9)　二木立「『かかりつけ医の制度化』が閣議決定されたとの言説は二重に誤っている」『文化連情報』2022 年 12 月号（537 号）：16-24 頁.［本章第 3 節］

(10)　ナオミ・クライン著, 幾島幸子・村上由見子訳『ショック・ドクトリン　惨事便乗型資本主義の正体を暴く』岩波書店, 2011（原著2007）.

(11)　二木立「2021 年前半に突発した（民間）病院バッシング報道をどう読み, どう対応するか?」『2020 年代初頭の医療・社会保障』勁草書房, 2022, 26-38 頁.

(12)　村田ひろ子「世論調査からみえる健康意識と医療の課題〜ISSP 国際比較調査『健康・医療』・日本の結果から〜」『放送研究と調査』（NHK 放送文化研究所）2022 年 9 月号：20-40 頁（ウェブ上に公開）.

(13)　General practitioners. The doctor won't see you now. Fixing the problems of the NHS means fixing the problems of GPs.The Economist January 14th, 2023, pp. 12, 50-52.（「二木立の医療経済・政策学関連ニューズレター」225 号（2023 年 4 月）に抄訳）

(14)　山口育子「患者の立場から考えるかかりつけ医機能——必要なときに必要な医療が受けられる機能に」『社会保険旬報』2022 年 9 月 21 日号（2868 号）：20-25 頁.

(15)　池上直己, J. C. キャンベル『日本の医療　統制とバランス感覚』中公新書, 1996, 234, 233 頁.

(16)　高木安雄「医療経済学の『夜明け前』——診療報酬改定の歴史的変節点を考える」『医療経済学会 10 周年記念誌』2006, 46 頁.

(17)　二木立『医療改革と病院』勁草書房, 2004, 72-74 頁.

(18)　上昌広『日本のコロナ対策はなぜ迷走するのか』毎日新聞出版, 2020.

(19)　渡辺さちこ・アキよしかわ『医療崩壊の真実』エムディエヌコーポレーシ

48

ョン，2021.

(20) 鈴木亘『医療崩壊　真犯人は誰だ』講談社現代新書，2021.

(21) Ii M, Watanabe S: The paradox of the COVID-19 pandemic: The impact on patient demand in Japanese hospitals. Health Policy 126(11): 1081-1089, 2022.

(22) 山岡淳一郎『コロナ戦記　医療現場と政治の700日』岩波書店，2021.

(23) 土居丈朗「コロナ危機で露呈した医療の弱点とその克服」，小林慶一郎・他編『コロナ危機の経済学　提言と分析』日経BP社，2020，155-165頁.

(24) フュックス，VR著，江見康一・二木立・田中滋訳『保健医療の経済学』勁草書房，1990（原著1986），119頁（「医療支配権の戦い」）.

【コラム 2】　コロナ禍の初期対応への私の純個人的見解

（2020年4月）

［2020年4月17日に，私の主催する「医療・福祉研究塾（二木ゼミ）」の4月例会中止の緊急連絡をしたメールの下に，「付記」として，私の純個人的見解を書きました．その後，この見解は親しい友人にも送りましたが，公表はしませんでした．研究会は2020年5月には3密を避けての対面とzoomのハイブリッド方式で再開し，その後のコロナ禍中も毎月研究会を継続しました．］

　私は，コロナ問題に対する国や県の対策，マスコミ報道，大学等の対応は「過剰」と考え，強い疑問を持っています．このことは，早くから感じていたのですが，この3週間，コロナ問題について私なりに勉強するとともに，友人の研究者等と意見・情報交換するなかで「確信」に変わりました．その理由は，以下の3つです．

　①欧米や中国に比べて，日本の患者数・死亡者数・死亡率（約2%）ははるかに少ない・低い．日本の患者数が少ないことに対しては，PCR検査が限定的にしか行われていないために「過少推計」だとの主張もあり，私もそ

のことは否定できないと思います．しかし，日本の医療水準が高いことを考えると，コロナ感染症の死亡者が大量に見逃されているとは考えにくいと言えます（見逃されていると，原因不明の死亡者数が増えるため社会問題になります）．今後 PCR 検査が広く行われるようになれば，死亡率（死亡者数÷患者数）の分母が増えるため，死亡率はさらに低下します．なお，国際比較の一番正確な指標である人口対比の死亡割合では，日本の低さが際立っています．

　②「外出を 80％減らさなければ，感染爆発が生じる」，「このまま何もしなければ日本の死亡者は 42 万人に達する」等の主張の根拠になっているクラスター対策班の「数理モデル」は，感染伝搬率や死亡率が日本よりはるかに高いヨーロッパ諸国や中国のデータを機械的に当てはめており，過大推計の可能性が大きいと思います．今回の新型コロナ感染症のように，新しい事態が生じ，不確実性が大きい場合に将来予測を行う場合には，必ず複数のシナリオを示すのが学問的常識ですが，今回は「最悪シナリオ」しか示されていません．私は，研究者はどんな場合でも，このような「ショック療法」を用いるべきではないと信じています．

　③「皮膚感覚」的に言えば，「接触密度」が，一般の外出よりもはるかに高い朝夕のラッシュ時の公共交通機関利用者から感染者が出たとの報道は，私の知る限りありません．この事実を無視して，闇雲に外出制限を求める理由が私にはサッパリ分かりません．私を含めた高齢者は，外出制限を守ると体力・筋力低下が生じる危険が大きいことは，近藤克則教授等が警告しています．
付記の付記：私は「緊急事態宣言」により短期間（1 か月後）に感染が終息することはなく，遅かれ早かれ，政府もゆるやかな外出・移動制限に移行し，コロナウィルスとの共存＝国民の「集団免疫」の獲得を目指す「長期戦」に移行せざるを得なくなると予測しています．

第 2 節　プライマリケアの拡充で医療費は抑制できない，
　　　むしろ増加する──過去 20 年間の実証研究の結論

（2022 年 10 月）

はじめに

　本書第 4 章第 2 節「岸田内閣の『骨太方針 2022』の社会保障・医療改革方針を複眼的に読む」で，私は「財務省はプライマリケアや定額報酬が医療費を抑制すると思っているようですが，国内的・国際的経験でそれは否定されています」と書きました[(1)]．本節ではそのエビデンスを紹介します．

　入院の定額報酬（包括払い）により医療費が増加することは，日本での老人病院包括払い導入や急性期病院の DPC 方式導入等で，広く知られています．それに対して，一部のプライマリケア医や研究者は，以前から，評論や講演・インタビュー等で，プライマリケアの拡充により，医療の質を引き上げつつ，医療費を抑制・節減できると主張していますが，その検証を行った実証研究は日本ではまだありません[注]．

　私も，以前から，プライマリケアと医療の質と医療費との関係について興味を持っています．私は，長年，20 誌以上の医療経済学や医療政策研究の英語雑誌を毎号チェックしており，その関係を検討した実証研究はその都度，「二木立の医療経済・政策学関連ニューズレター」（2005 年 1 月から毎月配信）の英語文献抄訳欄で紹介してきました．

　その結果，プライマリケアの拡充が医療の質を引き上げることを示した実証研究があることは確認できています．しかし，プライマリケアの拡充が医療費を抑制することを示した実証研究は読んだことがありません．逆に，プライマリケアの拡充により医療費が増えるか，医療費は変化しないとの良質な研究はたくさんあります．本節執筆前に，改めて PubMed（アメリカ国立

医学図書館が運用するデータベース）で文献検索をしましたが，結果は同じでした．そこで，本節では，私が上記「ニューズレター」で今までに紹介した，プライマリケアと医療費と医療の質の三者（または二者）の関係について検証した35論文から8論文を精選して，その概要を紹介し，私のコメントを付けます．

1　強力なプライマリケアは高医療費と関連

　プライマリケア（の拡充・水準）と医療費との関連を検証する方法には，国際比較（横断面調査）と特定の国でのプライマリケア拡充が医療費に与えた影響の縦断的調査の2つがあります．

　国際比較研究で決定的な研究は，クリンゴス等が2013年に発表した「**ヨーロッパの強力なプライマリケア・システムは国民の健康水準の高さだけでなく，高医療費とも関連している**」です[2]．論文概要は以下の通りです（「　」付きのゴチックは英語論文名の和訳．〈　〉は私が作成した論文概要．以下同じ）．

　〈強力なプライマリケア・システムはしばしば，良質の医療を提供する医療制度の基盤と見なされるが，この見解を支持するエビデンスは限られている．そこで，2009-2010年のEUプロジェクト「ヨーロッパのプライマリケア活動モニター」で収集された31か国（EU加盟の27か国＋スイス，トルコ，ノルウェー，アイスランド）のプライマリケアのデータの相関分析と回帰分析を行った．各国のプライマリケアは，構造，アクセスの良さ，継続性，協働，包括性の5側面を，3段階で点数化した（1点：弱い-3点：強力）．

　その結果，強力なプライマリケアは，国民の健康水準（主要疾患による余命の短縮の歯止め，健康の自己評価等）の高さ，不必要な入院率の低さ，社会経済的不平等（教育レベル等）の低さと関連していた．総医療費（2009年の1人当たり医療費．米ドル表示の購買力平価）はより強力なプライマリケア構造を有する国で高かった．この理由は，強力なプライマリケア構造の維持には

多額の費用がかかること，しかもそれがサービス提供の分権化等を促進する
ためだと思われた．2000-2009 年には，包括的なプライマリケアを持つ国の
医療費増加率はそうでない国より低かった．〉

　本論文は，プライマリケアを 5 側面に分けて，それぞれの側面と医療費等
との関連を分析的に検討した高水準の実証研究です．「強力なプライマリケ
ア構造の維持には多額の費用がかかる」ことは，日本では見落とされている
重要な論点と思います．

2　プライマリケア投資と医療制度のパフォーマンスは関連しない

　最近では，ヴァン・グール等が，2021 年に OECD 加盟 34 か国の 2005-
2015 年のデータを用いて，「プライマリケアへのより多くの投資は医療制度
のパフォーマンスを改善するか？」について検証しています[3]．論文概要は，
以下の通りです．

　〈本研究は，プライマリケア投資と医療制度パフォーマンスとの関連を，
OECD 加盟 34 か国の 2005-2015 年のデータを用いて検証する．プライマリ
ケアへの投資増加はパフォーマンスを改善するか，組織と医療提供の特定の
性質がプライマリケアのよりよい投資収益と関連するかを探究する．各国の
健康と医療制度，及び経済的・分配的特性についての豊富な新しいデータソ
ースを利用した．マルチレベル・モデリングを用いて，各国間の変動を分析
した．従属変数は 6 つあり，外来で多くを対処可能な 3 疾患（慢性閉塞性肺
疾患・喘息，心不全，糖尿病）の入院率，65 歳以上の高齢者のインフルエン
ザワクチン接種率，および乳がんと子宮頸がんのスクリーニング実施率であ
る．説明変数は 2 つあり，1 人当たり外来医療費と人口当たりプライマリケ
ア医数である．

　その結果，プライマリケア投資の多さは，複雑な目標に対する医療制度の
パフォーマンスを改善しなかった（例：予防可能な入院の減少はなし）が，乳
がん・子宮頸がんのスクリーニング実施率は多少（modest）改善した．GP

が健康増進・予防活動を重視している国では，同量の投資でもスクリーニング実施率が高かった．以上の結果は，プライマリケア投資戦略では，単なる費用増加やプライマリケアの強みの特性を超えて，制度的・資金的調整を検討し，それらが政策目標とどうリンクするかを考えるべきことを示唆している．プライマリケア政策は医療制度のパフォーマンスを改善することに焦点を当てるべきである．〉

　本論文の最後の結論は回りくどいですが，単刀直入に言えば，「プライマリケア投資と医療制度パフォーマンスとの間に単純な関連はない」ということです．緻密な研究ですが，変数の選択はやや粗雑・表面的です．

3　プライマリケアのフリーアクセス指数と GP への満足度は相関

　少し古いですが，2006 年のクローネマン等の「**プライマリケアにおけるフリーアクセスと患者の満足度——ヨーロッパ調査**」は，ヨーロッパ18 か国を対象にした国際比較研究で，プライマリケアにおけるフリーアクセス指数が高い国ほど患者の GP サービスに対する満足度は高かった（門番機能が高いほど満足度は低い）ことを示しました[4]．論文概要は以下の通りです．

　〈EU 加盟 18 か国を対象にして，医療サービス利用に対する一般医（以下 GP）の門番機能と GP サービスに対する患者満足度の相関を調査した．まず各国の専門家に，17 の医療サービスについて患者のフリーアクセス（GP の紹介なしの利用）が保障されているか否かを調査し，その結果に基づいて「フリーアクセス指数」（direct accessibility scale）を作成した．17 の医療サービスは，救急医療，歯科，小児科，産婦人科，病院所属の専門医，入院医療，在宅医療，リハビリテーション等である．次に，この結果と GP サービスに対する患者満足度調査（14 か国）との相関係数を算出した．フリーアクセス指数が一番低かったのはポルトガル（13%），一番高かったのはギリシャとスウェーデン（76％）であった．イギリスは 35％，ドイツとフランスは 65％であった．

　その結果，フリーアクセス指数が高い国ほど患者の GP サービスに対する
満足度は高かった（ピアソンの相関係数 r = 0.54, p = 0.05）．この指数と GP の
組織的側面（organizational aspect. 診察までの待ち日数や予約の必要の有無等）
との相関は特に高かった（r = 0.67, p = 0.01）．それに対して，患者と医師と
のコミュニケーションや医療の技術的内容についての患者満足度とこの指数
との相関はやや弱かった（それぞれ r = 0.46, 0.41 でともに有意差なし）．この結
果は，フリーアクセスは GP サービスに対する患者満足度を高めるが，それ
は主として GP サービスの組織的側面に関わっていることを示している．〉

　本論文は，患者満足度を 3 つの側面に区別して，フリーアクセスとの相関
を分析的に検討したことに新しさがあります．この視点は，今後日本で「か
かりつけ医機能が発揮される制度整備を行う」上で重要と思います．

4　アメリカのプライマリケア・モデル事業の結果

　次に，アメリカ，オランダ，カナダのプライマリ拡充政策が医療費に与え
た影響の縦断的研究を紹介します．

　まず，アメリカでは 2010 年代にオバマケアの一環として，様々な包括的
プライマリケア・モデル事業が行われ，それの検証論文が数多く発表されて
いますが，医療費を抑制したとの報告はありません．私は，パイケス等が
2018 年に発表した「**包括的プライマリケア事業：費用，質，患者及び医師
への効果**」がもっとも優れていると思います[(5)]．論文概要は以下の通りです．

　〈メディケア・メディケイド・サービスセンターは「包括的プライマリケ
ア事業」（CPC）を開発し，2012 年 10 月に開始した．様々な支払い者が支援
している本事業に参加している全米 502 のプライマリケア診療組織がプライ
マリケア提供と医療の質を改善するか，または費用を抑制するか検証した．
出来高払いのメディケア加入者を対象として，CPC 参加群の 2013-2016 年
の諸データを，マッチングした対照群と比較した．CPC 参加群では，ハイ
リスク患者のケアマネジメント，アクセスの改善，ケア移行のコーディネー

ションの改善等，プライマリケアの提供で改善がみられた．CPC 参加群の救急外来受診率の増加は対照群に比べて 2% 低かった．しかし，CPC 参加群のメディケア費用はケアマネジメント費用を補填できるほどには低下しなかった（ケアマネジメント費用を含まないと，CPC 参加群のメディケア費用は対照群よりやや安かったが，それを含むと逆にやや高くなった）．医師やメディケア加入者の満足度，及びメディケア請求書ベースの質尺度に基づく診療パフォーマンスは改善しなかった．〉

　本論文では，介入費用（ケアマネジメント費用）を明示し，それを含むと包括的プライマリケア事業の費用抑制効果がなくなることが示されています．

5　慢性疾患の包括払いは医療費を増加させた

　オランダでも，2021 年に，カリミ等がプライマリケアにおける「**慢性疾患の包括払いは医療費を増加させた，特に多疾患罹患患者で**」と報告しています[(6)]．論文概要は以下の通りです．

　〈包括払いは医療サービスの統合を促進し，医療の質を改善しつつ究極的には医療費を抑制することを目的としている．オランダは 2010 年に，積極的で（proactive）患者中心の統合的プライマリケアの実施を促進するために包括払いを慢性疾患の支払いに導入し，多専門職で構成されるプライマリケア提供者に対して，慢性閉塞性肺疾患，2 型糖尿病および心血管リスク管理（cardiovascular risk management. 以下 VRM）に関連したプライマリケア・サービスの 1 年当たり包括払いとした．この包括払いへの参加は任意で，支払いには GP 診療，専門看護師の診療，患者の自己管理とライフスタイルへの支援（禁煙や栄養の指導），糖尿病的足治療，複雑な問題を抱える患者に対する専門医の診察，さらにはケア・コーディネーション，個別化されたケア・プランニングや統合的 ICT システムへの支援を含む．包括払いでは，オランダの社会保険で義務化されている患者負担（1 年当たり 385 ユーロの免責制）も免除される．このような包括払いの 1 人当たり総医療費（急性期入院

医療費も含む）に対する長期的影響を評価した．

　2008-2015 年の医療費請求データを用い，包括払いの対象になった全患者と対照群（包括払い不参加の患者）との医療費を比較した．差の差法（difference-in-difference analysis）とプロペンシティスコア・マッチングを組み合わせて分析したところ，包括払い群の医療費は 7 年間一貫して，対照群に比べ高かった．新たに包括払いとなった患者の半年当たり医療費増加の各期平均は対照群に比べ，2 型糖尿病では 233 ユーロ（95％信頼区間：204-262），慢性閉塞性肺疾患では 609 ユーロ（同 533-686），VRM では 231 ユーロ（同 208-254）高かった．これらは包括払い開始前の 2008 年の半年間の医療費より，それぞれ 13％，52％，20％高かった．医療費増加は多疾患罹患患者の方が単一疾患患者より高かった．以上の結果は，包括払いに対する期待はまだ実現していないことを示唆している．〉

　オランダのプライマリケアが充実していることは日本でもよく紹介されますが，本論文は高水準の「プライマリケアへの包括払い導入が 1 人当たり総医療費を減少させるとのエビデンスがまったくなかった」ことを疑問の余地なく示した社会実験的研究です．ただし，包括払いによる医療の質の変化の有無は調査していません．

6　カナダでのチームによるプライマリケアが医療費に与えた影響

　プライマリケアの拡充の有力な方法がチーム医療の導入で，カナダのシュトラムプ等は 2017 年にケベック州で家庭医グループに導入された「**チームによるプライマリケアが医療サービスの利用と費用に与える影響**」を検討しています[7]．論文概要は以下の通りです．

　〈チームによるプライマリケアが医療サービスの利用と費用に与える影響を，カナダ・ケベック州が 2002 年に導入した「家庭医グループ」（FMGs）のデータを用いて検討した．典型的な FMGs は 6-12 人の家庭医で構成され，看護師も重要な役割を果たす．登録患者に対しては，時間外も含めて診療す

る．医師への支払い方式は非 FMGs と同じく出来高払いである．先行研究と異なり，本研究ではプライマリケアにおける組織的変更の影響のみを調査した．高齢者と慢性疾患患者の過去5年間の行政データを用いてパネルを作成し，患者は FMGs 群か非 FMGs 群に分けた．患者，医師とも，FMGs への参加は任意であったので，生じうる選択バイアスには GP のプロペンシティスコアのマッチングで対処し，差の差法で推計を行った．

その結果，FMGs の患者の外来医療の利用と費用は非 FMGs に比べて有意に少なかった．患者1人・1年当たりのプライマリケア医受診は11%，専門医受診は6%減少した．費用の減少も大体同水準であった．しかし，FMGs は，入院，入院費用，救急外来受診の費用，及び総医療費に影響するとのエビデンスは得られなかった．〉

本論文は，チームによるプライマリケアは，プライマリケアの「効率化」をもたらすが，総医療費の削減にはつながらないことを示しています．

7　GP への質に応じた支払いによる医療の質向上は一時的

イギリスでは GP（一般医）に対して「質に応じた支払い」（P4P）が導入され，当初は，それによって医療の質が向上したとの報告が散見されましたが，その後，質に応じた支払い停止後はその効果は続かなかったとの決定的報告がなされました．それはミンチン等が2018年に発表した「**イギリスにおける経済的インセンティブ停止後の医療の質**」です[8]．論文概要は以下の通りです．

〈質に応じた支払い（P4P）の医療の質改善効果はまだ不明確であり，既存の P4P 事業に対するインセンティブを停止した後の影響についての情報はほとんどない．電子医療記録（EMR）のデータを用いて分割時系列分析を行い，「イギリス質とアウトカム・フレームワーク（QOF）」における12の医療の質の指標の2010-2017年の変化を調査した．これら指標に対する経済的インセンティブは2014年に停止されたが，それ以外の6つの指標に対する

インセンティブは続けられた．

　イングランドのプライマリケア診療所 2819 の登録患者 2000 万人以上の完全な時系列データが得られた．経済的インセンティブ停止 1 年目ですぐ，12 のすべての指標の医療の質の記録が減少した．減少は健康相談（health advice）関連の指標で特に大きく，高血圧患者に対する生活指導の記録は 62.3％（95％信頼区間：65.6-59.0％）も減少した．それに比べると自動的に EMR に記録される診療行為では減少幅は小さく，冠動脈疾患のコレステロール値コントロールのための臨床検査は 10.7％減，甲状腺機能低下症患者の甲状腺機能検査は 12.1％減だった．インセンティブが続けられた 6 指標の記録はほとんど変化しなかった．以上から，経済的インセンティブを停止すると，直ちに質指標管理の減少が起こると結論できる．この減少の一部は，EMR 記録の変化を反映しているかもしれないが，臨床検査の指標も減少していることは，インセンティブの停止は医療提供の仕方そのものを変えたことを示唆している．〉

　本論文は，患者 2000 万人もの「ビッグデータ」を用いた研究で，プライマリケア医に対する経済的インセンティブによる医療の質指標の改善は一時的にすぎないことを疑問の余地なく明らかにしています．

　なお，2018 年 10 月 15 日の経済産業省「産業構造審議会 2050 経済社会構造部会（第 2 回）」の「資料 3：健康寿命の延伸に向けた予防・健康インセンティブの強化について」の「医師に対する予防・健康インセンティブ」（18 頁）には，「英国では，かかりつけ医（GP）に対して生活習慣病の予防についてアウトカム評価を行い，評価に応じた報酬を支払うことで，医師に対する予防・健康インセンティブを強化」と書かれていますが，これはこの決定的論文が発表される前の古いデータに基づいた甘い評価です．

　もう 1 つ，森田朗元中医協会長は，かつてイギリスのプライマリケア医に対する P4P（質に応じた支払い）で「住民の健康水準が高く保たれ，総医療費の伸びを抑制できる」と主張しましたが，これはトンデモ言説です（『医薬経済』2014 年 8 月 14 日号：3 頁）．なぜなら，この P4P では基準を満たし

た診療を行ったプライマリケア医にボーナスが支払われるため，医療の質の（一時的）向上により，（外来）医療費は必ず増えるからです．しかも，それによる入院医療費の削減も実証されていません[9]．

8　プライマリケアの費用を増やすだけで医療費は節減されない

最後に，実証研究ではありませんが，アメリカのソング等が2019年に発表した含蓄ある評論「**プライマリケアの費用を増やすだけで医療費は節減されるか？**」を紹介します[10]．論文概要は以下の通りです．

〈プライマリケアは医療の本質的要素で，良質の医療，患者の満足，死亡率の低下を含むアウトカムと関連している．プライマリケアは低い医療費とリンクしているとの観察研究もある．そのため近年は，州や連邦の政策担当者はプライマリケア費用を増やし，国民の健康増進と医療費の伸びの抑制の両方を達成しようと考え始めており，それには超党派の議員の支持もある．

しかし，現時点では，プライマリケアの費用増により総医療費を節減できるとの因果関係を示すエビデンスはほとんどない．総医療費がサービスの価格と量の積であることを踏まえると，それを減らすためには価格と量のいずれか，または両方を減らす必要があるが，プライマリケアだけでそれを実現するのは困難である．逆に一部の研究は，プライマリケア強化はサービス利用を増やす可能性も示している．ケア・コーディネーション，予防サービス，遠隔医療にはすべて金がかかり，その費用増を相殺するほど，急性期の入院医療等の利用が減ることはまだ示されていない．2017年に発表された退役軍人庁病院で実施されたプライマリケア強化のランダム化比較試験でも費用の節減は生じなかった．

医療費抑制の圧力を考えると，プライマリケア強化によりそれを達成しようとする意図はわかるが，それのエビデンスは欠如している．医療費抑制のためには，プライマリケアへの投資は他の医療提供制度改革と一体で行う必要がある．それらは，医師と病院への支払い方法の改革，価格抑制のための

競争または規制，価値に基づく保険のデザイン（予防医療の自己負担の引き下げ）等である．〉

　本論文は，プライマリケアを強化するだけで総医療費の伸び率を抑制できるとのナイーブな期待・幻想を論理的かつ実証的に否定した好評論です．2頁弱なので，サラリと読むことをお勧めします．

おわりに

　以上の「文献学的検討」から，プライマリケアの拡充により医療費を抑制することはできず，逆に医療費は増加するか，低下しないことは明らかです．冒頭でも述べましたが，プライマリケアにより医療の質が向上することは少なくない研究で紹介されています．つまり，一般の医療と同じく，プライマリケアでも，医療の質を改善しつつ医療費を抑制することは困難で，「良かろう高かろう」であるという極めて当たり前のことが確認できたと言えます．今後，日本で，「かかりつけ医機能が発揮される制度整備」について検討する際は，この基本的事実を踏まえることが必要と思います．

　　　【注】　プライマリケアの拡充で医療費が抑制できるとの言説
　　　　日本で，プライマリケアの拡充で医療の質向上と医療費抑制の両方を実現できると精力的に主張している双璧が，指導的プライマリケア医である草場鉄周医師と医療経済学者の井伊雅子氏（一橋大学教授）です．
　　　　例えば，井伊氏は「医療経済学とプライマリ・ケア」（『国際保健医療』32(2)：99-104，2018）で，「プライマリ・ケアの制度を整備すれば，実は質を高めつつ，費用を削減することは可能である」と述べています．最新論文「日本の医療制度をどう設計するか？」（『アステイオン』96号：74-87，2022）でも，「多くの先進国では全医師の20-40％が家庭医（GP）」であり，「医療費は抑えられ，政府も財政を健全化でき，多くの人々の利害が一致する」と指摘しています．
　　　　しかし，この2論文を含め，井伊氏も草場医師も，今までこのような主張の根拠（エビデンス）となるデータや文献を示したことはありません．

　　　【補注1】　プライマリケアの拡充で医療費が増加することを示した米英の2022年
　　　　　の2論文

　本節の元論文発表後に，次の 2 論文が発表されたので，本文と同じ形式で紹介します

○［アメリカ・ミシガン州の］民間保険の「包括的プライマリケア・プラス［モデル］は［医療の］質改善も，費用削減ももたらさなかった[11]

　〈「包括的プライマリケア・プラス（以下，CPC+）は，メディケア・メディケイド・イノベーション・センターが 2012 年に開始した，複数の保険者が参加する支払い改革モデルで，事業に参加するプライマリケア提供者に経済的インセンティブ（ケアマネジメント費用の支払い＋一定の条件でのボーナス支払い）を与えることにより，医療費を削減し，質パフォーマンスを改善することを目指している．CPC+ はメディケアではすでに評価が行われ，提供者への追加支払いを相殺するほどの費用削減は生じないし，医療の質の大きな改善もないことが確認されている（Peikes et al: 2018）．しかし，CPC+ の民間部門における影響はほとんど知られていない．

　そこでミシガン州の 2 つの大規模民間保険の 2013-2020 年の医療費請求・加入者データを用いて，差の差法分析を行ったところ，CPC+ は総費用の変化（加入者 1 人 1 年当たり -44.7）とも，総合的質パフォーマンス（6 つの質尺度の合成）の変化（-0.1% ポイント）とも有意の関連がなかった．これらの変化は，各コホート，2 つの支払い方法（tracks），プライマリケア・イノベーション・モデルへの参加の有無によっても，大きくは変わらなかった．以上から，ミシガン州の民間保険では CPC+ は，プライマリケア提供者にインセンティブ支払いをする前にさえ，費用削減も質改善ももたらさなかったと結論づけられる．今回の分析は，CPC+ は，医療の質を改善せずに，保険者の負担を短期的に増やすという既存のエビデンスを補強することになった.〉

　他国での検証と同じように，アメリカでもメディケアについては，プライマリケアの拡充（オリジナルの CPC）が医療費抑制も，医療の質向上ももたらさないことは確認されていましたが，それが民間医療保険でも確認された意味は重いと思います．

○プライマリケアのスキル・ミックスとアウトカム：イングランドの一般診療所の 2015-2019 年の縦断的分析[12]

　〈プライマリケアにおいて新しい臨床的役割を持った職員の雇用を増やすことが，一般医（以下，GP）・看護師不足の解決策として提案されている．しかし，これが診療アウトカムに与える影響のエビデンスは限られている．イングランドの一般診療所のスキルミックスの変化によりアウトカムがどのように変化したかを調査した．イングランドの 6296 一般診療所の 2015-2019 年の毎年の職員データを入手し，専門職を以下のように 4 分類した：GP，看護職（正看護師と准看護師（practice nurse）），医師・看護職以外の医療専門職（health professionals. 薬剤師，理学療法士，準医師等），医療行為補助職（healthcare associate professionals. 社会的処方に関わるリンクワーカーも含む）．アクセスの良さ，臨床的有効性，利用

者のエクスペリエンスおよび医療費の4側面をカバーする10の医療の質指標をリンクした．診療所と人口の要素を調整した上で，固定効果モデルと段差（first-difference）モデルの2つの回帰分析により，職員構成とアウトカムの変化の関連を調査した．

その結果，職員は4分類すべてで経年的に増加しており，増加が一番多かったのは医療行為補助職だった（1診療所当たり常勤換算は2015年の0.04人から2019年の0.28人へ増加）．増加が一番少なかったのは看護職で4年間で3.5%の増加にとどまった．GP数と看護職数の増加は，診療活動とアウトカムの変化と正の関連があった．医師・看護職以外の医療専門職と医療行為補助職の導入は患者満足度と負の関連があった：医師・看護職以外の医療専門職の常勤換算1人の増加は，全体的患者満足度，診療予約をする際の満足度と，それぞれ負の関連があった．ただし，薬剤師の増加は医薬品処方アウトカムを改善した．全職種とも，職員数の増加は少額の医療費増加と関連していた．異なる職種間の直接的な相補性と代替性のエビデンスはほとんどなかった．以上から，GPを支援するための新職種の導入は医療の質や患者満足度に対する直接的効果はないと結論づけられる．診療組織を変更するのに複雑な調整が必要であること，及び新職種が患者にとって新奇であることから問題が発生しうる．以上の知見は，プライマリケアで異なった専門職の雇用を奨励する政策を実施する際には注意が必要であることを示唆している．〉

イギリスらしい，大規模かつ縦断的なリアル・ワールド・データの精緻な研究です．プライマリケアにおける医師と看護職以外の職種の雇用増加は患者満足度を下げる一方，費用増加をもたらすことが示されたことは重いと思います．

【補注2】　草場鉄周氏も私の主張を受け入れる

草場鉄周医師は，『日本医事新報』2023年2月24日の「識者の眼」欄で，「Starfield教授らが展開してきたプライマリ・ケアの国際比較研究では，国単位でプライマリ・ケアスコアを設定し，……［それと］医療費は負の関係があった」と述べました[13]．それに対して，私は，以下のようにコメントしました[14]．

〈草場氏が，プライマリケアの水準が医療費と負の相関があることを示した国際比較研究として紹介した論文[15]を読んだが，これを「エビデンス」とするのは無理がある．この論文は，日本を含む高所得13か国を対象とし，独自に計算した「プライマリ・ケア指数」と「1人当たり医療費」（1997年）との相関図を描き，相関係数が−0.6だったため，「プライマリ・ケアが強固なほど，医療費は安い」と主張している．

しかし，わずか13か国の横断調査に基づいて相関係数を1つだけ計算して，こう主張するのは無理がある．しかも，国別の「プライマリ・ケア指数」は，日本が中位で，フランス，ドイツはアメリカと並んで「下位」とされている（「上位」は北欧諸国やイギリス等）．ドイツ，フランスの1人当たり医療費はアメリカに次

いで高く，そのために上記の負の相関が出たと思われる．しかし，その後，ドイツは 2004 年に「家庭医制度」を，フランスは 2005 年に「主治医制度」を法定化している（飛田英子：JRI レビュー．2020；81）．そのため，現在の両国の「プライマリ・ケア指数」が上位にランクされるのは確実である．しかし，両国の1人当たり医療費が高いのは現在も同じであるため，最新のデータで相関図を描くと，負の相関が消失しているのは間違いない．〉

　草場氏は，私の指摘を受け，「『プライマリ・ケアを強化すれば医療費が減る』という主張ができないの二木教授のおっしゃる通りだと考える」，「二木教授が紹介された実証研究は筆者も拝読したが，説得力のあるものと考える」と率直に認め，併せて「二木教授よりプライマリ・ケアの拡充が医療の質を引き上げるというエビデンスが少なからず報告されていることも紹介されている点は心強い」と述べました[(16)]．

　これにより，今後は，かかりつけ医の制度化で医療費が削減できるとの主張がなくなることを期待しています．私は，草場氏が迅速かつ率直な回答をされたことに清々しさを感じました．この点は，文科系（経済学，社会学等）の研究者の多くが，明らかな誤りを指摘されても，無益な反論をするか，黙殺するのと大違いです．

【補注3】　プライマリケア機能強化による医療費減少効果は諸外国でも明らかになっていません──青木拓也氏論文へのコメント

　青木拓也氏の『週刊医学界新聞』2023 年 10 月 30 日号への寄稿「かかりつけ医機能の強化によって期待される効果とは」を読みました．私は青木氏の主張に以下の3点で同感・共感します．①日本での「かかりつけ医機能の強化」に大賛成です．②日本でも今後総合診療医が増えることに期待しています．③プライマリケアの強化により医療の質や患者満足度が向上するとの実証研究は諸外国に少なくありません．

　しかし，私が 2022 年に示したように，「**プライマリケアの拡充で医療費は抑制できない，むしろ増加する**」（『文化連情報』2022 年 10 月号：24-31 頁）のが過去 20 年間の医療経済学の実証研究の結論と思っています．そのため，青木氏がプライマリケア機能の強化やアメリカの patient-centered Medical Home（より進んだプライマリケア・ネットワーク．以下，メディカルホーム）で「医療費の減少効果も報告されている」と主張していることに違和感を持ちました．そこで青木氏が根拠として示した3論文（文献 5, 7, 10）を読んだところ，この主張は「国内外のエビデンスを踏まえて」いる（寄稿副題）とは言えないことを確認しました．

　まず文献（5）（PMID：16461452）は文献レビューですが，家庭医（プライマリケア医）とそれ以外の医師との比較ではなく，家庭医の諸特性（attributes）と医療費との関連・相関を検討し，「継続性，診療時間，医師・患者のコミュニケーションと予防がプライマリケアでは費用効果的」と結論づけています．しかし，

横断面調査で関連・相関関係があるから因果関係があると言えないことは，統計分析の常識です（中室牧子・津川友介『原因と結果の経済学』ダイヤモンド社，2017 等）．

次に文献（7）（PMID：25969397）も家庭医（プライマリケア医）とそれ以外の医師との比較ではなく，家庭医のみを対象とし，提供するサービスの「包括性指数」が高い家庭医ほどメディケア医療費が少ないと主張していますが，これも因果関係ではありません．

最後に，文献（10）（Nielsen M, et al: The patient-centered medical care home's impact on cost nd quality, 2016）はメディカルホームの医療費削減効果を検討した30論文の文献レビューです．これは一種の介入研究で因果関係を検証できます．そして，論文冒頭の「ポイント」には「メディカルホームが医療費節減をもたらすことを示す明確なトレンドがある」と書いています．

しかし，30論文のうち，査読付き雑誌に掲載された17論文の要旨をみると，総費用が節減されたと明記している論文は3つ（文献番号53，55，58）にすぎず，総費用は不変が4論文（44，48，50，52），総費用増加が1論文（49），救急医療費は減ったが入院医療費は不変が1論文（43）でした．残りの8論文は，救急外来受診件数または入院件数が減少したとのみ報告し，総医療費の変化には触れていません．しかし，特定の医療改革により，一部の医療利用が減るが，他の医療利用が増え，総医療費は不変または増加することは少なくありません．

残りの13論文は州・自治体や産業界の報告で，そのほとんどがメディカルホームで費用が削減したとしています．しかし，州・自治体や業界団体の報告が「結論先にありき」で信憑性に欠けるのは，日本と同じです．

文献（10）は，「メディカルホームの実施期間が長くなり評価が続けられれば，費用と医療利用の改善が明らかにされるであろう」と書いています．しかしこれは希望的観測で，私の経験では，改革初期の効果は「ビギナーズ・ラック」であることが多く，その効果は長期的には消えるのが普通です．その後も，メディカルホームが医療費を削減することを明示した実証研究は発表されていないと思います．青木氏が示した3論文が2006-2016年と7年以上前のものであるのはその証左とも言えます．

結論：私は一般の医療と同じくプライマリケアでも，医療の質を改善しつつ，医療費を削減することは困難であり，必要なのは，財源を確保した上で，医療の質を改善しつつ，それが大幅な医療費増加を招かない改革を進めることだと思っています．なお，青木氏は「医療の効率向上」と「医療費減少」を同じと見なしていますが，それは経済学的に間違いで，医療では，医療の効率向上（限られた資源の有効利用）で医療費が増えることは少なくありません．"cost-effectiveness"はほぼこの意味で使われ，英語論文を読む際注意が必要です．

（『週刊医学界新聞』編集部に投稿したが不掲載）

文　献

(1) 二木立「岸田内閣の『骨太方針 2022』の社会保障・医療改革方針を複眼的に読む」『文化連情報』2022 年 8 月（533 号）：32-38 頁．［本書第 4 章第 2 節］

(2) Kringos DS, et al: Europe's strong primary care systems are linked to better population health but also to higher health spending. Health Affairs 32 (4): 686-694, 2013.

(3) van Gool K, et al: Does more investment in primary care improve health system performance? Health Policy 125(6): 717-724, 2021.

(4) Kroneman MW, et al: Direct access in primary care and patient satisfaction: A Eurpean study. Health Policy 76(1): 72-79, 2006.

(5) Peikes D, et al: The comprehensive primary care initiative: Effects on spending, quality, patients, and physicians. Health Affairs 37(6): 890-899, 2018.

(6) Karimi M, et al: Bundled payments for chronic diseases increased health care expenditure in the Netherlands, especially for multimorbid patients. Health Policy 125(6): 751-759, 2021.

(7) Strumpf E, et al: The impact of team-based primary care on health care services utilization and costs: Quebec's family medijsne groups. Journal of Health Economics 55: 76-94, 2017.

(8) Minchin M, et al: Quality of care in the United Kingdom after removal of financial incentives. NEJM 379(10): 948-957, 2018.

(9) Dusheiko M, et al: Does better disease management in primary care reduce hospital costs? Evidence from English primary care. Journal of Health Economics 30(5): 919-932, 2011.

(10) Song Z, et al: Will increasing primary care spending alone save money? JAMA 322(14): 1349-1350, 2019.

(11) Markovitz AA, et al: Comprehensive Primary Care Plus did not improve quality or lower spending for the privately insured. Health Affairs 41(9): 1255-1262, 2022.

(12) Francetic I, et al: Skill-mix change and outcomes in primary care: Longitudinal analysis of general practices in England 2015-2019. Social Science & Medicine 308 (2022) 115224, 9 pages.

(13) 草場鉄周「"かかりつけ医機能"のエビデンスは？」『日本医事新報』2023 年 2 月 4 日号（5154 号）：73 頁．

(14) 二木立「草場鉄周氏（日本プライマリ・ケア連合学会理事長）の論説に対して──紹介論文をエビデンスとするには無理がある」『日本医事新報』2023 年 2 月 18 日号（5156 号）：65 頁．

(15) Starfield B: Policy relevant determinants of health: An international perspective. Health Policy 60(3): 201-208, 2002.

(16)　草場鉄周「続："かかりつけ医機能"のエビデンスは？」『日本医事新報』2023年3月11日号（5159号）：59頁.

第3節　「かかりつけ医の制度化」が閣議決定されたとの言説は二重に間違っている

（2022年12月）

はじめに

　2022年6月の閣議決定「経済財政運営と改革の基本方針2022」（以下，「骨太方針2022」）には，「かかりつけ医機能が発揮される制度整備を行う」と書かれました．これを受け，第8次医療計画等に関する検討会や社会保障審議会医療部会で，「かかりつけ医機能」の明確化等の議論が活発に行われています．私も，かかりつけ医機能の強化には大賛成です．

　しかし，「日本経済新聞」や一部のジャーナリスト，研究者は，上記決定を「かかりつけ医の制度化」と読み替え，かかりつけ医の登録制と人頭払い制が既定の事実，不可避であるかのように論じています．例えば，日本経済新聞・日本経済研究センターの9月16日シンポジウムで，司会の佐藤恭子氏（センター常任理事）は「岸田政権は骨太の方針でかかりつけ医制度の整備を表明した」と述べました．高名な福祉ジャーナリストの浅川澄一氏（元日本経済新聞記者）も，「かかりつけ医の制度化が骨太の方針に盛り込まれた」と書きました[(1)]．

　本節では，そのような言説が二重に誤りである理由を説明します．併せて，2014年度に新設された「地域包括診療料」の意義を，宇都宮啓氏（当時・保険局医療課長）のインタビューを紹介しながら指摘します．最後に，2024年度診療報酬改定で，地域包括診療料等を大幅に拡充すれば，平時に「かかり

67

つけ医機能が発揮される」第一歩になると主張します．

1　第 1 の誤り──「かかりつけ医の制度化」は未決定

　第 1 の誤りは，「かかりつけ医機能が発揮される制度整備」と「かかりつけ医の制度化」とは異なることです．後者は前者の一部・選択肢とも言えますが，政府の公式文書で「かかりつけ医の制度化」を決定したり，それを目指すとしたものはありません．

　私は今回，2014 年以降の毎年の「骨太方針」とそれを踏まえて策定される「（新）経済・財政再生計画改革工程表」（2018 年から「新」付与．以下，「改革工程表」）の「かかりつけ医」関連の記述をチェックし，次の 2 点を確認しました．

　①「かかりつけ医機能の強化」または「かかりつけ医の普及」的な表現は「骨太方針」・「改革工程表」とも 2015 年から毎年用いられていますが，「かかりつけ医の制度化」は一度も使われていません．

　②「かかりつけ医」は，2015 年の両文書から 2018 年「骨太方針」または 2019 年「改革工程表」まで，「外来時の定額負担」と結びつけられていました．2015 年の「改革工程表」では，以下のようにストレートに書かれていました．「かかりつけ医の普及の観点から，**かかりつけ医以外を受診した場合における定額負担を導入**することについて，関係審議会等において検討し，2016 年末までに結論」．

　私は，今後，もし何らかの形で「かかりつけ医の制度化」が実施された場合は，一度取り下げられた外来時の定額負担もセットで導入される可能性があると思います．

　なお，2021 年の「改革工程表」（同年 12 月決定）では，上述した「骨太方針 2022」の「かかりつけ医機能が発揮される制度整備を行う」との記述に先だって，「かかりつけ医機能の明確化と，患者・医療者双方にとってかかりつけ医機能が有効に発揮されるための具体的方策について，2022 年度及

び 2023 年度において検討する」とされました.

岸田首相も「制度化」とは言っていない

　以上の事実は,「骨太方針」や「改革工程表」を読めば明白です. そのためか,「日本経済新聞」は, 繰り返し,「岸田首相は『かかりつけ医』に関する制度づくりに取り組むと表明した」と書いています (2022 年 6 月 20 日朝刊「日経・日経センター改革提言　最終報告」, 同年 5 月 6 日朝刊「『かかりつけ医』巡り日医抵抗　制度化をけん制」など).

　しかし, 何事にも慎重で調整型の岸田文雄首相 (ただし, 故安倍晋三元首相の国葬決定と長男・翔太郎氏の唐突な政務担当秘書官起用人事を除く) はそんな踏み込んだ発言は一度もしておらず, 例えば 2022 年 5 月 30 日の参議院予算委員会では次のように, 極めて回りくどい答弁をしています.

　「かかりつけ医については, 今後その機能を明確化しつつ, 患者と医療者双方にとってその機能が有効に発揮されるための具体的な方策を検討していることとしており, 質の高い医療を効率的に提供できる体制を構築する観点から, 国民・患者等の理解が得られるよう, 速やかにかつ丁寧に制度整備を行っていきたい」.

　これは明らかに上記「改革工程表 2021」の表現をベースにしており, それを「かかりつけ医の制度づくり」とするのは無理筋です.

2　第 2 の誤り──「かかりつけ医機能」は病院も含む

　「かかりつけ医の制度化」論者の主張の第 2 の誤りは,「かかりつけ医」が診療所医師のみを指すと思い込み, それに病院 (特に中小病院) が含まれることを見落としていることです. 例えば, 日経・日経センターシンポジウム (9 月 16 日) で, 翁百合氏 (日本総合研究所理事長) は,「医師がかかりつけの診療所を持つこと」,「患者がまずかかりつけの診療所に行き」とナイーブに述べています. 印南一路氏 (慶應義塾大学教授) も,「登録制・人頭払いによ

るかかりつけ医制度は，診療所のみが対象になる」と断言しています⁽²⁾[(2)].

　しかし，「かかりつけ医の定義」を示した日本医師会・四病院団体協議会合同提言「医療提供体制のあり方」（2013 年 8 月）は，定義の冒頭，「『かかりつけ医』は，以下の定義を理解し，『かかりつけ医機能』の向上に努めている医師であり，**病院の医師か，診療所の医師か，あるいはどの診療科かを問うものではない**」と明記しています．

　この「提言」は「かかりつけ医機能」を 4 つあげたのですが，次の「社会的機能」が盛り込まれたことは画期的です．「かかりつけ医は，日常行う診療のほかに，地域住民との信頼関係を構築し，健康相談，健診・がん検診，母子保健，学校保健，産業保健，地域保健等の地域における医療を取り巻く社会的活動，行政活動に積極的に参加するとともに保健・介護・福祉関係者との連携を行う．また，地域の高齢者が少しでも長く地域で生活できるよう在宅医療を推進する」．

　横倉義武日本医師会長（当時）によると，この規定は，横倉氏が地元の福岡で取り組んできたことを踏まえて，「理想は高く掲げて，少しでもそこに近づこうという考え方」から提案し，「病院団体のトップも理解してくれ」たそうです⁽³⁾[(3)].

　2014 年度の診療報酬改定で新設され，かかりつけ医機能（当時は「主治医機能」）の最初の制度化と言える「地域包括診療料」の対象には，「許可病床数が 200 床未満の病院または診療所」が含まれます．

　私は，在宅医療（かかりつけ医機能の重要な構成要素）の旗手である長尾和宏医師が名著『痛い在宅医』の「あとがき　在宅医療の理想と現実」で，以下のように率直に書いていることに注目しています．「町の平均的な開業医が提供する在宅医療には，ある一定の限界があると考える．（中略）長期的には地域密着型の中小病院が提供する在宅医療（在宅療養支援病院）であろう．私はこれに大いに期待している．マンパワーが圧倒的に違う．若いスタッフが多い，当直制があるので夜間対応に慣れている，などがその理由だ」⁽⁴⁾[(4)].

3　宇都宮啓氏の地域包括診療料についての証言

　上述した地域包括診療料については，それの「生みの親」とも言える宇都宮啓元保険局医療課長の最近のインタビューが注目されます[(5)]．

　宇都宮氏は，厚生労働省が今まで「かかりつけ医」や「かかりつけ医機能」を定義してこなかったとの批判に強く反発し，2014 年度診療報酬改定で「主治医機能」への評価として地域包括診療料と地域包括診療加算を新たに作り，それまでの診療報酬が「医療機関による治療のみを評価していた」が，「日ごろの健康管理や重症化予防，服薬管理なども含めて対応できる医療機関を評価することにした」と強調しています．「主治医機能」という用語を用いたのは，上述した日本医師会・四病院団体協議会「提言」の「かかりつけ医」の定義が「我々が考えた内容と全く同じというわけではなかったため」だそうです．ただし，2016 年度改定では，「かかりつけ医」という言葉も初めて使ったそうです．

　地域包括診療料の算定に，「常勤医師が 3 人以上在籍」という厳しい要件を加えたのは，「今後の地域医療の確保や働き方改革を考えると」，身を粉にして働く医師や「スーパードクター」などの「医師個人ではなく，**組織的に『主治医機能』を果たす医療機関を診療報酬で評価したかったから**」だそうです．

　この算定要件に対しては，「1 人で頑張っている開業医も算定できるようにすべきだ」とも要望されたが，それでは「『国は 1 人で 24 時間 365 日間働く医師を奨励する』という誤ったメッセージとなる可能性があるし，そのような働き方はあるべき姿ではない」と考え，応じなかったそうです．現在，焦眉の課題となっている「医師の働き方改革」を考えると，8 年前のこの判断は先駆的だったと思います．

　2014 年度診療報酬改定時，宇都宮氏はさまざまな媒体でインタビューに応じていましたが，地域包括診療料については，『日本医事新報』と『週刊

71

社会保障』で詳しく説明していました[6,7]．『日本医事新報』インタビュー
で氏は「主治医機能」と「かかりつけ医のあるべき姿」を同じ意味で使って
いました．氏は，「一人開業の時代から変わる必要がある」と率直に問題提
起もしました．氏は，『週刊社会保障』インタビューでは，この点について
さらに踏み込んで，次のように述べました．「個人的には，これからは医師
が一人で苦労して全てを背負って診療する時代ではないと思います．もちろ
ん，一人で頑張っていらっしゃる先生方の努力には頭が下がりますが，これ
からは有床診療所，在宅を担う診療所，かかりつけ医機能を担う診療所は医
師一人ではだんだん難しくなってくるでしょう」．

　私は，地域包括診療料が単純な包括払いではなく，「患者の病状の急性増
悪時」には出来高払いも併用できることに先駆的意味があると思います．こ
の点について，宇都宮氏も，「今回は包括点数と出来高の加算の両方を新設
して，とにかく芽出しをしたかった．走りながら考えるという感じにはなっ
ているが，包括化を前提としたものではない」と明言しています[6]．

4　地域包括診療料のその後

　地域包括診療料の診療所医師の配置要件は2018年度改定から，「常勤換算
2名以上の医師が配置されており，うち1名以上が常勤の医師」に緩和され
ています．対象患者は当初「脂質異常症，高血圧症，糖尿病又は認知症のう
ち2つ以上の疾患を有する入院中の患者以外の患者」でしたが，2022年度
改定で，慢性心不全と慢性腎臓病（慢性維持透析を行っていないものに限る）
に拡大されました．

　ただし，それの施設基準を届けている医療施設は，2021年7月でも，診
療所48，病院230にすぎません（中央社会保険医療協議会2022年9月14日資
料「主な施設基準の届出状況等」）．それよりも基準が緩い「地域包括診療加
算」（診療所のみ．出来高払い）の届け出診療所も5873にとどまり，これは
同年10月の一般診療所数104,292の5.6％に過ぎません．このことは地域包

括診療料の施設基準・要件がまだ極めて厳しいことを示唆しています.

　直近では, 眞鍋馨保険局医療課長が2022年度診療報酬改定についてのインタビューで, 地域包括診療料等について, 以下のように述べました.「かかりつけ医機能に対しては, すでに, 機能強化加算, 地域包括診療料・加算という診療報酬上の評価があり, 現時点で一定の見解は示されているようにも思います. 現行の評価で足りない点があれば, その部分についてご議論をいただくことになるのかもしれません」(8).

　この発言は, 厚生労働省が「かかりつけ医機能の強化」について,「かかりつけ医の制度化」論者が主張するような大幅な制度改革（登録制・人頭払い制等）ではなく, 既存の診療報酬改定で対応しようとしていることを示しています. 私は, 眞鍋氏の発言を読んで, 宇都宮氏の「DNA」が現在も厚生労働省内で引き継がれていることを知り, 意を強くしました.

おわりに——2024年度改定で地域包括診療料等の大幅拡充を

　以上から,「かかりつけ医の制度化」が閣議決定されたとの言説が二重に誤っていること, 及び2014年に新設された地域包括診療料（正確に言えば, 眞鍋氏が言及した機能強化加算, 地域包括診療料加算, 及び小児診療かかりつけ診療料等を含む）が「かかりつけ医機能」強化の出発点になりうることが示せたと思います.

　私は,「平時」[注]には, かかりつけ医を必要とするか希望する患者の大半は高齢患者・慢性疾患患者と小児患者に限られることを考えると,「かかりつけ医機能」の定義等についてゼロスタートで議論するよりも, 2024年度の診療報酬改定で, 地域包括診療料等の対象患者の大幅拡大と施設基準の大幅緩和を行うことが, 合理的かつ現実的であり,「かかりつけ医機能が発揮される」第一歩になると思います.

　施設基準の大幅緩和について, 一人診療所が他の診療所や病院と公式の連携協定を結んで「ネットワーク」を形成しているか, 地域連携推進法人に参

加している場合も認めること（ただし，現行の病院の施設基準と同じく，個々の患者について「担当医」を明示しておく）が考えられます．また，「慢性疾患の指導に係る研修を修了した医師」に，日本医師会が横倉会長時代に創設した「日医かかりつけ医機能研修制度」修了者を含めるべきと思います．そのためにも，現在［一部の県以外］非公開とされている修了者の名簿を公開すべきと考えます．

　今後，社会保障審議会医療部会や中央社会保険医療協議会等で，地域包括診療料等の拡充のための制度設計が行われ，それが2024年度診療報酬改定から実施されることを期待します．

> **【注】「平時」と「非常時（感染症有事）」の対策は区別する必要**
>
> 　私が本文で「平時」という表現を使ったことには理由があります．私は，「平時」の医療政策・医療改革は「非常時（感染症有事）」（以下，非常時）のそれとは区別する必要があると判断しているからです．
>
> 　「かかりつけ医の制度化」論者は，例外なく，コロナ危機時に日本医療の脆弱性が明らかになったと主張し，平時に「かかりつけ医の制度化」をしておけば，非常時にも速やかに対応できるとしています．しかし，今回のコロナ危機の初期には，効果的な治療法はほとんどなく，死亡率も相当高いと想定されたため，患者に対応できたのは，主に重装備の急性期病院であり，プライマリケアの出番はごく限られていました．このことは，日本に限らず，［ほぼ］世界共通です［第3章参照．ドイツは例外的に，コロナ危機の初期から診療所が対応］．今臨時国会に提出されている**感染症法等改正案**でも，「感染初期は特別な協定を締結した医療機関［公立・公的医療機関等，特定機能病院，地域医療支援病院，民間医療機関など，約1500の医療機関（病院）を想定］が中心的に対応」するとされています．［感染症法は2022年12月に成立．本章第1節参照］．
>
> 　日本の場合は，コロナ危機直後は，感染症法の規定により，一般の医療機関でのコロナ患者の受け入れが制限されたという特殊事情もあります．この点について，**自見はなこ参議院議員**は，2022年5月30日の参議院予算委員会で，以下のように切々と述べ，岸田首相に質しました．少し長いですが，極めて重要な発言なのではほぼ全文を紹介します．
>
> 　「それ［法律上の位置づけ］に基づきまして，政府が保健所に入院調整をさせたり，感染対策の観点から発熱外来の限定を行ったりしたものであります．ですから，**そもそもかかりつけ医のフリーアクセスを制限したのは政府でございます**．これは感染症の対策，拡大の対策としてとられた措置でありまして，結果として，

二十年にわたり予算が削られて人員不足や機能が弱体化していた保健所がパンクをしてしまいました．そして，コロナ禍において入院困難事例や受診困難事例が生じたことは本当に残念なことではありますが，これをかかりつけ医をはじめとする医療側の責任とするのは，私は大きな誤りであると考えております．（中略）政府には感染症の医療と一般の医療を混同することなく正しい議論を行っていただきたいと思っております」．

「平時」と「非常時」の区別に関連して，都市部の在宅医療のパイオニアである**新田國夫医師**（日本在宅ケアアライアンス理事長）も，コロナ対応と「かかりつけ医機能」の議論が混同され，コロナ対応がうまくいかない責任を「かかりつけ医機能」，医療の現場に押しつけていると批判しています[9]．氏は，長年の臨床経験に基づいて，「かかりつけ医」を必要とする人は，「高齢者，特に85歳以上の超高齢者だと考え」，「若く健康な人が果たして，平時から『かかりつけ医機能』を必要としているのでしょうか」と疑問も呈しています

自民党の**橋本岳衆議院議員**（同党社会保障制度調査会事務局長）も，「かかりつけ医機能」制度のあり方について，「新型コロナウイルス対応のようにフリーアクセスとはなっていな感染症医療の在り方とは『区別して議論を進めるべき』だ」と主張しています[10]．

最後に，**山口育子氏**（COML理事長）も，初期のコロナ禍の「状況を指して日本の医療提供体制を論じるのは，問題の核心を突くことにはならない」と指摘し，「患者の立場から」，（平時において）「必要なときに必要な医療が受けられる」ようなかかりつけ医のあり方を多面的かつ具体的に検討しています[11]．

「平時」・「非常時」の区別とは離れますが，山口氏は，かかりつけ医の議論でも，「日本の医療の特徴の一つとして『フリーアクセス』があげられるが，実際には1996年以降，大病院に紹介状を持参せずに受診した場合に「特別料金」を請求されるようになっているため，「今や国民の意識は"制限された"フリーアクセス」になっているとのきわめて重要な指摘もしています[12]．

「社会保障制度改革国民会議報告書」（2013年）は，「フリーアクセスの基本は守りつつ，（中略）医療機関間の適切な役割分担を図るため，『緩やかなゲートキーパー機能』の導入は必要」（35頁）と提起しましたが，この「"制限された"フリーアクセス"」は結果的にその機能（の一部）を果たしていると考えることもできます．

文　献

(1) 浅川澄一「曖昧すぎる日本のかかりつけ医　実現に必要な『公』の視点」『Wedge』2022年9月号：52-55頁．

(2) 印南一路「かかりつけ医の制度化（下）」『週刊社会保障』2022年9月26日号（3187号）：26-27頁．

(3) 横倉義武・渡辺俊介「（対談）医療のグランドデザインを考える──医療の

ミッションとかかりつけ医の役割」『社会保険旬報』2019年9月1日号（2758号）：6-16頁.

(4)　長尾和宏『痛い在宅医』ブックマン社，2017，241頁.

(5)　宇都宮啓「（どうする，どうなる⁉「かかりつけ医機能」の定義【インタビュー編】）既に明確化」「CBnews マネジメント」2022年10月11日.

(6)　宇都宮啓「（インタビュー）地域包括診療料はモデル的な医療機関に算定してもらうよう厳しい要件にした」『日本医事新報』2014年4月26日号（4696号）：98-101頁.

(7)　宇都宮啓「（インタビュー）平成26年度診療報酬改定③地域包括診療料等で主治医機能を評価」『週刊社会保障』2014年6月2日号（2778号）：24-27頁.

(8)　眞鍋馨「（インタビュー）生活の視点を医療に入れていくことが重要」『週刊社会保障』2022年10月10日号（3189号）：24-27頁.

(10)　新田國夫「（インタビュー）かかりつけ医機能とコロナ，分離して議論を」m3.com　2022年8月16日（聞き手・まとめ：橋本佳子）.

(11)　橋本岳「（インタビュー）かかりつけ医機能の議論『コロナ対応とは区別を』」MEDIFAXweb 2022年6月6日.

(12)　山口育子「患者の立場から考えるかかりつけ医機能　必要な時に必要な医療が受けられる機能に」『社会保険旬報』2022年9月21日号（2868号）：20-25頁.

第4節　イギリス型のかかりつけ医の登録制・人頭払い制の導入はありえない

（2022年12月）

　［本節は第3節の続編です（元々は第3節の【補注1】だったのですが，重要なテーマと判断して独立させました］．日本で，イギリスのGP（一般医・家庭医）制度に範をとった，かかりつけ医の制度化，特に登録制・人頭払い制の導入論が一気に盛り上がったのは，財務省・財政制度等審議会が2022年春の「建議」で，かかりつけ医の登録制や患者がかかりつけ医を受診しなかった場合の負担増等について詳細に提案してからです．「日本経済新聞」はその直後から，それを支持する記事や論説，「改革提言」を継続して掲載しています[1]．

　なお,「日本経済新聞」は3年前の2019年6月25日朝刊1面トップで,「厚生労働省は患者が自分のかかりつけ医を任意で登録する制度の検討を始め」,「診察料を月単位の定額とし」,「かかりつけ医以外を受診する場合は負担を上乗せ」すると報じたものの, 根本匠厚生労働大臣(当時)が同日の記者会見でそれを否定する失態(誤報)をしたことがあります. そのため, 私は同紙の医療記事は「割り引いて読む」必要があると思っています.

　「日本経済新聞」には, 印南一路氏のかかりつけ医制度化には「登録制・人頭払いが大前提」との大胆な論説も掲載されました[2]. 氏はそこで,「建議」よりもさらに踏み込んで,「かかりつけ医登録医師・診療所に対しては, 一般の出来高払いの患者を診ることを禁止すべきだろう」とさえ述べました.

　そのために, 医療関係者を含めて,「日本経済新聞」しか読んでいない(またはそれを主な情報源としている)人々の間では, 登録制・人頭払いのかかりつけ医制度が近々, または将来的に導入されると期待するか, 逆に心配している医師やジャーナリスト・研究者もまだいるようです.

　私も, 今後, もし「総合診療専門医」の養成が急速に進み, かつて高久史磨先生が願望を込めて述べた「日本でも地域包括ケアに本格的に取り組んでいくのであれば, 専門医の半分くらいは総合診療専門医にしていく必要がある」[3]ことが実現した場合には, **緩やかな「かかりつけ医の制度化」**がなされる可能性はあると思います. しかし, その場合にも, **イギリス型の全国民を対象にした厳格な登録制・人頭払いの制度**が導入される可能性はまったくないと判断しています. その理由は3つあります.

イギリス型の制度の導入がありえない3つの理由

　第1のそして根本的理由は, 横倉義武日本医師会会長(当時)が鋭く指摘されたように,「医療というのは, それぞれの国の歴史があるわけ」で,「イギリスの場合はNHS主導で, 全部税金でやっていて, 社会保険方式をとっている日本とは財政方式が違う」からです[4].

　第2の理由は医療経済学的な理由で,「プライマリケアの拡充で医療費は

抑制できない、むしろ増加する」ことが、過去20年間の、イギリスを含めた国際的な実証研究で明らかにされているからです（本章第2節）。医療費抑制が国是となっている日本で、医療費増大を招く制度化が導入されるわけがありません。

　ちなみに私は31年前の1991年に、旧「厚生省の政策選択基準はあくまで医療費抑制（正確には公的医療費抑制）であり」、「厚生省は医療費増加を招くことが明らかな政策は、特別の事情がない限り選択しないという視点から、厚生省の医療政策を評価すること」を提唱し、以来、この視点から医療政策の将来予測を行ってきました[5]（『複眼でみる90年代の医療』勁草書房、1991、13-14頁）。

　第3の理由は、国民が現在のフリーアクセスに慣れ親しんでおり、それを大幅に制限するかかりつけ医の登録制＝厳格な「ゲートキーパー」制には大反対するからです。

　皮肉なことに、かかりつけ医の制度化を提唱している**健康保険組合連合会「医療・介護に関する国民意識調査」**（2020年）でも、フリーアクセス制限に不安を持つ人が多かったとの結果が出てきます[6]。この調査は、「持病あり」群（3500人）と「持病なし・体調不良あり」群（1123人）の合計4623人を対象にしたインターネット調査です。その中の「医療機関の受診のあり方」についての調査で、「最初に決まった医師を受診し、その医師の判断で、必要に応じて病院等の専門医療機関を受診する」に対する賛成は57.0％で、「病気の症状の程度に関わらず、医療機関の規模とは関係なしに自分の選んだ医療機関を受診する」に賛成の31.3％をほぼダブルスコアで上回っていました。

　しかし、前者に賛成した方のうち、「体調不良時に、最初の受診は事前に選んで登録した診療所の医師に限定され、当該医師からの紹介状または救急時以外に病院を自由に受診できない」とした場合に「不安を感じる」が全体でも59.5％、「持病なし・体調不良あり」群では実に68.7％に達していました。このことは回答者全体の約65％がフリーアクセスの厳しい制限に反対

していることを意味します（31.3％＋57.0％×59.5％）．私は，反対の割合は「健康人」ではさらに高くなると思います．

［さらに，日医総研（日本医師会総合政策研究機構）「日本の医療の意識に関する調査」によると，「かかりつけ医のいる割合」は，2017年の55.9％，2020年の55.2％，2022年の55.7％で，コロナ禍が始まってもほとんど増えていません．2020年調査ではかかりつけ医はいないと答えた人に，その理由を尋ねていますが，最も高い割合は「あまり病気にかからないので必要ないから」（72.3％），次いで「その都度，受診する医療機関を選んでいるから」（24.5％）でした．この結果は，コロナ禍を経ても，国民の相当部分はかかりつけ医を必要と感じていないことを示しており，「かかりつけ医を持つことは国民の権利ではあるが義務ではない」との私の主張の妥当性を裏付けています．］

イギリスのGP受診には待ち時間

なお，イギリスでは病院入院だけでなく，GP・診療所受診にも相当待ち時間（日数）があります．これのデータにはバラツキがありますが，非緊急受診の場合平均10日という報告や，先進的な改革事例で平均19日から10日に49％低下したとの報告もあります（文献7，8．いずれもコロナ感染爆発前）．「かかりつけ医の制度化」論者の大半は，イギリスのGPを理想化して紹介していますが，この点に沈黙しているのは不公正と思います．

以上は，長期的な見通しですが，私は**短期的に見れば，イギリス型のかかりつけ医の登録制・包括払い制導入論は，すでに「死に体」となっている**と判断しています．論より証拠．「はじめに」で書いた，厚生労働省の第8次医療計画等に関する検討会や社会保障審議会医療部会の議論では，イギリス型のかかりつけ医の登録制・包括払い制導入を主張した構成員・委員は皆無です．

私が注目したのは，財務省の主張を代弁する傾向が強いと言われる「自由民主党財政健全化推進本部　次世代のための財政戦略検討小委員会」が2022年5月26日に発表した「財政健全化推進本部報告」には，前日に発表

された財政制度等審議会「建議」が主張した，かかりつけ医の登録制や患者負担増が書かれていなかったことです.

　そのためか，大林尚「日本経済新聞」編集委員も財務省案の「実現には，多大な政治的エネルギーと時間を要する」と認め，「成否は岸田首相しだいである」と，岸田首相に下駄を預けています[1]. しかし，元々調整型で，しかも，最近内閣支持率が急落し，政権の存続自体に黄色信号が点灯している岸田首相が，「国民・患者の理解が得られ」ないまま，「官邸主導」で，財務省案に沿ったかかりつけ医の制度化を強行することはありえません.

文　献

(1)　大林尚「家庭医とは似て非なるかかりつけ医　まずは定義明確に」「日本経済新聞」2022 年 9 月 28 日朝刊.

(2)　印南一路「『かかりつけ医』制度化の論点（上）登録制・人頭払いが大前提」「日本経済新聞」2022 年 7 月 13 日朝刊.

(3)　髙久史麿「（インタビュー）専門医取得の義務化，『崩れてしまった』」m3.com　2017 年 11 月 4 日（聞き手：橋本佳子）.

(4)　横倉義武・渡辺俊介「（対談）医療のグランドデザインを考える──医療のミッションとかかりつけ医の役割」『社会保険旬報』2019 年 9 月 1 日号（2758号）：6-16 頁.

(5)　二木立『複眼でみる 90 年代の医療』勁草書房，1991，13-14 頁.

(6)　健康保険組合連合会「新型コロナウイルス感染症拡大期における受診意識調査報告書」2021 年 2 月，第 5 章「医療機関等のかかりかたに関する意識」（55-62 頁）（ウェブ上に公開）.

(7)　Siddique H: NHS patients waiting over two weeks to see a GP, shows survey, August 12, 2019（ウェブ上に公開）.

(8)　Anonym: Routine GP appointment waiting times reduced by 47% - Pikering Medical Practice, North.（ウェブ上に公開）.

第 5 節　財務省は今後「かかりつけ医の制度化」を求めないと私が判断するのはなぜか？

（2023 年 8 月）

はじめに

　本書第 4 章第 4 節で「骨太方針 2023」の社会保障・医療制度改革方針を検討した際，最後に，「かかりつけ医問題は政策的に終わった」と書き，その根拠の 1 つとして，春の財務省・財政制度等審議会「建議」（以下，「建議」）が「かかりつけ医の制度化」に触れなかったことをあげました．

　この判断に対して，複数の方から，最強官庁である財務省が「かかりつけ医の制度化」を放棄するはずはなく，長期的にその実現を目指しているとの疑問・質問をいただきました．

　そこで本節では，私の判断の根拠を述べます．まず，今までの「建議」の「かかりつけ医（の制度化)」の書きぶりの変化を述べます．その上で，財務省が「かかりつけ医の制度化」に固執しない理由について述べ，これが，財務省が得意とする「変わり身の早さ」の現れであると説明します．

1　「建議」への「かかりつけ医」の登場

　「建議」は，旧大蔵省が財務省に衣替えした 2001 年度（平成 13 年度）から，民主党政権時代を除いて，ほぼ毎年春（5 月または 6 月）と冬（11 月または 12 月）に取りまとめられています．

　「かかりつけ医」が初めて登場したのは，2003 年春の「建議」で，「診療所のかかりつけ医機能の強化」と書かれましたが，具体的説明はありませんでした．2004 年春の「建議」にも同じ表現が盛り込まれました．しかし，

その後 2004 年冬 -2008 年冬までの 5 年間の「建議」に「かかりつけ医」の記述はありませんでした.

　「かかりつけ医」が再登場したのは 2009 年春の「建議」で,「医療提供体制について国際比較」を行い,「原則はフリーアクセスであるドイツ, フランスにおいても, 近年, かかりつけ医制度の普及に努めるなど, 医療の質を高めつつ, 医療資源を有効活用するための取組が進められている」と中立的に紹介しました (16 頁). しかし, 日本での「かかりつけ医の制度化」については言及しませんでした. その後, 2009 年冬 -2012 年冬の民主党政権時代には「建議」は見送られました.

　自公政権 (安倍晋三内閣) が復活して 1 年後の 2013 年冬の「建議」では「『かかりつけ医』の普及を図るとともに, 医療提供施設相互間の機能の分担の観点からの外来給付の見直しも検討されている」とこれまた中立的に書かれました (67 頁). 2014 年春の「建議」もフランス等の「かかりつけ医」制度の導入を中立的に紹介しました.

2　2015 年春に「包括払い」を提案

　ところが, 2015 年春の「建議」では,「受診時定額負担・免責制の導入」の項で, それを導入する際,「かかりつけ医の更なる推進・包括払いへの移行といった観点から制度設計をすることも考えられる」と, 従来より踏み込んだ記述が初めて登場しました (26 頁). さらに 2015 年冬の「建議」は,「かかりつけ医以外を受診した場合に, 現行の定率負担に加え, 個人が日常生活で通常負担できる少額の定額負担を『第Ⅱトラック』で導入すべきである」と断定形の提案をしました (18 頁).

　1 年後の 2016 年冬の「建議」は,「かかりつけ医」を 6 回も使い, (かかりつけ医以外を受診した場合の定額負担の導入) の項で,「一定の要件を満たす『かかりつけ医』以外を受診した場合の受診時定額負担を導入すべきである」と提案しました (21 頁).「かかりつけ医の制度化」という表現こそ使わ

れていませんが，実質的にはそれを含意していると言えます．しかも，2015
年冬の「建議」のような「少額の定額負担」という抑制的表現は消えました．

　2017 年冬，2018 年春・冬，2019 年春，2020 年冬の「建議」にも同趣旨の
記述が見られましたが，「かかりつけ医の制度化」そのものは提案されませ
んでした．

3　21 年から「かかりつけ医の制度化」提案

　このような抑制的な表現が一変したのは，コロナ禍中の 2021 年春と冬の
建議でした．2021 年春の建議は，「かかりつけ医」を 28 回も使い，「診療所
における『かかりつけ医』を速やかに法制度上明確化（制度化する）」と初め
て提案しました（31 頁）．ただし，具体的提案はありませんでした．

　2021 年冬の「建議」は，「フリーアクセスは肝心な時［コロナ禍］に十分
に機能しなかった」と断罪し，「フリーアクセスと出来高払いに過度に依存
した診療報酬体系」に代わり，「かかりつけ医機能の要件を法制上明確にし
たうえで，これらの機能を備えた医療機関をかかりつけ医として認定するな
どの制度を設けること，こうしたかかりつけ医に対して利用希望の者による
事前登録・医療情報登録を促す仕組みを導入していくことを段階を踏んで検
討していくべきである」と提案しました（39 頁）．

　なお，時期的には，このような踏み込んだ提案は，冬の「建議」の直前の
2021 年 10 月に開かれた「有識者ヒアリング」で，草場鉄周医師がかかりつ
け医の制度化を包括的に提案した直後になされました．

　「かかりつけ医の制度化」提案・要求が頂点に達したのは 2022 年春の「建
議」で，かかりつけ医の認定制と患者の登録制に加えて，「認定を受けたか
かりつけ医による診療について定額の報酬も活用して評価」すること，及び
登録をしていない患者がかかりつけ医を受診した場合に「全部または一部に
ついて定額負担を求めること」も提案しました（45 頁）．

　これを読んだ医師の間に，「かかりつけ医の制度化は必至」との悲観論や

期待が広がったことを，私はよく覚えています．

4　2022 年冬には「制度化」消失

　ところが，2022 年冬（11 月）の「建議」では「かかりつけ医の制度化」提案は突然消え，逆に「かかりつけ医の機能強化」が 12 回も使われました．

　このようなトーンダウンが，翌 12 月に公表される予定の全世代型社会保障構築会議報告書で，「かかりつけ医の制度化」が見送られることが確実になっていたためであるのは間違いありません．

　そして，2023 年春の「建議」にも「かかりつけ医の制度化」の提案はなく，「診療所等のかかりつけ医機能の確保・強化」と書かれるにとどまりました．言うまでもなく，これは，2023 年 5 月 12 日に成立した医療法改正が，「かかりつけ医の機能強化」を具体化したことに対応しています．

5　財務省が「制度化」を取り下げた理由

　私は，財務省が，財政再建・公的医療費抑制のために，倦まず弛まず，いわばレンガを積み重ねるように，財務省なりの改革提案を積み重ねてきたことをよく知っています．

　しかし，賢明な財務省は，この間の「かかりつけ医の制度化」論争を通して，公的医療費の抑制に直結する他の改革提案（医療給付範囲の縮小，患者負担の拡大，診療報酬・薬価の引き下げ等）と異なり，「かかりつけ医の制度化」で公的医療費は抑制できないことに気付いたと推察しています．財務省の認識の変化に拙論（本書第 2 節等）が寄与したとも聞いています．

　実は，財務省の医療制度改革提案における「変わり身の早さ」はこれが初めてではありません．旧大蔵省は，1990 年代までは，混合診療の解禁を主張していましたが，財務省は 2000 年代初頭に，混合診療を解禁すると総医療費も公的医療費も増加することに気づき，2005-2009 年に混合診療解禁反

対・保険外併用療養費制度の拡大に方向転換しました（「**財務省の 20 年間の医療・社会保障改革スタンスの変化の検討**」（『2020 年代初頭の医療・社会保障』勁草書房，2022，第 4 章）．

　財務省の政策選択基準が［公的］医療・社会保障費の抑制にある以上，医療費増加に繋がる可能性のある「かかりつけ医の制度化」を，日本医師会等の猛反対を押し切ってまで強行しようとすることは，少なくとも当面はないと私は判断しています．

第 6 節　コロナ禍による国民の医療満足度の変化の検証
——コロナ禍で日本の医療制度の根幹は揺らいだか？

（2023 年 12 月）

はじめに

　本節では，各種の世論調査を用いて，新型コロナ感染症パンデミック（以下，コロナ禍）により国民の医療満足度は，コロナ禍前に比べて変わったか否かを検証します．

　過去 3 年間，コロナ対策で指導的役割を果たした尾身茂氏は新著でこう述懐しています．「パンデミック初期には，医療関係者の貢献に対し多くの人たちが感謝の気持ちを表明した．しかし，パンデミック後期になると，医療が逼迫するのは医療界・医療関係者の努力が足りないのではないかと非難の声が聞こえるようになった」[(1)]．

　尾身氏は控えめに書いていますが，2021 年以降，財務省，指導的プライマリケア医やジャーナリズムの多くは，日本では医療機関から診療を拒否されるコロナ（疑い）患者が続出し，それにより日本の医療制度の歪み・弱点が露呈したと主張・報道しました[注1]．もしそれが本当なら，コロナ禍で，国民の医療満足度は大幅に低下したと想定されます．実際，イギリス NHS

（国民保健サービス）の GP（一般医）は，政府の指示もあり，コロナ感染爆発後，コロナ（疑い）患者の診療をほとんどせず，国民の GP 満足度は 2019 年の 68％から，2021 年の 38％へと急減しました[2,3]．

そこで，コロナ禍前とコロナ禍中（2020-2022 年），またはコロナ禍中に複数回，医療満足度（または医療への信頼度等）を調査した 6 つの世論調査の結果を分析しました．

6 つの世論調査の概要

それらの調査者は，日本医師会総合政策研究機構（日医総研），厚生労働省（厚労省），国際比較調査グループ ISSP，中央調査社，健康保険組合連合会（健保連），日本医療政策機構です．これらの調査結果はすべてウェブ上に公開されています．

厚労省調査のみは一般病院の患者を対象にしていますが，他の調査は国民を対象にしています．調査回答者数はすべて 1000 人以上です．

6 つの調査は調査方法や設問，および設問への回答の選択肢が異なるため，各調査の結果の横断的比較はできませんが，各調査ごとに，コロナ禍前とコロナ禍中の結果を比較することは可能です．日本医療政策機構調査を除いた 5 つの調査の正式名称，調査方法，回答者数，設問，および設問への回答の選択肢は**表**に示しました（日本医療政策機構を除いた理由は後述します）．

以下，6 つの調査の結果を，コロナ禍中の調査の実施時期順に検討します．見出しの調査名の後のカッコ内はコロナ禍中の調査年です．

日医総研調査（2020・2022 年）

日医総研は 2002 年以降，2-4 年おきに「日本の医療に関する意識調査」を行い，第 1 回から毎回，同一の設問で医療満足度を調査しています．最新の正式調査（第 7 回調査）は 2020 年 7 月に，その前の第 6 回調査は 2017 年に行っています．2022 年 3 月には「臨時中間調査」もしました．正式調査の特徴は，医療満足度を「受けた医療の総合満足度」と「日本の医療全般の

表　コロナ禍前とコロナ禍中の医療満足度の比較

調査者	説明	コロナ禍前		コロナ禍中の満足度（%）			[コロナ禍中−コロナ禍前]
		調査年	満足度(%)	2020 年	2021 年	2022 年	
日医総研 [1]	受けた医療の総合的満足度	2017 年	92.3	92.4			0.1
	日本の医療全般の満足度	同上	74.2	76.1		77.8	1.9,3.6
厚生労働省 [2]	全体的な満足度（外来患者）	2017 年	59.3	64.7			5.4
	全体的な満足度（入院患者）	同上	67.8	69.4			1.6
ISSP [3]	医師に対する信頼	2011 年	60		70		10
	医療制度に対する信頼	同上	65		87		22
中央調査社 [4]	医療機関の対応の評価	なし			7.46	7.40	
健保連 [5]	日本の医療の状況に対する満足度	2017 年	48.8	47.4			-1.4

資料と調査方法（カッコ内）
1) 日本医師会総合政策研究機構「日本の医療に関する意識調査」（面接員による個別面接聴取）
2) 厚生労働省「受療行動調査」（調査票を配付し郵送で提出）
3) 国際比較調査グループ ISSP「健康・医療」（調査票の郵送法）
4) 中央調査社「新型コロナウイルス感染症に関する意識調査」（個別面接聴取法）
5) 健康保険組合連合会「医療・介護に関する国民意識調査」（インターネット調査法）

注：調査の回答者数／設問への回答の選択肢
1) 日医：1212 人、1152 人／満足、まあ満足、やや不満、不満、わからない。前二者を「満足」
2) 厚労省：外来 64981 人、入院 40667 人／満足、まあ満足、ふつう、不満、その他
3) ISSP:1453 人／そう思う、どちらかと言えばそう思う、どちらともいえない、どちらかと言えばそうは思わない、そうは思わない、分からない。前二者を「信頼している」
4) 中央調査社：1201 人、1225 人／まったく評価できないを 0、十分評価できるを 10 と評価し、平均スコアを算出
5) 健保連：3000 人／かなり満足、やや満足、どちらともいえない、やや不満、不満。前二者を「満足」

満足度」に二分して調査していることです．

　2020 年には「受けた医療の総合満足度」は 92.4％（満足 36.7％＋まあ満足 55.7％）に達しており，2017 年の 92.3％と同水準ですが，「満足」の割合が 28.8％から 36.7％へと増加しました．「日本の医療全般の満足度」は 76.1％（満足 17.5％＋まあ満足 58.6％）で，前回の 74.2％よりわずかながら（1.9 ポイント）上昇しました．私は 2020 年調査を初めて分析した時，「コロナ蔓延という非常時にもかかわらず，2 つの満足度が高い水準を維持していることは注目に値する」と評価しました[4]．

　2022 年調査は，「日本の医療全般の満足度」のみ調査し 77.8％でした．これは 2020 年より高く，2017 年の 74.2％と比べると 3.6 ポイントの上昇です．

厚労省「受療行動調査」(2020 年)

　厚労省「受療行動調査」は 3 年おきに実施され，最新の調査は 2020 年 10 月に，その前の調査は 2017 年に実施されました．上述したように，本調査は他調査と異なり，一般病院の外来・入院患者を対象にしています．

　2020 年の外来患者の「全体的な満足度」は 64.7％で，2017 年の 59.3％から 5.4 ポイント上昇しました．入院患者の満足度も，67.8％から 69.4％へと微増（1.6 ポイント増）しました．

ISSP 国際比較調査 (2021 年)

　ISSP 国際比較調査は NHK 放送文化研究所も参加している調査で，2021 年調査のテーマは「健康・医療」です．このテーマは 2011 年に続いて 10 年ぶりで，村田ひろ子氏が日本の結果を 2022 年に紹介しています[5]．全体の調査結果は 2024 年春に公開予定だそうです．

　2021 年調査はコロナ感染が蔓延していた 2021 年 11-12 月に行われたにもかかわらず，日本の医師や医療制度に対する信頼は非常に高く，「信頼できる」は医師で 70％，医療制度では 87％に達し，前回 2011 年のそれぞれ 60％，65％より，大幅に上昇していました．その上，コロナの感染拡大への対応は

医療制度に対する信頼を「高めた」が41%で，「低下させた」の21%を大きく上回っていました．

それに対して，政府への信頼を「高めた」は18%にすぎず，「低下させた」が44%でした．この結果について，村田氏は「ワクチンの十分な確保や，医療従事者の献身的な治療によって，感染拡大を抑えていたことが，医療や医療制度に対する人々の信頼を高める要因の1つになった」と解釈しました．

中央調査社調査（2021，2022年）

中央調査社（世論調査・市場調査の専門調査機関）は，2021年3月と2022年3月の2回「新型コロナウイルス感染症に関する意識調査」を行い，新型コロナウイルス感染症に対する政府，地方自治体，医療機関の対応を10点満点のスコアで示しました（まったく評価できない：0–十分評価できる：10）．

三者のうち，両年とも，医療機関の平均スコアが飛び抜けて高く，2021年7.46，2022年7.40で，政府の2021年4.41，2022年5.21，地方自治体の2021年5.14，2022年5.71を圧倒していました．

2022年には報道機関・マスコミも評価していますが，わずか4.93にすぎず，政府よりも低くなっています．私自身もこの間のマスコミのコロナ報道（の一部）には不信を持っていたので，この結果は当然と感じました．

2021年調査ではスコアの分布も示されており，医療機関では7-10（高評価）が66.5%もあり，0-3（低評価）はわずか3.5%にすぎませんでした．それに対して，地方自治体と政府では0-3がそれぞれ19.1%，32.5%ありました．

健保連調査（2022年）

健保連も2007年以降，数年おきに「医療・介護に関する国民意識調査」を実施しており，最新調査は2022年7月に，その前の調査は2017年に実施しました．

健保連調査は他の調査に比べて「日本の医療の状況に対する満足度」（か

なり満足＋やや満足）がかなり低くなる傾向があり，2007 年には 31.2％，
2011 年には 20.3％ にとどまっていましたが，2017 年に 48.8％ に急増しました．2022 年も 47.4％ とほぼ同水準（厳密には 1.4 ポイントの微減）でした．

　2022 年調査で興味深いのは**「新型コロナウイルス拡大期以降（第 1 波以降）体の具合が悪い時に，診療を拒否された経験の有無」**も調査していることです（25 頁）．私が調べた範囲では，診療拒否についての全国調査はこれだけであり，貴重です．なお，健保連は 2020 年 9 月に「新型コロナウイルス感染症拡大期における受診意識調査」もしていますが，診療拒否や医療満足度については調査していません**【注2】**．

　それによると，「拒否されたことがある」との回答はわずか 3.3％ で，「拒否されたことはない」の 36.0％ の十分の一にすぎませんでした（残りは「『第一波』以降，受診を検討するような体調不良を経験していない」60.0％．「その他」0.7％）．

　さらに「拒否されたことがある」との回答者（99 人）について，診療を拒否された医療機関の種類を問うと，「かかりつけ医療機関」，「かかりつけ医療機関ではないが，過去に受診したことがある医療機関」，「初めて受診する医療機関」のいずれの回答も 35％ 前後（それぞれ 37.4％，36.4％，34.3％．複数回答）でした．［診療拒否されたことがある＋医療機関を受診したが受診拒否されたことがない＝39.3％］を分母とすると，かかりつけ医療機関から診療拒否されたことがある回答者は 3.3％ となります（［3.3×0.374］÷39.3）．

　以上の結果は，少なくとも全国レベルで見れば，「コロナ拡大期以降，体の具合が悪い時に，診療を拒否された経験」のある回答者はごく限られていることを意味し，「コロナ禍で受診できない患者が相次いだ」等の言説には信憑性がないことを示しています．

日本医療政策機構調査（2022 年）

　日本医療政策機構は，2006 年から「日本の医療に関する調査」を行っており，最新調査は 2022 年 3 月に，その前の調査は 2019 年に実施しました．

いずれもインターネット調査です.

　健保連調査と同じく,「日本の医療および医療制度」についての「全体的な満足度」は 2006 年の 39.6％から漸増し, 2018 年には 68.1％, 2019 年には 62.0％になっていました. 残念ながら, 2022 年には「全体的な満足度」は調査されていません. しかし,「全体的な満足度」の下位項目で, 2019 年, 2022 年とも調査された「医療の安全性」の満足度は 2019 年 71.8％, 2022 年 71.4％,「技術の質」の満足度は 2019 年 68.4％, 2022 年 66.1 で, 共に安定していました. さらに 2022 年のみ調査されている,「国民が公的医療保険に加入している」と「医療機関へのアクセス」の満足度はそれぞれ 72.9％, 72.0％と非常に高かったことを踏まえると, 2022 年の「全体的な満足度」は(もし調査されていたなら) 2019 年と同水準だったと推定できます.

　ただし, 本調査は 2022 年の「全体的な満足度」を調査していないので, 表には含めませんでした.

おわりに

　以上検討してきた 6 つの世論調査の結果を総合的に判断すると, 2020-2022 年の 3 年間のコロナ禍中にも, 国民の医療満足度はコロナ禍前と比べて同水準か, 多少上昇していると言えます. 少なくとも, 大幅に下がっていないことは確実です.

　「はじめに」と【注1】で紹介した言説のように, 日本の医療機関の多くがコロナ（疑い）患者の診療を拒否していたとしたら, 国民の医療満足度は相当低下したと想定されるので, 以上の結果はそのような言説への（間接的）反証になっていると言えます.

　ただし 6 つの調査結果はすべて全国の平均値であり, 一時的に「医療崩壊」（に近い事態）が生じたとされる首都圏や大阪圏の住民の意識とは異なる可能性があります【補注】. しかし今回の調査結果は, そこで生じた事態が全国で広範に起きたわけではないことを示唆しています.

　これはすでに書いたことですが，私の地元の愛知県・名古屋市では，コロナ禍の 2020-2022 年に，上述した言説や報道（新聞・テレビ）はほとんど聞いたことがありません[6]．尾身茂氏の言葉を借りれば，首都圏や大阪圏とそれ以外の大半の地域では，ジャーナリスト等に「見えている景色がまったく異なる」可能性があります（文献 1：237 頁）．

【注1】　コロナ禍で日本医療の弱点が露呈したとの主な言説

　もっとも重大なのは，草場鉄周日本プライマリ・ケア連合学会理事長が，2012 年 10 月 11 日の財政制度等審議会財政制度分科会の「有識者ヒアリング」で，「コロナ禍による医療逼迫でわが国のプライマリ・ケアの限界が露呈」した，日本のコロナ対応は「失敗」と主張し，それを受けて，財政制度等審議会が同年 12 月 3 日の「令和 4 年度予算の編成等に関する建議」で，以下のように断じたことです．「コロナ禍では……外来医療・在宅医療のアクセスの機会は限られていたことが指摘されている．世界有数の外来受診回数の多さをもって我が国医療保険制度の金看板とされてきたフリーアクセスは，肝心な時に十分に機能しなかったと言えよう」（39 頁）．

　翌 2022 年にも全国紙の社説・主張や解説が同様の主張を繰り返しました．主なものを発表順に紹介します．「日経」6 月 20 日「社説」：「日本では感染防止を理由に発熱患者を拒む医療機関が相次ぎ，政府が慌ててオンライン診療を認めても実施は限られた．コロナを恐れて通院を控えた一般患者にも医療は遠い存在になった」．「読売」10 月 27 日「解説」：「『かかりつけ医』の制度化を巡る議論が活発化している．コロナ禍で受診できない患者が相次ぎ，その役割が注目されたためだ」．「産経」11 月 18 日「主張」：「政府内での［かかりつけ医制度化］検討の背景には，新型コロナウイルス禍で，医療機関が発熱患者を受け付けない事例が相次いだという反省がある」．有力な福祉ジャーナリスト・浅川澄一氏も以下のように論難しました．「コロナ禍で多くの日本の医療制度の歪みが露呈した．責任をもって住民を診察する医師が明確でないことが明らかになった．『受診の自由』（フリーアクセス）を否定され，診察を受けられない患者が続出した．医療制度の根幹が揺らいでいる」（『Wedge』2022 年 9 月号：53 頁）．

　これらの言説には，①伝聞のみで具体的エビデンスを示していない，②この問題を「かかりつけ医の制度化」と結びつけているという 2 つの共通点があります．そして，「かかりつけ医の制度化」論者は，日本にもヨーロッパ諸国のような「かかりつけ医制度」（登録制）があったなら，迅速なコロナ対応が可能になったはずだと主張しました．しかし，別に詳しく報告したように，日本医師会のイギリス・ドイツ・フランス医療の現地調査により，そのような主張は「棄却」されました[2]．

【注2】 国民の7割は登録制のかかりつけ医制度化を望んでいない

　健保連は「かかりつけ医の制度化」の急先鋒ですが，皮肉なことに，健保連の2020年調査は，国民の7割が，現在のフリーアクセスに慣れ親しんでおり，それを大幅に制限するかかりつけ医の登録制＝厳格な「ゲートキーパー」制に反対していることを示しています．このことは，本書第4節（78頁）で詳しく紹介しました．

【補注】 首都圏等の調査でもコロナ禍で医療満足度は低下しなかった

　神奈川県保険医協会医療政策研究室は2023年11月，「首都圏の医療満足度　コロナ禍でも不変，若干増」との「論稿」を発表しました[7]．同研究室は，首都圏（神奈川，東京，千葉，埼玉）4都県と大阪圏（兵庫，奈良，滋賀）の3県，政令市のある7道県の医療満足度調査または類似調査の結果を網羅的に調べ，私が調べた6つの全国調査と同様に，大半の道県では，医療満足度等はコロナ禍でも不変，または少し上昇していることを明らかにしました．

　例えば神奈川県が毎年行っている「県民ニーズ調査結果（基本調査）」によると，医療満足の割合（「病気やけがの時に，いつでも適切な診断や治療が受けられること」について「十分満たされている」＋「かなり満たされている」）は，2019-2022年に，それぞれ43.5％，44.5％，43.9％，47.0％，「満たされていない」の割合（あまり満たされていない＋ほとんど満たされていない）は，それぞれ18.3％，16.1％，16.4％，16.5％でした．

文　献

(1)　尾身茂『1100日間の葛藤』日経BP社，2023年9月，278頁．

(2)　二木立「私がイギリス・ドイツ・フランス医療の現地調査で学んだこと——診療所医師のコロナ対応を中心に」『文化連情報』2023年11月号（548号）：28-37頁．［本書第3章］

(3)　Anonym: The doctor won't see you now. Fixing the problems of the NHS means fixing the problems of GPs.The Economist January 14th, 2023, pp. 12, 50-52.

(4)　二木立「日医総研『第7回日本の医療に関する意識調査』から何が読みとれるか?」『日本医事新報』2020年12月5日号（5041号）：52-53頁（『2020年代初頭の医療・社会保障』勁草書房，2022，228-232頁）．

(5)　村田ひろ子「世論調査からみえる健康意識と医療の課題」『放送研究と調査』2022年9月（ウェブ上に公開）．

(6)　二木立「日本医療の歴史と現実を踏まえたかかりつけ医機能の強化」『文化連情報』2023年4月号（541号）：32-44頁．［本章第1節］

(7)　神奈川県保険医協会医療政策研究室「（論稿）首都圏の医療満足度　コロナ禍でも不変，若干増　全国は不変　地域医療を面で支えた日本医療の底力の証左」2023年11月28日（ウェブ上に公開）．

第3章　私がイギリス・ドイツ・フランス医療の現地調査で学んだこと
──診療所医師のコロナ対応を中心に

（2023 年 11 月）

　本章では，2023 年 5 月下旬-6 月上旬に行ったイギリス，ドイツ，フランス医療の現地調査で学んだことを，診療所医師のコロナ対応を中心に紹介する．日本では，「かかりつけ医の制度化」（登録制等）で迅速なコロナ対応が可能になるとの主張も見られるが，それとは真逆の結果が得られた．3 か国のうち診療所（一般医・家庭医）がコロナ第一波からもっとも積極的に対応したのは，家庭医の義務的登録制がなく，フリーアクセスが保証されているドイツで，逆に，もっとも厳格なゲートキーパー制のイギリスの GP はコロナ禍初期にはコロナ患者をほとんど診察していなかった．

　各国のコロナ対応以外に，私が注目した主な知見は以下の通りである．①イギリスの GP のうち常勤は 4 分の 1．②イギリスで「社会的処方」をするのは医師ではなく「リンクワーカー」．③イギリスの診療所はほとんどグループ診療だが，ドイツとフランスの診療所は多くが単独開業．④ドイツでは診療所開業の親子間での承継は困難．⑤ドイツでは国民の 90％は家庭医を持っているが，書面による正式な契約ではなく，医師と患者の信頼関係に基づいており，この点では日本と同じ．⑥フランスでは 2004 年に国民の「主治医」登録が義務化されたが，登録していない国民が全国平均で 12％存在し，貧困者の多い地域では 17％にも達している．⑦3 か国ともプライマリケアを担う診療所は設備と人員の両面で軽装備であり，日本的基準からは見劣りがするが，これは 3 か国と日本の診療所医師の機能・役割が違うため．⑧3 か国とも大規模病院（大半が国公立・公的）と無床診療所の 2 本立ての医療提供体制であり，日本の病院の多数を占める地域密着型の民間中小病院はほとんどない（存在感が薄い．⑧は本文には書かなかったが，重要と思い追加）．

はじめに

　私は 2023 年 5 月下旬から 6 月上旬の 2 週間，日本医師会の西欧医療調査団（団長・鈴木邦彦茨城県医師会会長）の一員として，イギリス，ドイツ，フランス 3 か国の研究機関・研究者，医療保険団体，医師会・保険医協会・家庭医協会等の担当者にインタビュー調査をすると共に，コロナ診療に携わった病院・診療所（一般医・家庭医）の訪問調査も行い，各国のコロナ禍対応を中心に調査しました【注1】．調査団のメンバーは全員医療制度・政策に精通しているため，一方的に話を聞くだけでなく，積極的に質問や疑問を出し，実質的に相手側との「討論会」になることも少なくありませんでした．

　日本では「日本経済新聞」や一部の研究者等は，日本のコロナ対応は失敗したと批判する一方，かかりつけ医制度が確立し，医療施設の機能分化も進んでいるヨーロッパ諸国を高く評価しています．しかし，実地調査の結果，その主張の多くが事実誤認であることが分かりました．

　本調査の公式報告書は後日，日本医師会から公表される予定です．本章では，それに先だち，私が調査で学んだこと（私見）を，診療所（一般医，家庭医）のコロナ対応を中心に，訪問した国順に「スナップショット」的に紹介します【注2】．

第 1 節　イギリス（イングランド）の現地調査で学んだこと

　イギリス（連合王国）の医療制度・政策は，イングランド，ウェールズ，スコットランド，北アイルランドで微妙に異なります．後述する『世界の社会的処方』のように，これらは 4 か国と表現されることもあります．以下，「イギリス」は「イングランド」を意味します．

GP はコロナ診療をしなかった

　日本では，医療機関，特に診療所のコロナ対応の遅れを「かかりつけ医制度」の欠如と結びつける主張が根強くなされています．しかし，全国民がGP（general practitioner. 一般医）に登録することになっているイギリスでは，コロナ禍，特に第一波と第二波中はほとんどの診療所はコロナ患者（疑い患者を含む．以下同じ）の診療をしませんでした．

　政府は，この期間，特にロックダウン中は，医療機関受診を含めて国民の外出を厳しく制限し，国民もコロナ感染を恐れて，診療所受診を控えました．診療そのものを中止（休診）した診療所も少なくなかったそうです．そのため，コロナ禍以前から社会問題となっていた，診療所への患者アクセスの悪さはさらに悪化しました．

　第二波からは，地域の GP グループ等が自主的に，コロナ患者の診療に特化した「ホット・ハブ」を開設しましたが，その大半は診療所外に設置されました．ここでの診療は，GP 登録とは無関係に行われました．つまり，GP 登録制度はコロナ・パンデミック中は機能しなかったのです．

　イギリスは 2020 年 12 月から，世界に先駆けてコロナワクチンの接種を開始しましたが，その大半は診療所以外の大規模会場での「集団接種」で，診療所での「個別接種」はほとんど行われませんでした．「集団接種」は GP や看護職等だけでなく，緊急の法改正により，短期間の研修を受けた非専門職（例：航空会社のキャビンアテンダント）も実施しました．

　コロナ禍による診療所へのアクセスの悪化により，国民の GP に対する満足度は急速に低下しました．GP 満足度はコロナ禍前は国民保健サービス（NHS）全体に対する満足度よりかなり高かったのですが，2019-2021 年に，68％から 38％へと激減し，NHS 全体に対する満足度と同レベルになりました[1]［それに対して日本国民の「医療満足度」は，本書第 2 章第 6 節で詳しく述べたように，コロナ禍中もコロナ禍前と同水準かむしろ少し高まりました］．

プライマリケアは GP の上位概念

　日本では，イギリスでは GP がプライマリケアを提供しているとの紹介が一般的で，私もそう理解していました．しかし，現在のイギリスでは，プライマリケアはいわば「上位概念」で，それは GP 等の診療だけでなく，それとは別建てで「コミュニティ・サービス」も含んでいることを知りました．これには医療以外のサービスも含まれており，日本の地域包括ケアに類似していますが，NHS の管轄・予算で行われています．

　この点は，日本で「コミュニティ・サービス」がほとんど「地域福祉サービス」を意味するのとは異なります．イギリスには介護保険制度も租税負担方式の包括的な介護保障制度もなく，地方自治体が提供する地域福祉サービスも保守党政権による連続的予算削減で手薄になっているため，NHS がこのような対応を余儀なくされているのだと思います．

GP のうち常勤は 4 分の 1 ！

　日本では，イギリスの GP は登録患者の疾病の診療だけでなく，予防・リハビリテーション・生活問題等に幅広く対応していると紹介されることが多いと言えます．その場合，1 人の GP が登録患者を「丸ごと」診ていると想定されています．

　しかし，近年，イギリスでは，そのような「単独開業」は激減し，大半の診療所が「グループ診療所」となっています．その結果，複数の医師で患者情報を共有するための患者情報の電子化が日本とは比較にならないほど進んでいます．患者情報の共有は診療所と病院間でも進んでいる反面，診療所医師の入力した患者情報をキチンと見ない病院医師も多いそうです．

　ここまでは，私にも「想定内」でした．私が驚いたのは，診療所で働く GP のうち常勤はわずか 4 分の 1 にすぎず，残りは非常勤なことです．法令上も，非常勤の診療所長も認められています．非常勤 GP の多くは，残りの時間を病院での診療や研究等に充てているそうです．

　また，GP の実際の退職年齢は非常に若く，ほとんどが 60 歳前に退職して，

年金生活に移行するそうです．この点は，日本の診療所医師の平均年齢が60.2歳で，70歳以上が21.8％もいるのとまったく違います（『2020年医師・歯科医師・薬剤師調査』）．

　患者情報の電子化は，非常勤医師間の情報共有にも有効ですが，日本の「かかりつけ医」の多くが患者と個人的に濃密な関係を継続して「ハイタッチ」な医療を行っているのとは異なります．

　とはいえ，NHSの「医療情報ネットワーク」（日本流に言えば，医療DX）の進展ぶりは，それが立ち後れている日本はもちろん，ドイツやフランスとも隔絶した水準です．ただし，それにより実際の医療の質・アウトカムがどこまで向上したかは疑問で，例えば病院の入院待ち患者数はコロナ禍前には約440万人だったのが，コロナ禍後の2022年8月には700万人を超えました．

「社会的処方」をするのは医師ではない

　日本では近年，イギリス生まれの「社会的処方」が注目されています．日本ではそれは以下のように紹介されることが多いと思います．①診療所のGPが患者の抱える社会・経済・心理的困難を見いだして，リンクワーカーに「社会的処方」を行う．②リンクワーカーは診療所には所属せず，大半が地域在住の一般市民であるが，地域の医療以外の社会資源に精通しており，患者を社会的資源に結びつけ，上記困難を軽減できている[2,3]．リンクワーカーを日本の民生委員に似ているとする紹介もあります．

　今回の訪問調査では，社会的処方の「伝道師」とも言えるボグダン医師（Bogdan, CG. Global Social Prescribing Alliance の責任者．病院の救急医も兼務）の講義を聞くと同時に率直な質疑応答を行い，上記の日本での社会的処方の紹介が実態と相当異なることが分かりました．以下，私が学んだことを4点，箇条書き的に紹介します．

　　①GP受診患者の5分の1，病院の救急外来受診患者の4分の1が，「純粋に社会的理由」（雇用，住宅，借金，孤独等．社会的問題と関わる精神衛生

上の困難を含む）であり，社会的処方は，NHS の医師の負荷を減らすために導入した．今まで医師がしていた仕事の一部（社会的問題への対処）をリンクワーカーが行うことにより，医師は医療に集中できるようになった．日本では，社会的処方は医師が行うとの説明・誤解に基づいて，それが社会的問題の「医療化」（medicalization）だと批判されることもありますが，イギリスの実態は逆です．

　私は，社会的処方導入の背景としては，イギリスでは医療以外の社会（福祉）的サービスが手薄で，しかも NHS は原則無料のため，社会的問題を抱える国民が病院や GP 診療所に集中するという「構造問題」があると感じました．

　②イギリスでは「社会的処方者（social prescriber）」は，医師（GP）ではなく，リンクワーカーを意味する．日本でしばしば言われる「医師が社会的処方をする」との表現は間違いである（この点は，何回も確認しました）．別の講演で，ベテラン GP であるコン医師も，リンクワーカーのことを何度も「社会的処方者」と呼びました．

　③リンクワーカーの大半は診療所に雇用されており，その費用は NHS が補填している．その結果，社会的処方が 2019 年に始まった時，リンクワーカーは 1000 人だったが，2023 年には 3400 人になった．

　④リンクワーカーの国家資格はなく，業務のガイドラインが示されているだけだが，大半のリンクワーカーは大卒で，しかも看護師やソーシャルワーカー等の資格を持っており，無資格者の割合は 30 ％以下である．彼らの年収は約 3 万ポンドで，新卒理学療法士並みである．

　なお，ボグダン医師は，社会的処方の導入により，GP 診療の予約が大幅に減り，リンクワーカーの雇用費用増を上回る GP 費用の削減が生じたとの試算も紹介しました．ただ，この計算には NHS 以外の社会サービスの「機会費用」等は含まれていないため，鵜呑みにはできません．

『世界の社会的処方』の概要

　ボグダン医師からは，彼が中心になってまとめた冊子『世界の社会的処方』もいただいたので，その内容を簡単に紹介します[4]．この冊子は，まず「社会的処方とは何か？」について簡単に説明した上で，各国で社会的処方に取り組んでいる専門家へのオンライン半構造化面接に基づいて，世界24か国の社会的処方（運動）の最新動向・「ケーススタディ」を紹介しています．ただし，イギリス（UK）は，イングランド，スコットランド，ウェールズ，北アイルランドの4か国扱いで，フツーの数え方では21か国です．

　これを読むと，社会的処方（運動）発祥の地であるイングランドを超えた広がりを見せていることが分かります．ただし，イングランドのように国の医療制度（NHS）に公式に組み込まれた国はまだごく限られており，アメリカ等では社会的処方への関心が高まったレベルです（19頁）［具体的にはハーバード大学の学生が2021年以降，社会的処方運動を始めているそうです．私には，これは日本でもかつて医学生の有志が「社会医学研究会」や「セツルメント活動」に参加したのと同レベルの「運動」に見えます］．

　そもそも国によっては社会的処方という用語を用いていません．イングランドの社会的処方の鍵とされている「リンクワーカー」という呼称も一般的ではなく，他の用語が使われているか，ソーシャルワーカーや看護師等の既存の専門職を活用している国（ポルトガル，スペイン，オランダ，オーストリア等）も少なくありません．これはボグダン医師が講演でも述べたことですが，イギリス全体（上記「4か国」）では「リンクワーカー」に75の異なった名称が使われています（4頁）．

　日本の「ケーススタディ」では，西智弘医師と「社会的処方ラボラトリ」，埼玉医療生協病院（埼玉協同病院），及び石坂脳神経外科の活動が紹介されていますが，「厚生労働省には医療，看護，疾病予防，住居，及び生活支援を，生活支援ワーカー（Seikatsu Shien workers（life support workers））を通して提供する『地域包括ケアシステム』を確立する計画がある」との意味不明な記述もありました．

　［ここで，私の「社会的処方」についてのスタンスを簡単に述べておきます．私は，健康の社会的要因を重視することには大賛成ですが，日本での「社会的処方」制度化は困難で，それよりも，すでに各地域で行われている多職種連携による地域包括ケアや地域共生社会づくりを進める方が合理的・現実的と考えています[5]．］

第2節　ドイツの現地調査で学んだこと

　ドイツのコロナ対応が他のヨーロッパ諸国と比較して，高く評価されていることは，日本でも報道されています．今回の調査でも，調査した組織・医師等がそのことを誇りにしていました．以下，診療所（家庭医．一般医もほぼ同義）に限定して述べます．なお，ドイツでは保険診療をする医師は州の「保険医協会」に加入義務がありますが，「家庭医協会」への加入は任意です．

ドイツでは第一波から多くの診療所がコロナ対応

　大半の診療所はコロナ感染第一波から，コロナ患者の診療を行いました．日本と異なり，第一波から，コロナ診療に不可欠な PCR 検査体制が迅速に整備されました[6]．［ただし］，PPE（個人防護具）は不足していたそうで，この点は日本と同じです．それだけに，ドイツの診療所医師の「勇敢さ」には驚かされました．初期には電話診療が中心でしたが，オンライン診療も急増したそうです．診療所がコロナ患者の 90-95％に対応した結果，イギリスやフランスのようなコロナ患者の病院への集中による病床逼迫を防げました．

手厚い診療所への所得補償

　ただし，これはドイツの家庭医が「勇敢だった」だけでなく，上述したように PCR 検査や電話・オンライン診療が第一波から広く可能であったことに加え，政府・医療保険による手厚い所得補償があったことも見落とせません．

　今回の調査団に同行された吉田恵子氏によると，「ドイツでは感染症予防法 56 条により，保健所から就業禁止や隔離が命じられた自営業者・被用者

は，休業・休職期間に対して所得補償が得られ」，「自営業者である医師には前年の所得に基づいた額が，職員には手取り給与額（6週間後からは減額）が補償され」，連邦保険医協会（KBV）は第一波初期からホームページなどを通じ，このことを医師等に伝えました[7].

さらに，「COVID-19病院負担軽減法」は，病院だけでなく，「開業医による外来医療の確保，つまり診療所の閉鎖回避を目的として，患者の診療控えによる収益減も補償」しました[6].

この点は，コロナ対応の所得補償がほとんど病院に限定された日本と大きく異なります［ドイツの所得補償方式は，日本でコロナ禍中に神奈川県保険医協会が精力的に提唱した「診療報酬の単価補正支払い」と類似しています[8,9]］.

［私は，ドイツがコロナ対応で成功した最大の理由は，コロナ禍前から，ドイツの人口当たり急性期病院病床数，ICU病床数や医師数がヨーロッパで最も多く，医療施設と人員面で「余裕」があったことだと考えています.］

診療所と病院救急外来の線引きはない

コロナ患者を大量に受け入れた病院のホッテンバッハー医師によると，ドイツでは，診療所と病院の救急外来との厳格な線引きはなされておらず，患者は，自分が救急と判断した場合は，診療所を受診せずに，病院の救急外来を直接受診することもできるため，救急外来は日常的に患者であふれているそうです［この点はイギリスとフランスでも同様です.日本では，これら3か国では診療所と病院の機能分化が徹底しており，患者は診療所の一般医・主治医の紹介を受けて病院を受診していると説明されることが多いですが，救急と自己判断した患者は診療所を受診せず，救急車を利用して病院の救急外来を直接受診しており，これが病院と診療所の機能分化の「抜け道」になっていることが，現地調査で分かりました］.

また，ドイツでは，コロナ患者の診療は病院の裁量にまかされ，コロナ患者をまったく診ない「白い病院」もあったそうです.医療施設間の電子カルテ情報の共有化もまだ進んでおらず，この点ではイギリスに比べて立ち後れ

ています.

家庭医制度は義務化されていない

日本では，ドイツは2004年に社会法典に明文化された「家庭医制度」（日本流に言えば，「かかりつけ医制度」）を導入し，それに「参加しない場合は金銭的ペナルティを受けることになる」とも紹介されます[10]. しかし，その説明は不正確で，ドイツでは，現在でも，国民が「家庭医」を登録する義務はなく，「フリーアクセス」が保証されています. ただし，実態的には国民の90％がかかりつけの家庭医を持っているそうです.［ただし，それは国民・患者の当該医師に対する信頼関係に基づく判断で，特に契約書を交わすことはありません. 他の医師を受診することも自由です. これらの点は日本と同じと言えます.］

日本でドイツの「かかりつけ医制度」として紹介されるのは「家庭医中心医療制度」（Hausarztzentrierete Versorgung）で，これはイギリスのGPに近い診療形態（ゲートキーパー制）と支払い体系（包括払い制）ですが，それに参加するか否かは患者・医師とも自由です. この制度を選択している国民はまだ少なく，一部の州（例：ブランデンブルク州）ではこの制度はまだ実施されていません.

吉田恵子氏の調査によると，ドイツ家庭医協会のホームページでは，この制度に参加している国民は約600万人と示されており，これはドイツ国民8360万人の7.2％にすぎません. 分母を公的医療保険加入者としても1割を下回ると思います.

診療所は現在でも単独診療が主流

ドイツの診療所で印象に残ったことは，①現在でも医師1人の単独開業が多く，②日本の診療所に比べると，人員・設備の両面で「軽装備」なことです. ①についてはフランスも同じ（フランスの単独開業率は80％）[補注]，②についてはイギリス・フランス（つまり3か国とも）も同じです

　例えば，訪問調査した診療所は，コロナ初期から，マスクがない中でも，庭にテントを張り，ドアの小窓越しにコロナ患者の診療を積極的に行っていましたが，職員は共同経営者である家庭医夫妻と「医療専門職」(Medizinische Fachangestellte. 職業訓練校で 3 年間の専門教育を受けて得られる資格で，日本の准看護師と医療事務職を合わせた業務を行う[11]) 2 人だけで，レントゲン撮影装置もありませんでした．血液検査も地域の検査センターが行うそうです [レントゲン写真読影器具（シャーカステン）はあり，採血も診療所で行うそうです．心電図計の有無は確認し忘れましたが，吉田恵子氏によると家庭医診療所でもあるのが普通だそうです]．患者の胃内視鏡検査を専門医に紹介しても，6 週間待ちとも聞きました．

　ドイツ家庭医協会の説明では，ドイツ全体の家庭医総数は約 5.5 万人で，住民 1607 人に 1 人ですが，近年は，若手医師の開業（特に単独開業）志向が低下し，全国で 5000 人の家庭医が不足していると推計されているそうです．それでも，住民の 90％が（車で）10 分以内に家庭医（診療所）に受診できるそうです．

診療所開業の親子間での承継は困難

　ドイツでは医師数の地域別上限（人口当たり）が，一般医（家庭医），一般専門医，専門化された専門医別に厳格に定められており，医師が過剰な都市部では新規開業は困難です．地域の範囲は，家庭医では狭く，専門医では広く設定されています．医師の地域別定員制は，医師過剰地域の対策としては有効だが，医師不足地域の解消にはあまり効果が無い，つまりそのような地域に医師を強制的に配置することはできないとのことでした．

　私が（日本的感覚から）一番驚いたのは，開業医の子息が医師である場合でも，地域の診療所の開設は入札制のため，親の診療所をそのまま引き継いで開業することはきわめて困難なことです．吉田恵子氏によると，この面を含めて，ドイツにおける開業は公的性格が強く，「自由開業制」の日本とは大きく異なるそうです[12]．

第 3 節　フランスの現地調査で学んだこと

　最後にフランスで学んだことを述べます．一言で言えば，フランスのコロナ対応は第一波時にはイギリスと似ていました．しかし，イギリスと異なり，診療所医師（一般医）の多くは，第二波以降はコロナ診療に積極的に参加したことが分かりました．

フランスでは初期には診療所のコロナ対応禁止

　フランスでは，マクロン大統領が 2020 年 3 月（第一波時）にコロナとの闘いを「戦争状態にある」と宣言し，厳格なロックダウンを行いました．そのため，医療機関受診のために外出しても罰金を科すなどして，国民の診療所受診を（事実上）禁止し，コロナ疑い患者には 15 番（日本の 119 番に相当）に電話して救急車を呼び，直接病院の救急外来を受診するよう勧めました．

　そのため，診療所はコロナ第一波時にはコロナ患者の診療はせず，休診した診療所も少なくなかったそうです．特に専門医の診療所はほぼ 100％休診したそうです．政府が第一波時に作成したコロナ対応の「非常計画」（plan blanc）にも GP は含まれませんでした．なお，フランスでは他国と同じく，第一波時にはマスクが極度に不足しましたが，政府はマスクは不要と国民に広報したそうです．

　その結果，コロナ患者が集中した病院で極度の病床逼迫が生じました．この状況は，イギリスと類似しています．ただし，フランス政府は 2020 年 4 月には必要な時には医療機関（診療所）を受診するよう，方針を転換したそうです．

　なお，フランスでは現在でも，診療所の 80％ は単独開業であり，この点ではドイツと似ています．また，これもドイツと同じく，医師同士の患者情報の電子的共有はなく，必要な情報は医師が患者に直接聞いているそうです．

「コロナ禍が主治医制度を壊した」

　フランスでは 2004 年に国民が「主治医」(medecin traitant. 日本流に言えば「かかりつけ医」) を登録することが義務化され，患者が登録した主治医を受診した場合の自己負担が 3 割であるのに対して，主治医以外の医師を受診した場合の自己負担は 7 割となりました．ただし，患者が主治医を登録しないことによる他の経済的ペナルティはなく，一般医だけでなく専門医も主治医になれます．

　しかし，コロナ感染爆発後は，それを白紙にして，コロナ患者だけでなく，一般診療の患者も含め，すべての診療所受診患者の自己負担がゼロとなりました．そのために，全国疾病保険金庫（CNAM）の担当者は，「コロナ禍が主治医制度を壊した」と嘆いていました．

　なお，その担当者は，主治医制度導入の目的の 1 つは医療費の適正化だったが，それは（患者 1 人当たり）医療費の抑制には効果が無かったとも明言しました．

1 割超の国民が主治医の登録をしていない

　私がフランスの現地調査で一番驚いたことは，2004 年の主治医登録義務化にもかかわらず，それを登録をしていない国民の割合が全国レベルで 12％，貧困者の多い地域（例えば住民の 2 割が移民のパリ 8 区）では 17％ にも達していること，及びこの割合が近年漸増していることでした．医療費の自己負担が免除される ALD（長期給付）の対象疾患患者ですら，7％ が主治医の登録をしておらず，上記の疾病金庫の担当者もこれが「大きな問題だ」と認めていました．

　これには 2 つの原因があるそうです．1 つは，フランスでは政府の厳しい医師数（医師養成数）抑制政策で，主治医となる医師が大幅に不足し，医師側で患者の希望に応えられないことです．フランス政府は，コロナ禍に直面して，長年続けてきたこの政策を見直したが，医師不足は今後あと 10 年続くと見通されています．

　医師が（なじみの患者以外の）患者の主治医登録を受け入れたがらないことには，経済的理由もあるようで，健康人の場合，医療保険から主治医に年末に支払われる登録料は 1 年当たりわずか 5 ユーロ（約 750 円．1 ユーロ 150 円換算）に過ぎないのです（最重度患者では 75 ユーロ）．訪問調査を行った診療所のある医師はこの数字をあげて，「我々を馬鹿にするな！」と憤っていました．

　主治医登録料に限らず，フランスの一般医の診察料も 25 ユーロ（3750 円）でヨーロッパ諸国で一番低い（しかし一般医の医療の質は高い）と，フランス医師会の代表も嘆いていました．一見すると 25 ユーロは日本の初診料（2880 円）・再診料（730 円）よりは高いですが，フランスの診察料は包括払いに近く，しかも日本の診療所医師と異なり，フランスの一般医は診療所で心電図やレントゲン撮影等を行いません．

　主治医の登録率が低いもう 1 つの理由は，働き盛りの国民の相当数は健康に自信があり敢えて主治医の登録をしないからです．その方が，（重大な病気にならない限り）安上がりだからです．

　なお，フランスでは医師の間での医療情報の（電子的）共有も行われていないそうで，この点はドイツと同じです．

開業看護師法制化の賛否は分かれる

　フランスでは 2022 年末［訂正：2023 年 5 月］に，開業看護師（infirmiere de practique avancee（IPA）．以下，日本流に NP と略記）が法制化されました．これの最大の理由は特に地方で深刻な医師（一般医）不足に対応するためとされています．

　これに対して，フランス医師会（強制加入制）は強く反対し，史上初めて街頭行動も行いました．彼らは，医師から看護師への「タスクシフト」には賛成だが，診断と治療方針の決定といういわば医師業務の「聖域」への参入は認められないと，積極的なロビー活動を行いました．その結果，上述した全国疾病保険金庫の担当者は，NP の診療が保健センターのみに限定される

など，制度が「完全に骨抜きになった」と冷静に評していました．

　それとは逆に，フランスを代表する急性期病院でコロナ患者も大量に受け入れた病院の医師（3人）は皆，NPに肯定的で，特に病院内でNPは大きな役割を果たすと述べました．ただし，彼らも，NPが地域，特に僻地で開業するのは困難とも予測していました．

　同じ医師でも，診療所医師（一般医）と病院専門医とでNPに対する評価が異なるのは，日本でも同じと言えます．診療所医師が主体の日本医師会がNPの法制化に反対する一方，急性期高機能病院の経営者・医師には賛成論が多いからです．

おわりに

　以上，イギリス・ドイツ・フランス医療の現地調査で，私が学んだことを「スナップショット」的に述べました．それにより，同じ西ヨーロッパでも，3か国の医療制度・政策とコロナ対応には大きな違いがあることが分かりました．

　日本では，「かかりつけ医の制度化」（登録制）で迅速なコロナ対応が可能になるとの主張も見られますが，今回の調査でその主張は棄却されたと言えます．3か国のうち一般医（診療所）がコロナ第一波からもっとも積極的に対応したのは，家庭医（かかりつけ医）の義務的登録制がなく，フリーアクセスが保証されているドイツでした［逆に，厳格なゲイトキーパー制のイギリスのGPはコロナ禍初期にはコロナ患者をほとんど診察しませんでした］．

　これは余談ですが，イギリスの研究者とフランスの一般医からは，インタビューの合間に，「日本でコロナ対策がうまくいった理由を聞きたい」と真顔で質問されました（さすがに，ドイツではこのような質問は出されませんでした）．

　私は，以前から，「**日本医療の歴史と現実を踏まえて，既存制度の部分改革を積み重ねる必要がある**」と主張してきましたが，今回の現地調査でそのことを再確認しました[13]．

　本章は「臨場感」を出すために，現地調査で聞いたり入手した「生の情報」を中心に書き，紙数の制約から各国の医療制度の概要や最近の改革動向，病院のコロナ対応，及びマクロ・データは一部しか紹介できませんでした．これらについては，日本医師会の公式報告書と医療経済研究機構の3か国の「調査研究報告書」，及び［吉田論文と］奥田論文をお読みください（文献 6-7, 12, 14-17）．［2023 年 11 月に，森井大一氏（調査団実務責任者）が，「調査報告書」の「概要版」（72 頁の大論文）を「個人的見解」として発表しました[(18)]］．

【注 1】　調査団のメンバーと訪問施設・個人

　調査団のメンバーは，以下の 7 人です（敬称略）：鈴木邦彦（茨城県医師会会長・団長），森井大一（日医総研主席研究員・実務責任者），香取照幸（元厚生労働省局長・兵庫県立大学特任教授），武田俊彦（元厚生労働省局長・岩手医科大学客員教授），松田晋哉（産業医科大学教授），新田國夫（新田クリニック院長・日本ケアアライアンス議長）及び私．3 か国すべての調査参加は鈴木・森井・私の 3 人で，香取・武田はイギリス調査に，松田・新田はドイツ・フランス調査に参加しました．ドイツとフランスの調査には，それぞれ現地在住の吉田恵子（医療ジャーナリスト・産業医科大学訪問研究員）と奥田七峰子（日医総研フランス駐在研究員）も参加し，二人は調査報告書の作成にも参加しました．それ以外に，厚生労働省から 3 か国の日本大使館に出向されている皆様（氏名略）にも同伴いただきました．

　訪問先は以下の通りです（合計 23 施設・個人．訪問順．施設で応対していただいた個人名は略，日本医師会の公式報告書参照）．イギリス（9 施設・個人）：ナフィールド・トラスト，GP グループ診療所，ボグダン医師，王立一般医学会，別の GP 診療所，コン医師，インペリアル大学病院，米澤ルミ子氏，ロンドンブリッジ病院．ドイツ（6 施設・個人）：家庭医診療所，ベルリン・ブランデンブルク州家庭医協会，連邦保険医協会，ドイツ家庭医協会，ブランデンブルク州保険医協会，ホッテンバッハー医師（急性期病院救急部門責任者）．フランス（8 施設・個人）：MG フランス（一般医の組合），全国疾病保険金庫（CNAM），ジルバート教授，CPTS 地域計画外プライマリ・ケア・センター，グループ診療所，フランス医師会，共済保険の高度救急病院，医療付き高齢者施設．

【注 2】　一般医・家庭医・主治医，「かかりつけ医」の使い分けは悩ましい

　本章では，従来の慣行に従い，3 か国の診療所医師を「一般医」または「家庭医」，または「主治医」（フランス）と訳しましたが，日本医師会の公式報告書では，日本を含めた 4 か国の診療所医師の統一的呼称として「かかりつけ医」を用

いる予定です. 私自身も, 『日本医事新報』論文では, フランスの「主治医」を
「かかりつけ医」と表記しました.

　ただし, 日本の「かかりつけ医」は, 厚生省が 1980 年代に構想した「家庭医制
度」に対抗して日本医師会が生み出した言葉であるため, それを 3 か国の診療所
医師にも用いることに抵抗があります. そこで, 「私見」である本論文では, 従来
の慣行に従った表記をしました. 「総合 (診療) 医」は一般医を美化した呼称と思
い, 使いませんでした.

【補注】　日本と西欧 3 か国では診療所医師の機能・役割が違う

　イギリス・ドイツ・フランスの診療所が, 日本と比べると, 人員・設備の量面
で「軽装備」であることは私も以前から知っていました. 今回の 3 か国の診療所
の現地調査で, これが診療所医師の機能・役割の違いを反映していることを知り
ました. 3 か国の診療所医師の大半は家庭医でプライマリケアのみに従事し, 専
門的診療が必要とした患者はすべて病院または専門医診療所に紹介しています.
仮に家庭医が専門的医療を行っても, 医療保険等からの支払いはありません.

　それに対して, 日本の診療所医師の大半は開業前に大学病院・大病院で何らか
の専門医機能・資格を持った上で, 開業前後に, 自学自習や学会・医師会の研修
会等でプライマリケア機能を身につけています. そのため, 自己の専門に関わる
患者であれば, 患者を病院に紹介することなく, 自院で診療を完結することがで
きます. そしてこの方が病院を受診するより医療費は安くなります. 私は, これ
が, 日本の医療費水準 (対ＧＤＰ比) が, 人口高齢化を調整すれば, 比較的低水
準にとどまっている理由の 1 つと考えています (もう 1 つの理由は, 病院の職員
数が少ないことです).

　日本のプライマリケア研究者の間では, 「JPCAT (日本版プライマリケア質評
価尺度)」がよく用いられますが, これはプライマリケア医と専門医が分離してい
る欧米で開発された尺度で, それを用いて, プライマリケア医機能と専門医機能
の両方を有している日本の多くの診療所・中小病院医師のプライマリケア医機能
のみを評価するのは不適切です. ましてやこの指標を用いて, 日本のプライマリ
ケアの質が欧米諸国に比べて低いと主張するのは誤っています (金子惇氏. BMC
Prim Care (2022; 23: 112) (Medical Tribune 2022/05/19)).

文　献

(1)　Anonym: The doctor won't see you now. Fixing the problems of the NHS
　　means fixing the problems of GPs.The Economist January 14th, 2023, pp. 12,
　　50-52.
(2)　高守徹「英国で取組みが進む社会的処方」「損保ジャパン日本興亜総研レポ
　　ート」2019 (ウェブ上に公開).
(3)　オレンジクロス財団「英国社会的処方現地調査報告書」2019 年 (ウェブ上

に公開).

(4)　Global Social Prescribing Alliance, et al（Khan & Giurca et al）: Social Prescribing Around the World　A World Map of Global Developments in Social Prescribing Across Different Health System Contexts. National Academy for Social Prescribing, 2023（ウェブ上に公開）.

(5)　二木立『2020 年代初頭の医療・社会保障』勁草書房，2022，168-175 頁.

(6)　吉田恵子「ドイツの対 COVID-19 戦略（最終回）ドイツへの高い評価の理由」『文化連情報』2023 年 9 月号（546 号）：36-39 頁.

(7)　吉田恵子「ドイツの対 COVID-19 戦略　外来対応を振り返る：ドイツの家庭医は勇敢だったのか」『文化連情報』2023 年 8 月号（545 号）：42-45 頁.

(8)　桑島政臣「（政策部長談話）日本の医療体制を守るため 診療報酬の「単価補正」支払いを求める」神奈川県保険医協会，2020 年 6 月 3 日（https://www.hoken-i.co.jp/outline/h/post_1551.html）

(9)　二木立『2020 年代初頭の医療・社会保障』勁草書房，2022，16 頁.

(10)　飛田英子「『かかりつけ医』の制度化と定着・普及に向けて」『JRI レビュー』No. 81，2020（ウェブ上に公開）.

(11)　松田晋哉『欧州医療制度改革から何を学ぶか』勁草書房，2017，148 頁.

(12)　吉田恵子「半官半民のドイツ開業家庭医．コロナに積極対応」『社会保険旬報』2024 年 1 月 21 日号：18-23 頁.

(13)　二木立「日本医療の歴史と現実を踏まえたかかりつけ医機能の強化」『文化連情報』2023 年 4 月号（541 号）：32-44 頁．［本書第 2 章第 1 節］

(14)　イギリス医療保障制度に関する研究会（座長：池上直己）編『イギリス医療保障制度に関する調査研究報告書　2019 年度版』2021 年 3 月.

(15)　ドイツ医療保障制度に関する研究会（座長：田中耕太郎）編『ドイツ医療保障制度に関する調査研究報告書　2022 年度版』医療経済研究機構，2023 年 3 月.

(16)　フランス医療保障制度に関する研究会（座長：加藤智章）編『フランス医療保障制度に関する調査研究報告書　2022 年度版』医療経済研究機構，2023 年 3 月.

(17)　奥田七峰子「フランスの社会保障制度と病院経営」『病院』2023 年 1 月号（82 巻 1 号）：63-66 頁.

(18)　森井大一「【欧州医療調査報告書 概要版】英・独・仏の "かかりつけ医" 制度──平時の医療提供体制，新興感染症へのレスポンス」日医総研ワーキングペーパー No. 478，2023 年 11 月 6 日（ウェブ上に公開）　https://www.jmari.med.or.jp/result/working/post-3943/

第4章　岸田政権の医療・社会保障改革

　本章では，岸田政権の下で2022年と2023年に実施されるか取りまとめられた5つの医療・社会保障改革（文書）を，時系列順に複眼的に検討する．

　第1節では2022年度診療報酬改定の以下の5つの問題点をあげる．①実質ゼロ改定，②「手続き民主主義」からの逸脱，③医療の「余裕」が目指されていない，④2つのコストシフティング，⑤地域包括ケア病棟改定は「ハシゴ外し」．最後に，それにもかかわらず，大半の医療機関は「活力」を発揮して生き残ると予想する．

　第2節では閣議決定「骨太方針2022」の社会保障・医療改革方針を検討する．「新しい資本主義」は掛け声倒れ，こども政策の財源確保は「骨太方針2021」と同文であると批判した上で，全世代型社会保障については3つの小さな新しさがあることに注意を喚起する．さらに，地域共生社会づくりに「住まい」が新しく含まれたことにも注目する．

　第3節は「全世代型社会保障構築会議報告書」（2022年12月）の複眼的検討で，財源確保が（またもや）先送りされたことを批判する一方，子ども・子育て支援と勤労者皆保険は評価する．医療・介護制度の改革のうち，「かかりつけ医機能が発揮される制度整備」も穏当と評価する．最後に，『「地域共生社会」の実現』の項で，「ソーシャルワーカー等の確保・育成」等が示されていることにも注目する．

　第4節では閣議決定「骨太方針2023」等の少子化対策・こども政策と社会保障・医療制度改革方針を複眼的に検討する．こども政策のメニューは充実しているが，それの財源政策はまたもや先送りされたことを批判する．出産費用の保険適用は岸田内閣の存続次第と予測する．さらに，「社会保険負担軽減」の本命は医療・介護給付費の削減であるが，診療報酬・介護報酬の引上げを示唆する記述も盛り込まれていることに注意を喚起する．最後に，医療制度改革では「かかりつけ医問題は政策的に終わった」と指摘する．

第1節　医療経済・政策学の視点から2022年度診療報酬 改定の問題点を考える

（2022年7月）

はじめに

　2022年度診療報酬改定（以下，今改定）は，大方の予想に反して相当大幅なものとなりました．改定の解説や対応策については多くの医療（経営）雑誌やセミナーでなされています．

　本節はそれらとの重複を避け，医療経済・政策学の視点から，今改定で私が特に問題だと思う以下の5点に絞って述べます．それらは，①実質ゼロ改定，②「手続き民主主義」からの逸脱，③医療の「余裕」が目指されていない，④2つのコストシフティング，⑤地域包括ケア病棟改定は「ハシゴ外し」．私は，今後の医療政策，特に2年後の診療報酬改定を考える上では，②の「手続き民主主義」からの逸脱が一番重大だと判断しています．

1　実質ゼロ改定

　今改定は，公式には，医療「本体」では0.43％の引き上げ，薬価改定等では-1.37％の引き下げとされています．両者を合計した医療「全体」では-0.94％の引き下げとなり，第二次安倍政権初期の2014年度改定で復活した医療「全体」のマイナス改定が，5回連続で続いていると言えます（ただし，最近は医療「全体」改定率という表現は使われていません）．

　医療「本体」の0.43％の引き上げについて，日本医師会中川俊男会長（当時）は，2021年12月22日の記者会見で，「必ずしも満足するものではないが，厳しい国家財政の中でプラス改定になったことについては率直に評価さ

せていただきたい」と述べました.

　しかし，0.43％の引き上げのうち，「不妊治療の保険適用」（0.20％）と「看護職員の処遇改善」（0.20％）は，共にそれぞれ菅義偉前首相，岸田文雄現首相が，中医協の審議前に政治決断した「首相案件（マター）」で，本来は「別枠」として扱われるべきものです.

　しかも，両者の対象はそれぞれ，不妊治療を行う産婦人科と大規模急性期病院（救急搬送件数が年間 200 台以上の医療機関と 3 次救急を担う医療機関. 多くは国公立・公的病院）の看護職員に限られているため，大半の医療機関にとって，これらを除いた引き上げは 0.03％となり，実質ゼロ改定と言えます.

　なお，今改定に深く関与した財務省の一松旬主計官は，「これら 0.40％のプラスのうち公費分については，消費税増収分，すなわち消費税率 8％から 10％に上がった分の増収分で措置することとされていた『社会保障の充実』の残枠を使って実現したものと認識している」と解釈した上で，「残りの 0.03％のプラス」と述べています[1].

　一部では，上記 0.40％を除いた「真水」でも 0.23％プラス改定との報道もありますが，それは「リフィル処方箋導入・活用促進」（-0.10％）と「小児感染防止加算の廃止」（-0.10％）で捻出される 0.20％を加えた数字で，無理があります.

2　「手続き民主主義」からの逸脱

　私は，診療報酬改定を含む医療政策の評価を行う場合，改革の内容の適否と改革の手続きの適否を峻別し，後者については「手続き民主主義」を重視し，「大事なのは内容だけ」，「目的のためには手段を選ばない」という立場はとりません[2]. この視点・スタンスは，2006 年に成立した医療制度改革関連法で，それまでの療養病床育成方針を 180 度転換する介護療養病床廃止と医療療養病床の削減が決められた時に確立しました.

　この視点から見ると，前・現首相の政治決断以上に問題なのは，2021 年

115

12 月 22 日の厚生労働大臣と財務大臣の政治折衝で，中医協ではほとんど議論されていなかったリフィル処方箋の導入・活用が突然決められたことだと思います．これは，診療報酬「本体」の大幅マイナス改定を実現できなかった財務省の土壇場での巻き返しと言われていますが，中医協の審議権の侵害・否定であり，今後これが一般化すると中医協が形骸化してしまいます．

　自民党の羽生田俊参議院議員も，2022 年 4 月 25 日の参議院決算委員会で，中医協の議論を経ずにマイナス改定する項目まで踏み込んだことに違和感を示し，「決して（中医協を）形骸化させないで欲しい」と訴えました．

　私の医療経済学面での恩師の江見康一一橋大学教授（当時）は，中医協等の機能について，口癖のように以下のように述べていました．「一般の商品の需給であれば，それは市場における価格メカニズムによってその均衡が目指されるが，社会保険医療のように価格が統制されている公共サービスの場合は，審議会の意思決定が市場原理に代位する機能を持っている」(3)．

　尾形裕也氏も，今改定では，前回 2020 年度改定と比べて，中医協の審議前に使途を指定したいわゆる「イヤーマーク（earmark）部分が大幅に拡大した」ことを問題視し，「中医協の在り方についてはさまざまな議論がありますが，支払い側，診療側という社会保険制度における基本である『当事者自治』の考え方は十分尊重する必要がある」と指摘しています(4)．

リフィル処方の医療費削減は生じない？

　リフィル処方による医療費削減は約 470 億円（国費 110 億円）と見込まれています．しかし，私は次の 2 つの理由から，財務省や健保連等の思惑に反して，リフィル処方は当面（今後 2 年間）はごく限定的にとどまると予想します．

　1 つは，すでに医師による長期処方が制度化されており，医師にとっても患者にとっても，一定期間ごとに薬局に行かなければならないリフィルより使い勝手が良いからです．もう 1 つは，リフィル処方には，医師会に配慮して，総使用回数の上限は 3 回までとし，1 回当たり投薬期間・総投薬期間についても「医師が患者の病状等を踏まえ，個別に医学的に適切と判断する期

間」という厳しい条件がつけられたからです.

　ただし，今後 2 年間でリフィル処方が普及しなかった場合，2024 年度改定では，日本医師会が「根拠に基づく」反対をしない限り，それの条件が大幅に緩和される可能性が大きいと思います.

　［私の予想通り，リフィル処方箋は普及せず，それによる「医療費効率化効果」は年間 70 億円程度（削減見込み額 470 億円の 15％）にとどまっています（2023 年 11 月 1 日財政制度等審議会制度部会への財務省提出資料「社会保障」39 頁).］

3　医療の「余裕」が目指されていない

　コロナ感染爆発下の医療逼迫で，医療，特に入院医療には「余裕」が必要なことは，医療関係者・厚生労働省関係者だけでなく，河野太郎衆議院議員（コロナワクチン接種対応大臣・当時）も，以下のように認めました.「感染症が国内で拡大したときに備えて，医療の冗長性（同じ予備機能が複数あること）を確保することの重要性を，私たちは身にしみて感じました」[(5)【注】].

　そのために私は，今後後は，病院経営に「余裕」を持たせるための診療報酬改革が不可欠になると判断し，その「具体的目安としては，『地域医療構想』が想定する病床利用率（高度急性期 75％，一般急性期 78％）でも十分に経営が成り立ち，適正利益（売上高比で概ね 5％）が確保できる水準が目指されるべき」と主張しました[(6)]. ただし，これは「私の価値判断で，『客観的』将来予測ではありません」とも述べました.

　今改定に対しては，「急性期病床の看護師配置基準の上限（患者 7 人に対して看護職 1 人）を，日本看護協会が求めているように 5 対 1 に引き上げ，ICU の看護師配置基準も現在の 2 対 1 から 1 対 1 に引き上げるべき」と述べました（文献 6：12 頁）.

　これは決して理想論ではなく，厚生労働省も民主党政権時代の 2011 年 6 月に公表した「医療・介護に係る長期推計」に含まれていた「医療・介護サービスの需要と供給（必要ベッド数）の見込み」の中の「改革シナリオ」（略

称「2025 年の医療モデル」．私は「オリジナル版」と命名）でも，病院への「医療資源の集中投入等」を想定していました．

　具体的には，高度急性期の職員等は 2 倍程度増（単価約 1.9 倍），一般急性期の職員等は 6 割程度増（単価約 1.5 倍），亜急性期・回復期リハビリテーションはコメディカル職員を中心に 3 割程度増（単価 15％程度増），長期療養の職員はコメディカルを中心に 1 割程度増（単価 5％程度増），精神病床の職員はコメディカルを中心に 3 割程度増（単価 15％程度増）とされていました．残念ながらこの画期的推計はその後「自然消滅」しました[7]．

　しかし，迫井正深保険局医療課長（当時）は，2016 年度診療報酬改定の解説論文中の「入院医療の機能分化・強化」の方向を示した図で，「7 対 1 病床等」を一般病棟とし，その水準を超える高度急性期病床（特定集中治療室等）を想定していました[8]．

　残念ながら今改定では，現行の急性期一般入院医療 1（7 対 1 看護）を超える，より高密度の急性期一般入院料（5 対 1 看護等）が設定されなかっただけでなく，急性期一般入院料 1 病床をさらに減らすことが目指されています．

　今改定ではすべての医療で「機能強化」が目指されており，私もこの方向には賛成ですが，それを支える人員増のための手当はほとんど導入されていません．唯一の例外は，重症患者対応体制強化加算です．その結果，多くの病院は医療の質・安全性の向上を図るために職員増を行い，それによる人件費増でそれでなくても低い利益率がさらに低下するか，あるいは職員増を行わないで職員の労働強化・疲弊，さらには職員の退職増を招く危険を冒すという「ジレンマ」に直面する危険があると思います．

　例えば，三橋尚志回復期リハビリテーション病棟協会会長は，今改定で，病棟入棟時の重症患者割合が引き上げられたことについて，「元々のマンパワー，配置人員数からかなり強化した体制でないと患者を安全に管理することができないのではないか」と懸念を示しています[9]．

4　2つのコストシフティング

今改定では2つのコストシフティング（財政移転）が行われました.

1つは「不妊治療の保険診療化」で, これは公費から社会保険料へのコストシフティングです. 私は不妊治療の保険診療化には賛成ですが, それを行う場合には, 2021年度に公費負担された費用に相当する公費を, 医療費「本体」の改定に上乗せすべきだったと思います.

2021年度の不妊治療の公費助成（特定治療費支援事業. 国と都道府県・指定都市・中核市の折半）の金額は公表されていませんが, 元医系技官でこの事業に深く関わった一戸和成氏は国費でおよそ325億円と推計しています[10]. それに対して今改定における不妊治療の保険適用による国費増は100億円にすぎません. つまり, 今回の改定で上記コストシフティングが200億円以上行われたと言えます（保険適用を想定していなかった2020年度の国費負担100億円と比べても, 50億円減です）.

もう1つのコストシフティングは,「高度かつ専門的な急性期医療」や「特定集中治療室」等（いわば「スーパー急性期病床」）強化の財源を, 一般急性期と回復期病床（地域包括ケア病棟と回復期リハビリテーション病棟）と療養病床の点数引き下げで捻出したことです. ここで「スーパー急性期病床」と表現したのは,「高度かつ専門的な急性期医療」や「特定集中治療室」等の施設基準・算定要件が極めて厳しく, 現行の病床機能報告制度で「高度急性期」と報告している病院のごく一部（大半は国公立・公的病院）しか算定できないと思われるからです.

この点については, 猪口雄二全日病会長も, 地域包括ケア病棟や回復期リハビリテーション病棟が「2022年の改定財源になった」と指摘しています（3月26日全日病臨時総会挨拶）.

私は, 近い将来出現するであろう新たな新興感染症に備える「医療安全保障」の視点からも,「スーパー急性期病床」の整備は不可欠と思いますが,

それは，コストシフティングではなく，診療報酬の加算と公費投入によって
なされるべきと思います．

　言うまでもなく，一般急性期と回復期病床，及び療養病床の大半は民間中
小病院であり，その多くが医療法人です．中医協の医療経済実態調査によれ
ば，2021年度の一般病院（医療法人）の「損益差額」はわずか0.1%（新型コ
ロナウイルス感染症の補助金を含めても2.3%）であることを考えると，これ
らの病院にとってはきわめて厳しい改定と言えます．

5　地域包括ケア病棟改定は「ハシゴ外し」

　2番目のコストシフティングである，一般急性期病床，回復期リハビリテ
ーション病棟，及び地域包括ケア病棟の入院料の引き下げ・算定要件の厳格
化のうち，前二者は厳しいが，多くの病院経営者にとっては「想定内」だっ
たと思います．なお，一般急性期入院医療1の算定要件の厳格化を「なんち
ゃって急性期病院の終焉」と歓迎する向きもありますが，私は新しい算定要
件は外科系の救急医療に偏重しており，今後ニーズが急増する高齢者の内科
系急性期医療を担う病院が減少すると危惧します．

　それに対して，地域包括ケア病棟の［点数］引き下げは，減算項目の多さ
という点でも，減算額の多さという点でも，桁が違います．具体的には，以
下の6つです（カッコ内はクリアできない場合の減算）．①在宅復帰率の引き
上げ（-10%），②自院の一般病棟からの転送割合の基準の引き上げ（-15%），
③自宅等からの入院割合・在宅医療等の実績要件の引き上げ（-10%），④入
退院支援1の届け出を行っていない場合の減算の新設（-10%），⑤一般病床
の地域包括ケア病棟では第二次救急医療機関又は救急病院であることの必須
要件化，及び⑥療養病床である場合の減算（一律-5%．例外規定あり）です．
理論的には，これらをすべて満たせない場合は4割を超える減算になります．

　ただし，地域包括ケア病棟についても，減算条件をすべてクリアした上で，
新設分も含めた3つの加算（急性期患者支援病床初期加算，在宅患者支援病床

初期加算，看護補助体制充実加算（新設））を算定できれば，プラス改定になることも見落とせません[11].

診療報酬改定による医療機関の誘導──香取照幸氏の証言

　地域包括ケア病棟は，8年前の2014年度診療報酬改定で，急性期病床（特に一般入院医療料1）を減らすための受け皿として新設され，他病棟に比べて高めの点数が付けられました．しかしそれが予想以上に増えたため，厚生労働省はそれの抑制，「ハシゴ外し」に転じたと言えます．これは，普及・拡大させたい新しい医療行為・基準には高い点数を付けるが，それが厚生労働省の当初予想を超えて普及した場合には一転して点数を引き下げるか，算定要件を厳しくするという，厚生労働省の伝統的な診療報酬点数操作による医療機関誘導政策の最新版と言えます.

　この点について，香取照幸上智大学教授は，若手官僚だった1989年に，人工透析に対する「点数による操作」について，以下のように貴重な証言をしています．「ダイアライザーができたときに，時の政策担当者はどういうことをしたかというと，まず，きわめて高い点数をつけたんです．（中略）言ってみれば，わざと儲かるように設定したわけです．（中略）そうすると，バーッと世の中に普及する．普及したところで，当方（厚生省）としては，だいたいこれくらい供給があれば，医療として満足できるというレベルに行ったところで，バサッと点数を切ったわけです．バサッと切って，あとは競争させて受療率のいいところだけを残している．実際はそういうことをやっているんです．いいやり方か悪いやり方かは別として，私は極めてうまいやり方だと思っています」[12].

　このやり方は，厚生労働省にとっては「極めてうまいやり方」だと思います．しかし，それが度を超し，しかも「手続き民主主義」から逸脱した場合には，医療機関の厚生労働省に対する信頼を失わせ，今後の医療提供体制改革の妨げになります．その代表が，2006年の医療制度改革と診療報酬改定で，介護療養病床の突然の廃止と医療療養病床の診療報酬の大幅引き下げが決定

され，それにより，医療団体，特に療養病床経営者の厚生労働省に対する信頼が一気に消失し，長く「大きなトラウマ」（池端幸彦氏）になったことです．これの回復には，2018年度診療報酬・介護報酬同時改定で「介護医療院」が創設されるまで12年を要しました[13]．

おわりに──大半の医療機関は「活力」を発揮して生き残る

　以上，今改定の5つの問題点を指摘しました．一部の医療機関・医療関係者も，今改定が病院潰しや病床の大幅削減を目指していると悲鳴をあげています．しかし，私は厚生労働省はそこまで考えていないし，実際にそれは生じないと思います．それには2つの理由があります．

　1つは，日本の医療機関，特に大半の民間中小病院は，危機に際して生き延びるという意味での「活力」を持っているからです[14]．もう1つは，厚生労働省もそれを見込んで，点数の引き下げや算定要件の厳格化に概ね半年間の経過期間を設けているからです．

　私は大半の医療機関がそれをクリアし，それにより病院の機能分化と医療機能の向上，さらには今回の改定で重視された病院の地域貢献等が進む可能性があると思います．

　この点について，池端幸彦日本慢性期医療協会副会長・中医協委員が，今回の改定が病院にとって「かなり厳しい」とした上で，「全ての入院機能について，しっかりとした方向性を示した改定」と前向きに評価し，全ての病院が「それぞれに医療機能の得意分野を活かしつつ，如何に地域と連携を密にして効率的効果的な医療を提供し，国民の安心安全を守っていくかということに尽きる」と述べ，今回の改定に対する対策として5本柱をあげているのは示唆に富みます[15]．

　と同時に私は，職員増を伴わない医療機能と医療安全の強化が，職員の労働強化を招き，医療に必要な「余裕」をさらに減らすことを危惧します．私は，医療機能と医療安全の強化のためには，医療機関が診療面でも経営面で

も「余裕」を持つことが不可欠であり，そのためには必要な財源を確保して診療報酬を適切に引き上げることが必要だと考えており，医師会・医療団体が今後，そのための財源確保についても正面から提起することを期待します.

　私自身は，国民皆保険制度が社会保険方式である以上，主財源は保険料，補助的財源は消費税を含めた各種の租税しかあり得ないと判断しています.ただし，その場合，国民健康保険では低所得者への配慮が不可欠です（文献16，6：21-22頁）.

【注】　武田俊彦氏は「余裕のなさ」を3つに整理

　武田俊彦元医政局長は，最近，「日本の病院が抱える余裕のなさ」を，「構造面での余裕のなさ」，「医療従事者の余裕のなさ」，そして多くを担っている民間病院の「経営面での余裕のなさ」の3つに整理し，「それをなんとかやりくりしていたのが，今回のコロナで明るみに出た」と指摘しました[17].

　氏は，さらに「救急医療など，常に一定の病床を確保し，余裕をもった人員体制を整えておく必要性を考えると，これは出来高払いでは解決できない問題です」と述べ，以下のように警告しています.「病院には地域のインフラとしての役割があるわけですから，公費をある程度入れて，医療保険財源で対応するのなら報酬体系に少し手を入れて，患者が来る／来ないにかかわらず，一定程度経営保証がされる仕組みを考えていかないと，ぎりぎりのところで運営して，いざ必要時に手が回らない，それを繰り返してしまうのではという気がします」.

文　献

(1)　「財務省・一松主計官インタビュー」「MEDIFAXweb」2022年5月25日.

(2)　二木立『医療改革　危機から希望へ』勁草書房，2007，128-144頁（「療養病床の再編・削減——手続民主主義と医療効率の視点から」）.

(3)　江見康一「医療費をどう捉えるか」.江見康一編『明日の医療④医療と経済』中央法規，1984，2-15頁.

(4)　尾形裕也「この国の医療のかたち（93）　2022年を迎えて，診療報酬改定，外来機能報告等」「MEDIFAX web」2022年1月19日.

(5)　河野太郎『日本を前に進める』PHP新書，2021，131頁.

(6)　二木立『2020年代初頭の医療・社会保障』勁草書房，2022，11頁.

(7)　二木立『地域包括ケアと地域医療連携』勁草書房，2015，64-77頁（「7対1病床大幅削減方針の実現可能性と妥当性を考える」）.

(8)　迫井正深「平成28年度診療報酬改定が目指したもの」『病院』2016年12月号（75巻12号）：937-943頁.

(9) 三橋尚志「回復期リハビリテーション病棟の目指すべき方向性」『回復期リハビリテーション』21巻1号：24-27頁.

(10) 一戸和成「不妊治療の保険適用について」『健康保険』2021年9月号：6-15頁.

(11) 鈴木学「2022年度診療報酬改定への対応　民間病院の立場から」『月刊／保険診療』2022年6月号：19-22頁.

(12) 田中滋編『ヘルスケアをめぐる産業政策——医療と医薬品産業を考える専門家会議』薬事日報社, 1989, 129頁.

(13) 二木立『地域包括ケアと医療・ソーシャルワーク』勁草書房, 2019, 95頁.

(14) 二木立『TPPと医療の産業化』勁草書房, 2012, 91-99頁（「日本の民間病院の『営利性』と活力）.

(15) 池端幸彦「令和4年度診療報酬改定の概要とその対策」『全国自治体病院協議会雑誌』2022年5月号：35-43頁.

(16) 二木立『医療改革と財源選択』勁草書房, 2009, 32-47頁（「公的医療費増加の財源選択と私の判断」）.

(17) 武田俊彦・神野正博「（対談）これからの病院の外来機能をどう考えるか」『病院』2022年6月号（81巻6号）：467-472頁.

第2節　岸田内閣の「骨太方針2022」の社会保障・医療改革方針を複眼的に読む

（2022年8月）

はじめに

　岸田文雄内閣は2022年6月7日，以下の3文書を閣議決定しました．「経済財政運営と改革の基本方針2022」（以下，「骨太方針2022」），「新しい資本主義のグランドデザイン及び実行計画」（以下，「グランドデザイン」），「規制改革実施計画」．本節では，主に「骨太方針2022」に含まれる社会保障・医療改革方針を検討します．

　その際，それに先だって5月に公表された全世代型社会保障構築会議「議論の中間整理」（以下，「中間整理」）と財務省・財政制度等審議会「建議」（以

下，財政審「建議」），及び菅義偉内閣の「骨太方針2021」の記述との関係・異同に注目します．併せて，2013年の「社会保障制度改革国民会議報告書」（以下，「国民会議報告書」）の提案が一部復活していることにも注意を喚起します．

1　「新しい資本主義」は掛け声倒れ

「骨太方針2022」の副題は「新しい資本主義へ〜課題解決を成長のエンジンに変え，持続可能な経済を実現〜」という壮大なもので，「骨太方針2021」の副題が「日本の未来を拓く4つの原動力〜グリーン，デジタル，活力ある地方創り，少子化対策〜」と実務的（？）であったのと対照的です．

言うまでもなく，「新しい資本主義」は岸田首相の金看板ですが，「骨太方針2022」にも，「グランドデザイン」にも，それの定義や全体像は示されていません[注1]．「骨太方針2022」には，ロシアのウクライナ侵略に対応した防衛費の大幅増額（GDP対比2%への引き上げの示唆）や，デジタルトランスフォーメーション（DX）等5つの「重点投資分野」が示されていますが，それの財源確保にはほとんど触れていません．

この点については，ふだん岸田内閣・自公政権に好意的な「日経」や「読売」も，6月8日の社説の見出しで，それぞれ「成長も財政も骨太さを欠く岸田プラン」，「財政運営の先行きが見えない」と批判しています．

2　こども政策の財源確保は「骨太方針2021」と同文

実は，財源確保については1つだけ，以下の例外的記述があります．「こどもに負担を先送りすることのないよう，応能負担や歳入改革を通じて十分に安定的な財源を確保しつつ，有効性や優先順位を踏まえ，速やかに必要な支援策を講じていく．安定的な財源の確保にあたっては，企業を含め社会・経済の参加者全員が連帯し，公平な立場で，広く負担していく新たな枠組み

についても検討する」(14頁).

しかし，これは「骨太方針2021」の記述（17頁）とほぼ同文です．こども政策は全世代型社会保障改革の「一丁目一番地」（香取照幸上智大学教授）[1]とされていることを考えると，この熱量の低さ・手抜きぶりには驚かされます．

このことに象徴されるように，「骨太方針2022」の社会保障・医療改革方針の大半は「骨太方針2021」の踏襲・焼き直しですが，以下，敢えて「新しさ」に注目します．

3　全世代型社会保障の3つの小さな新しさ

全世代型社会保障については，「骨太方針2021」に比べて，以下の3つの小さな新しさがあります．

第1は理念面で，「全世代型社会保障の構築に向けて，世代間の対立に陥ることなく，全世代にわたって広く基本的な考え方を共有し，国民的な議論を進めていく」と書かれたことです（31頁）．私はこれは非常に重要な視点だと思います．

ただし，これは2013年「国民会議報告書」の以下の記述を9年ぶりに復活させたものです：「全世代型の社会保障への転換は，世代間の財源の取り合いをするのではなく，それぞれ必要な財源を確保することによって達成を図っていく必要がある」(9頁).

第2は制度面で，岸田首相の社会保障改革の金看板である「勤労者皆保険」について以下のように書いていることです：「勤労者皆保険の実現に向けて，被用者保険の適用拡大の着実な実施や更に企業規模要件の撤廃・非適用業種の見直しの検討，フリーランス・ギグワーカーへの社会保険適用について被用者性の捉え方等の検討を進める」(31頁).　この記述は抽象的ですが，「中間整理」ではもう少し具体的に書かれており，今後それが実現することを期待します．

第3は社会保障の射程範囲の拡大で，「2040年頃を視野に入れつつ，コロ

ナ禍で顕在化した課題を含め，2023 年，2024 年を見据えた短期的課題及び中長期的な各種の課題を全世代型社会保障構築会議において整理し，中長期的な改革事項を工程化した上で，政府全体として取組を進める」と書かれたことです（31 頁）．私は全世代型社会保障構築会議が，「中長期的な改革事項」として，「社会保障機能強化」のための財源確保策についても示すことを期待します．

4　医療制度改革の大半は前年踏襲

　医療制度改革についても新味はありません．その象徴が，「これまでの骨太方針 2021 等に沿って着実に進める」との惰性的表現です（31 頁）．

　言葉としては「医療・介護分野での DX」が新しいと言えます．これは「骨太 2022」の第 2 章 1「新しい資本主義に向けた重点投資分野」の 5 番目の「デジタルトランスフォーメーション（DX）への投資」の，医療・介護版です．「骨太方針 2022」は DX を 24 回も使っています．「骨太方針 2021」も 17 回使っていましたが，医療・介護分野では使わず，DX への投資にも触れませんでした．

　ただし，これとほぼ同じ内容は「骨太方針 2021」にも詳細に書かれており，私はそれを検討した際，「数少ない新しさは，医療・介護における情報共有と利活用が強調されていること」と書きました[2]．例えば，「骨太方針 2022」には「電子カルテ情報の標準化等」が書かれており，私もそれは必須と思いますが，「骨太方針 2021」でも「電子カルテ情報や介護情報の標準化の推進」が謳われていました（32 頁）．言うまでもありませんが，医療 DX への投資の財源にはまったく触れていません．

5　かかりつけ医機能が発揮される制度整備

　医療制度改革でほとんど唯一の新しさは，「かかりつけ医機能が発揮され

127

る制度整備を行う」と書かれたことです（31 頁）．これは，「骨太方針
2021」の「かかりつけ医機能の強化・普及等」（31 頁）より少し踏み込んで
います．これは「中間整理」の「かかりつけ医機能が発揮される制度整備」
（5 頁）を踏襲したと言えます．

　実は，財政審「建議」は，これよりもはるかに踏み込んで，以下のように
提案しています．「かかりつけ医機能の要件を法制上明確化」し，「これらの
機能を備えた医療機関をかかりつけ医として認定するなどの制度を設けるこ
と，こうしたかかりつけ医に対して利用希望の者による事前登録・医療情報
登録を促す仕組みを導入していくこと」（38 頁）．しかも，「認定を受けたか
かりつけ医による診療について定額の報酬も活用して評価していく一方で，
登録をしておらず医療機関側に必要な情報がないにもかかわらずあえてこう
したかかりつけ医に受診する患者にはその全部又は一部について定額負担を
求めることを，かかりつけ医の制度化に併せて検討していくべきである」
（45 頁）．

　今後，「かかりつけ医機能が発揮される制度整備」の検討が行われる際，
財務省がこの提案を再び持ち出すことは確実ですが，複数の法改正を必要と
する改革が全面的に実現する可能性はほとんどないと思います．なお，財務
省はプライマリケアや定額報酬が医療費を抑制すると思っているようですが，
国内的・国際的経験でそれは否定されています（これのエビデンスは本書第 2
章第 2 節で詳述しました）．

　ただし，私も，「かかりつけ医機能が発揮される制度整備」は必要と判断
しています．その際，2013 年の「国民会議報告書」が提起したが，その後 9
年間「棚晒し」にされていた，フリーアクセスの定義の見直し（「いつでも，
好きなところで」から，「必要な時に必要な医療にアクセスできる」へ），及び
「この意味でのフリーアクセスを守るため」の「緩やかなゲートキーパー機
能を備えた『かかりつけ医』の普及」（24 頁）が議論の出発点になると思い
ます．

　なお，健保連幹部は，最近，かかりつけ医機能について，財政審「建議」

の硬直的提案と異なる，柔軟・現実的発言をしています【注2】．そのため，私は日本医師会新執行部が「かかりつけ医機能が発揮される制度整備」について柔軟な方針を示せば，今後，社会保障制度審議会各部会や中医協等で，日本医師会・病院団体側と健保連等の支払い側との間で合意が実現する可能性は十分あると思います．

6　「ヘルスケアの産業化」が消失

　2021 年「骨太方針 2021」を検討した際，私は安倍内閣時代の「骨太方針」と異なり，「予防・健康づくり」の項目が消失したことに注目しましたが，それには安倍内閣時代の常套句だった「予防・重症化予防・健康づくりサービスの産業化」も残っていました[(2)]．

　「骨太方針 2022」にも，「リハビリテーションを含め予防・重症化予防・健康づくりを推進する」（33 頁）という表現はあるし，それは妥当だと思いますが，「産業化」という表現は使われていません．このことは，岸田内閣の下で経済産業省の影響力が消失したことを象徴していると言えるかもしれません．

7　医薬品・薬価制度改革の記述がほとんどない !?

　「骨太方針 2022」の医療・社会保障改革の記述の「骨太方針 2021」との最大の違いは，医薬品・薬価制度改革についての記述がほとんど消えていることです．

　「骨太方針 2021」 の「社会保障改革」の項では，以下のように詳細に書かれていました．「革新的な医薬品におけるイノベーションの評価の観点及びそれ以外の長期収載品等の医薬品について評価の適正化を行う観点から薬価算定基準の見直しを透明性・予見性の確保にも留意しつつ図るとともに，OTC 類似医薬品等の既収載の医薬品の保険給付範囲について引き続き見直

しを図る．（中略）後発医薬品の品質及び安定供給の信頼性の確保，新目標についての検証，保険者の適正化の取組にも資する医療機関等の別の使用割合を含む実施状況の見える化を早期に実施し，バイオシミラーの医療費適正化効果を踏まえた目標設定の検討，新目標との関係を踏まえた後発医薬品調剤体制加算等の見直しの検討，フォーミュラリの活用等，更なる使用促進を図る」（31 頁）．

　ところが，「骨太方針 2022」の（全世代型社会保障の構築）の項では，これに対応する記述がほとんど消失しています．唯一の例外は，「バイオシミラーについて，医療費適正化効果を踏まえた目標値を今年度中に設定し，着実に推進する」と書かれていることです（33 頁）．逆に，「グランドデザイン」の「科学技術・イノベーションへの重点的投資」は，「治療薬・ワクチンの開発」をあげています（14 頁）．

　私は長年「骨太方針」を検討してきましたが，こんなことは初めてです．この理由として，近年，医薬品費が過度に抑制され，その弊害として，後発医薬品の慢性的品不足と，日本の製薬企業の創薬力の低下が生じ，岸田内閣もその重大性に気づいたためと，私は推察します．なお，一般には超高額医薬品の保険収載により近年薬剤費が高騰していると思われていますが，薬剤費総額は 2015 年度以降漸減しています（2010 年度対比で，2015 年度 121.3，2018 年 116.6．財政審「建議」資料 II -1-49）．

　それに対して，財政審「建議」は，例年通り，「(3) 医療」の「③診療報酬・薬価」の項の「オ）薬価改定」で，7 項目・7 頁に渡って，従来の主張を繰り返しています（46-52 頁）．最後の g）には「薬剤費総額に係るマクロ経済スライド制度の検討」も含まれます．「かかりつけ医の制度化」提案と同じく，ここにも，財政再建を至上命令とし，実現可能性のない提案を繰り返す財務省の硬直的姿勢が表れていると言えます．

8　地域共生社会づくりの小さな新しさ——「住まい」が含まれた

　最後に,「地域共生社会（づくり）」については, 第 2 章 2 (2)「包摂社会の実現」の（共生社会づくり）の項（14-15 頁）と第 4 章 2 の（全世代型社会保障の構築）の項（31 頁）で述べられています. それに対して,「地域包括ケア（システム）」への言及はありませんが, これは「骨太方針 2021」でも同じでした.

　地域共生社会（づくり）の記述は, 大枠では「骨太方針 2021」と同じですが, 私は「骨太方針 2022」が,「独居の困窮者・高齢者等に対する相談支援や**医療・介護・住まいの一体的な検討・改革等地域共生社会づくりに取り組む**」と,「地域共生社会づくり」に「住まい」を新たに含んだことに注目しました（31 頁）. これは「中間整理」が「『地域共生社会』づくり」の項で,「住まいをいかに確保するかは老齢期を含む生活の維持にとっても大きな課題となるため, 制度的な対応も含め検討していくことが求められる」（4 頁）と提言したことを反映したものと思います. 住まいの確保・住宅政策は日本の（広義の）社会保障の歴史的弱点であり, 今後,「住まい」が地域共生社会づくりにおいて, 医療・介護と一体的に検討されることを期待します.

　なお,「中間整理」の「『地域共生社会』づくり」の項は,「ソーシャルワーカーによる相談支援や, 多機関連携による総合的な支援体制を整備していくことが重要である」とも強調していたのですが,「骨太方針 2022」の「地域共生社会（づくり）の記述には, 残念ながら,「ソーシャルワーカー」は含まれませんでした.

　他面, 第 4 章 5「経済社会の活力を支える教育・研究活動の推進」には,「SC・SSW［スクールカウンセラー, スクールソーシャルワーカー］の配置の促進等を通じた重大ないじめ・自殺や不登校への対応」という表現が新たに盛り込まれました（35 頁）.

おわりに――参院選挙後の見通し

　以上，「骨太方針2022」の医療・社会保障改革方針を複眼的に検討し，そ
れの新味はごく少ないことを指摘しました．この理由の1つは，岸田首相が
7月の参議院議員選挙勝利という「守りの姿勢」に徹し，国民や関係団体の
反発を招く危険のある改革をほとんど棚上げしたためかもしれません．

　岸田首相は，思惑通り参議院議員選挙で大勝し，国政選挙がない「黄金の
3年間」を手に入れたため，今後，医療・社会保障の「大改革」が進むとの
期待・危惧を持つ方が少なくありません．それに対して，権丈善一慶應義塾
大学教授は，過去の歴史を踏まえて，「今後3年，政治が安定すれば，逆に
何も動かないかもしれない」と指摘しています⁽³⁾．私も，岸田内閣が医療・
社会保障改革に不可欠な財源確保に取り組む姿勢を見せていないことを踏ま
えると，権丈氏の予測の方が妥当と判断しています．私は医療制度改革につ
いては，「かかりつけ医機能が発揮される制度整備」が事実上唯一の争点に
なると思いますが，本文に書いたように，財政審「建議」が提案した登録制
のかかりつけ医が法制化されることはないと思います［本書第1章参照］．

　　【注1】「新しい資本主義」のキーワードは官民連携（投資）？
　　　岸田内閣の「新しい資本主義」の特徴について，多くの論評は「成長と分配を
　　ともに高める」に注目していますが，私はそれよりも，「官民連携（投資）」の方
　　が重要と思います．
　　　「骨太方針2022」は「官民連携」を15回も使い，しかもそのうち7回「投資」
　　と結びつけています．「骨太方針2021も「官民連携」を5回使っていましたが，
　　投資とは結びつけていませんでした．一番特徴的な表現は「新しい資本主義の中
　　核となる『新たな官民連携』の取組」（11頁）です．
　　　この点に関して，姜尚中氏が，次のように述べているのは的を射ていると思い
　　ます⁽⁴⁾．「岸田文雄首相の経済政策『新しい資本主義』は『成長か分配か』では
　　なく，『エコノミー』から『ポリティカルエコノミー』へのシフトにあるとみるべ
　　きです」，「新しい資本主義と［第二次大戦前に革新官僚等が提唱した］新しい経
　　済体制は，国家を中心とする社会・経済体制の再編成という点で重なっています．

そうした国家を中心とするポリティカルエコノミーによる体制の移行を，経済人類学者の K・ポランニーは『大転換』と呼びました」，「すべては市場に聞け，政治は介入するなというエコノミーの時代は終わり，ポリティカルエコノミーの時代へと移り変わろうとしています．問題の争点は成長か分配かではなく，ポリティカルエコノミーの『ポリティカル』の内実です．それは［戦前のような］国家主義的な統制になるのか，自由民主主義的な統制になるのかによって大きく異なってくるはずです．岸田政権は残念ながら，前者に近づきつつあるようです」．

　なお，通常の経済学説史では，ポリティカルエコノミーは 18-19 世紀の古典派経済学を指して用いられており，姜尚中氏・ポランニーの用法とは異なります．

【注 2】　幸野庄司健保連参与のかかりつけ医の機能強化についての柔軟・現実的な発言

　健保連の論客である幸野庄司氏（健保連参与）は，最近の雑誌インタビューで，「かかりつけ医機能が強化されなければ，患者の大病院志向は是正されない」とした上で，以下のように「かりつけ医の強化」を主張しています．[5] 掲載誌は医療関係者にはなじみがないと思うので，少し詳しく紹介します．

○「まずは国民それぞれがバラバラなイメージで使っている『かかりつけ医機能』を，国が法制上明確に位置づける必要があります．医師会と 4 病院の定義もありますが，国民目線の定義が必要で，かかりつけ医の要件としては『患者をよく知っている』『患者の多様なニーズに対応できる』『国民・患者に選ばれる』ことが基本になります」．

○「診療報酬の整理も必要です」．

○「最終的には，一定の制度化が検討課題になると思います．制度化といっても様々な方法があり，『機能の明確化』『国による認定』『医師と患者の同意による登録制』『かかりつけ医以外を受診した場合の定額負担』などが議論されるものと考えられます」

○「G P［総合医］制度をアクセス制限とリンクさせることへの懸念は理解していますが，フリーアクセスは今後も堅持すべきです．ただし，フリーアクセスとは『いつでも，どこでも，誰でも』ではなく，『必要な時に必要な医療を受けられる』という考え方を国民に浸透させる必要があるでしょう」．

文　献

(1)　香取照幸「（インタビュー）『一丁目一番地』は子ども政策」「毎日新聞」2022 年 5 月 5 日朝刊．

(2)　二木立「菅内閣の『骨太方針 2021』の社会保障・医療改革方針を複眼的に読む」『文化連情報』2021 年 8 月号（521 号）：18-24 頁（『2020 年代初頭の医療・社会保障』勁草書房，2022，68-79 頁）．

(3)　権丈善一・香取照幸「（対談）全世代型社会保障構築会議メンバーが語る 参

院選後，社会保障改革はどうなる？」『週刊東洋経済』2022年7月9日号：
50-51頁.
　(4)　姜尚中「国家主義的な統制に傾く岸田政権の『新しい資本主義』」『AERA』
　　　2022年6月20日号：5頁.
　(5)　幸野庄司「(インタビュー)「入院医療と同様に外来医療の『見える化』を行
　　　うことは重要」『The Journal of JAHMC（日本医業経営コンサルタント協会機
　　　関誌)』2022年6月号：9-11頁.

第3節　「全世代型社会保障構築会議報告書」を複眼的に読む

（2023年2月号）

はじめに

　全世代型社会保障構築会議（座長・清家篤元慶應義塾長．以下，「構築会議」）
は2022年12月16日に「報告書」をまとめ岸田文雄首相に提出し，同日，
全世代型社会保障構築本部はそれに基づく取り組みを進めることを決定しま
した．2023年（以降）の社会保障改革は，「報告書」で示された改革の方向
性・提案の社会保障審議会各部会等での議論・具体化を経て，進められるこ
とになります．本節では，「報告書」の内容を過去の類似の報告書と比較し
つつ，複眼的に検討します

1　「報告書」の構成と過去の2つの報告書との比較

　「報告書」は本文25頁で，短い「Ⅰ．はじめに」を除いて，「Ⅱ．全世代
型社会保障の基本的考え方」（総論）と「Ⅲ．各分野における改革の方向性」
（各論）の2部構成です．Ⅲは次の4本柱です．「1．こども・子育て支援の
充実」，「2．働き方に中立的な社会保障制度等の構築」，「3．医療・介護制度

の改革」,「4.『地域共生社会』の実現」.

4本柱の各論の最後に, それぞれ「今後の改革の工程」が示されています. 「医療・介護制度の改革」では, それは①足元の課題, ②来年［2023年］, 早急に検討を進めるべき項目, ③2025年度までに取り組むべき項目の3つに分けて示されています（他の柱は①と②, または①のみ）. これにより,「構築会議」の考えている改革の優先順位が分かります.

菅義偉内閣時代の「全世代型社会保障検討会議最終報告」（2020年12月）がわずか5頁にすぎず, 内容的にも少子化対策と医療改革（後期高齢者の2割負担導入）のみで, 分量・内容とも史上「最薄」であったのと比べると, よほど充実しています[1].「最終報告」がごく短期の検討をしていたのに対して,「報告書」は「2040年頃までを視野に入れ」ています.

しかし, 2013年の「社会保障制度改革国民会議報告書」（本文46頁. 以下, 2013年報告書）と比べると新味に欠けます. 2013年報告書は,「医療・介護分野の改革」に限定しても,「医療・介護サービスのネットワーク化」,「競争よりも協調」,「データに基づく医療システムの制御」,「病院完結型医療」から「地域完結型医療」への転換,「治す医療」から「治し・支える医療」への転換等, その後の医療制度改革の指針となった多くの斬新な提案をしましたが, 今回の「報告書」にはそれに匹敵する提案は含まれていません[2].

以下, 報告書の記述順に検討します.

2 「社会保障の機能強化」の消失と財源確保の先送り

「全世代型社会保障の基本的考え方」（総論）は,「最も緊急を要する取組は, 『未来への投資』として, 子育て・若者世代への支援を急速かつ強力に整備すること」であり,「子育て費用を社会全体で分かち合い, こどもを生み育てたいと希望する全ての人が, 安心して子育てができる環境を整備することこそ何よりも求められている」と強調し,「全世代型社会保障の基本理念」として, 以下の5点を提起しています（5-7頁. 番号は二木）. ①「将来世

135

代」の安心を保障する．②能力に応じて，全世代が支え合う．③個人の幸福とともに，社会全体を幸福にする．④制度を支える人材やサービス提供体制を重視する．⑤社会保障のDX（デジタルトランスフォーメーション）に積極的に取り組む．

　私は，少子化・人口減少が日本に限らず世界的趨勢であること，特に日本も属する東アジアの諸国・地域では少子化（出生率低下）が日本を上回るスピードで進んでいることを考えると，少子化対策の有効性（出生率低下の反転・急上昇）には疑問を持っていますが，この「基本理念」，およびこの理念に沿った取組を「時間軸」と「地域軸」の2つの視点から進めることには大枠で賛成です．私は，特に「基本理念」の③が，社会保障における「消費」の重要性を繰り返し強調していることに大いに共感しました．

　しかし，「報告書」からは，2013年報告書が強調していた「社会保障の機能強化」が，「こども・子育て支援の充実」を除いて消えており，今後の社会保障費増加を賄う「財源確保」の具体策・選択肢についてもほとんど触れていません．ただし，この点で構築会議を責めるのは酷で，「報告書」取りまとめ時期に，岸田首相が防衛費の対GDP比2倍化のための財源確保のために全力を注ぎ，社会保障の財源確保の議論が封印されたためと言えます．

　しかも2013年報告書が，前年に当時の与野党（民主党と自民党・公明党）合意で成立していた「社会保障・税一体改革」（消費税率の5％から10％への引き上げによる安定税源確保）の具体化のためにまとめられたのに対して，今回の「報告書」は財源の裏付けのないまま，いわば片肺飛行で社会保障改革をまとめざるを得なかったという根本的違いがあります．

　私自身は，コロナ感染爆発直後から，東日本大震災後の「復興特別税」と同様の「コロナ復興特別税」（仮称）を導入し，それを保健・医療の充実等に使うことを提唱していました．[3] しかし，「復興特別税」が防衛費倍増の原資に（私からみると）「流用」されることになり，この可能性がなくなったのは残念です．医療団体が以前から医療費増の財源として提案していたたばこ税増税も，防衛費増に使われることになりました．

3 こども・子育て支援と勤労者皆保険は評価できる

　各論の 4 つの柱のうち，「1. こども・子育て支援の充実」は，唯一「充実」を謳い，「将来的にこども予算の倍増を目指していく」としています（9 頁）．私もそれに大賛成ですが，そのためには数兆円の新たな財源が必要です．しかし，「報告書」は「恒久的な施策には恒久的な財源が必要」と抽象的に書いているだけです．

　これの唯一の例外は，「報告書」に先だって岸田首相が公約した出産育児一時金を 2023 年 4 月から 50 万円に引き上げるための財源で，「現役世代・後期高齢者の保険料負担額に基づいて，後期高齢者医療制度が出産育児一時金に係る費用の一部を支援する仕組みを導入すべきである」と明言しています（10 頁）．これは，「世代間対立に陥ることなく」「能力に応じて，全世代が支え合う」という「全世代型社会保障の［第 2 の］基本理念」に沿っているので，「制度改正に伴って，低所得者層の保険料負担が増加しないよう配慮」（17 頁）されるなら，私もこの方向に賛成です．

　各論の「2. 働き方に中立的な社会保障制度等の構築」の中心は「勤労者皆保険の実現に向けた取組」です（13 頁）．これらは国民皆保険・皆年金制度の実質化（対象拡大）と財政基盤の強化に資するため，私も賛成です．

4 医療・介護制度の改革

　各論の「3. 医療・介護制度の改革」は，①医療保険制度，②医療提供体制，③介護，④医療・介護分野等における DX の推進の 4 区分です．

　①のうち，「後期高齢者医療制度の保険料負担の在り方の見直し」（賦課限度額及び所得割率の引き上げ）と「被用者保険間の格差是正」（17-18 頁）は，応能負担は保険料を対象にして，窓口自己負担には適用すべきでないとの社会保険・社会保障の原則に照らせば，妥当と思います．私は応能負担を徹底

させるために，保険料の賦課対象に金融資産を含めることも検討すべきと考えます.

　①と逆に③で，介護保険料の応能負担の強化にまったく触れていないのは，岸田政権からの「先送り」要請があったためと推察します．④には特に新味はありません.

　小さいことですが，③介護の項で，「報告書」は地域包括ケア（システム）について「**高齢者**ができる限り住み慣れた地域で暮らし続けることができるよう……」と書いています（20頁）．これは，現在の地域包括ケア（システム）が対象を高齢者に限定していることの追認であり，「全世代型」地域包括ケア（システム）への「深化・推進」をめざしていないのは残念です.

　地域包括ケアの理念・概念整理と政策形成の「進化」を長年主導してきた「地域包括ケア研究会」（座長：田中滋慶應義塾大学大学院院教授．当時）も，2012年度報告書で，「地域包括ケアシステムは，元来，高齢者に限定されるものではなく，障害者や子どもを含め，地域のすべての住民にとっての仕組みである」と主張し，2015年度と2016年度の報告書でも，そのことを繰り返し確認しています[4].

　この点とも関わりますが，「報告書」が地域包括ケア（システム）と地域共生社会を，それぞれ各論の3と4で別個に縦割りで論じているのも残念です．私は両者を統合し，各地域で，**医療を含んだ地域共生社会づくり＝全年齢・全対象型地域包括ケアを進める**のが現実的と考えています．これは，法改正を伴わなくても，各自治体や各地域の裁量で実施可能です[4].

5　「かかりつけ医機能が発揮される制度整備」は穏当

　順番が逆になりましたが，②医療提供体制は全体の4分の3（72行中39行）を「かかりつけ医機能が発揮される制度整備」が占めます（18-19頁）．これはこの種の報告書としては異例です.

　実は，2013年報告書も「かかりつけ医（診療所の医師）」については5回

も言及していました．特に有名なのは，「必要な時に必要な医療にアクセスできる」という「意味でのフリーアクセスを守るためには，緩やかなゲートキーパー機能を備えた『かかりつけ医』の普及は必須」，「医療機関間の適切な役割分担を図るため，『緩やかなゲートキーパー機能』の導入は必要」という問題提起です（24, 35頁）．しかし，この問題提起に沿った制度改正はその後9年間行われませんでした．他面，実態的には，この間，地域医療構想と診療報酬改定による誘導，及び医療機関の「自助・互助」により，多くの地域で「医療機関間の役割分担」，機能分化と連携が相当進んだと思います．

「かかりつけ医」がクローズアップされた直接のきっかけは，2022年6月の「骨太方針2022」に「かかりつけ医機能が発揮される制度整備を行う」との一文が盛り込まれたことです．それ以降，「日本経済新聞」や一部の研究者・ジャーナリスト，指導的プライマリケア医はそれを「かかりつけ医の制度化」と読み替え・誤読し，さらに彼らの一部はイギリス流の登録制・人頭払い制の導入が必要・必至と主張しました[(5)]．

しかし，大山鳴動鼠一匹．「報告書」の提案はごく穏当なものに落ち着きました．「報告書」は6つの「制度整備」を提案していますが，私は以下の4つめの制度整備が一番重要と考えます．

「かかりつけ医の活用については，**医療機関，患者それぞれの手挙げ方式，すなわち，患者がかかりつけ医機能を担う医療機関を選択できる方式とする**ことが考えられる．そのため，医療機能情報提供制度を拡充することで，医療機関は自らのかかりつけ医機能に関する情報について住民に分かりやすく提供するとともに，医療機関が自ら有するかかりつけ医機能を都道府県に報告する制度を創設する……．（中略）また，**医師により継続的な管理が必要と判断される患者に対して，医療機関がかかりつけ医機能として提供する医療の内容を書面交付などにより説明する**ことが重要である」（19頁）．

「報告書」の提案は，日本医師会が2022年11月に発表した「地域における面としてかかりつけ医機能を発揮する制度整備に向けた」提言とも大枠で共通しており，今後，「かかりつけ医機能が発揮される制度整備」が進むと

思います．社会保障審議会医療部会は「報告書」がまとめられた直後の 12 月 23 日に「医療提供体制の改革に関する意見」をまとめ，その中で「かかりつけ医機能が発揮される制度整備」について，「かかりつけ医機能報告制度の創設」等，「報告書」よりもさらに踏み込んだ「意見」を述べています．

　ここで一言．私は「報告書」を読んで，2022 年 5 月に発表された「議論の中間整理」（5 頁）に書かれていた，「**今回のコロナ禍により，かかりつけ医機能などの地域医療の機能が十分作動せず総合病院に大きな負荷がかかる**などの課題に直面した」という（私から見て）不正確で，しかも診療所医師に侮蔑的とも言える表現が削除されたことに注目しました．なお，「総合病院」という名称は 1997 年施行（26 年前）の第三次医療法改正時に廃止されており，法的には「死語」であり，公式文書に用いるのは不適切です．

　「報告書」ではこれに相当する部分は，以下の中立的表現に変わりました．「コロナ禍での経験は，今後の高齢者人口の増加と生産年齢人口の急減を前にして，限りある資源を有効に活用しながら，地域における医療・介護ニーズの増大に的確に対応することの必要性を強く意識させるものとなった」（17 頁）．「議論の中間整理」の表現の削除理由は不明ですが，これにより今後，制度整備について医療者側と行政側，利用者側との冷静な対話が進むと期待できます．

6　「『地域共生社会』の実現」で注目すべき 3 点
──「ソーシャルワーカー等の確保・育成」等

　最後に「4.『地域共生社会』の実現」（23-26 頁）について，簡単に検討します．私は，以下の 3 つの記述に注目しました．

　第 1 は，2013 年「報告書」と同様に，「住民同士が助け合う『互助』」という表現が使われた反面，社会保険という意味での「共助」がまったく使われていないことです．それどころか，従来の同種報告書で定番的に使われていた「自助・共助・公助」もまったく使われていません．

　ちなみに，2013年報告書は，「共助」を「自助の共同化」と説明した上で，社会保険の意味で用いていました[2]．菅内閣時の「全世代型社会保障検討会議最終報告」は「共助」を（菅首相の用法に合わせて？）「家族や地域」の意味で使いましたが，「互助」は用いませんでした[1]．

　なお，報告書は「地域における支え合い機能の低下」を「人口減少が急速に進む地域」に限定していますが（23頁），支え合い機能の低下は都市部でも生じており，「互助」に依存した「コミュニティー機能の強化」は困難であり，「公助」（国・自治体の財政的支援など）の強化も不可欠だと思います．私ごとで恐縮ですが，これは2022年4月に地元の町内会長をお引き受けし，「地域デビュー」した私の実感でもあります．

　第2は，同じく政府の検討会の公式文書に初めて，「ソーシャルワーカー等の確保・育成」が盛り込まれたことです（24頁）．実は，厚生労働省の公式文書も，同省の社会福祉分野の検討会の報告書も，「地域力強化検討会最終とりまとめ」（2017年）を唯一の例外として，ソーシャルワーカーという用語の使用をほとんど（恐らく意識的に）避けています[6]．このような厚生労働省のソーシャルワーカー軽視を踏まえれば，「地域共生社会の実現」の「(2) 取り組むべき課題」の「①一人ひとりに寄り添う支援とつながりの創出」に「ソーシャルワーカー等の確保・育成」が掲げられたこと，及び「来年度，実施・推進すべき項目」に「多様な専門性や背景を持つソーシャルワーカーの確保・活用のための取組」が含まれたことは，画期的と言えます（24頁）．このような記述が加わったことには，2020年に成立した改正社会福祉法の参議院附帯決議に，地域共生社会を実現するための重層的支援体制整備「事業を推進するに当たっては，社会福祉士や精神保健福祉士が活用されるよう努めること」という表現が含まれたことが影響しているのかも知れません[6]．

　私は「ソーシャルワーカー等の確保・育成」の項で述べられている，「一人の人材が複数の分野にわたる専門的知識を習得できるような工夫」や，「学び直しや中高年の参加の促進」にも賛成です．しかし，「複数分野の資格

の取得」には理念的にも実務的にも課題が多いので，医療・福祉の専門職団体や養成校組織の意見を踏まえ慎重に検討すべきと思います．実は，「医療，介護，福祉の専門資格について，複数資格に共通の基礎課程を設け」ることは，2016年の安倍内閣の閣議決定「ニッポン一億総活躍プラン」に初めて盛り込まれました[7]．しかし，その後社会保障審議会各部会や各種検討会での公式の議論はほとんどされておらず，厚生労働省社会・援護局内で「水面下」の検討が進んでいるようです．

　第3に，「『地域共生社会』の実現」の「取り組むべき課題」の第2に「住まいの確保」が掲げられ24行も記述されたことです（25頁）．日本の広義の社会保障では歴史的に住宅政策が極端に弱かったことを考えると画期的です．これは，2022年6月の閣議決定「骨太方針2022」に「医療・介護・住まいの一体的な検討・改革等地域共生社会づくりに取り組む」とチラリと，しかし初めて書かれたことの具体化とも言えます[4]．

　私は，「報告書」が「住宅政策」ではなく，「住まい政策」という新語を，国レベルの報告書としては初めて用いていることも非常に重要と思います．日本の住宅政策は伝統的に「持ち家政策」偏重で，持ち家を購入できない低所得層への施策が軽視されてきたからです．それに対して，「報告書」は「②住まいの確保」の冒頭で，以下のように格調高く書いています．「今後，地域社会を取り巻く環境が変化する中で，独居高齢者，生活困窮者をはじめとする地域住民が安心して日々の生活を営むことができるよう，入居後の総合的な生活支援も含めて，地域住民の生活を維持するための基盤となる住まいが確保されるための環境整備が必要である」（25頁）．

　なお，「地域共生社会」と異なり，「地域包括ケアシステム」には法律上の定義でも，5本の柱の1つに「住まい」が含まれています（2013年の社会保障改革プログラム法第4条第4項及び2014年の医療介護総合確保推進法第2条第1項）．これに先立って，宮島俊彦前老健局長は，地域包括ケアシステムの「住まいとケア」について検討した際に，「低所得者の高齢者の住宅問題」の深刻さを詳細に述べ，「低所得者の住宅手当について，本格的に検討する時

期を迎えている」等と先駆的に主張しました[8].

ただし，「報告書」が，地域共生社会や地域包括ケアの実践で模索されている「街（地域）づくり」については，チラリとしか触れていないのは残念です．

おわりに

以上，「全世代型社会保障構築会議報告書」の内容を，過去の類似の2つの報告書と比較しつつ，複眼的に検討しました．私は「社会保障の強化」に不可欠な社会保障費の財源確保は，厳しい国家財政に加え，岸田内閣が断行しようとしている防衛費倍増の財源捻出のためますます厳しくなる，しかも社会保障の各分野では「こども・子育て支援の充実」が「最も緊急を要する」とされているため，今後，医療費の財源確保はさらに厳しくなると考えています．

しかし，私はこのことを踏まえた上でも，医療関係者の間に根強い「悲観論」には与せず，今後も，「医療は安定的な成長産業」であり続けると判断・予測しています．私がこう考える理由は本書第1章第1節で詳しく述べました[9].

文　献

(1)　二木立「全世代型社会保障検討会議『最終報告』と財政審『建議』を複眼的に読む」『文化連情報』2021年2月号（515号）：8-15頁（『2020年代初頭の医療・社会保障』勁草書房，2022，92-104頁）.

(2)　二木立「社会保障制度改革国民会議報告を複眼的に評価し『プログラム法案』を批判する」『文化連情報』2013年10月号（427号）：16-22頁（『安倍政権の医療・社会保障改革』勁草書房，2014，46-57頁）.

(3)　二木立「コロナ危機は中期的には日本医療への『弱い』追い風になる」『文化連情報』2020年7月号（508号）：6-11頁（『コロナ危機後の医療・社会保障改革』勁草書房，2020，2-10頁）.

(4)　二木立「地域共生社会の理念と現実，および地域包括ケアとの異同」『文化連情報』2022年11月号（536号）：18-26頁．［本書補章第1節］

   (5)　二木立「『かかりつけ医の制度化』が閣議決定されたとの言説は二重に誤っている」『文化連情報』2022 年 12 月号（537 号）：16-24 頁．［本書第 2 章第 3 節］

   (6)　二木立「改正社会福祉法への参議院附帯決議の意義とソーシャルワーカー（専門職・団体）に求められる役割」『文化連情報』2020 年 10 月号（第 511 号）：10-19 頁（『2020 年代初頭の医療・社会保障』勁草書房，2022，153-168 頁）．

   (7)　二木立「『ニッポン一億総活躍プラン』と『地域共生社会実現本部』資料を複眼的に読む」『文化連情報』2016 年 10 月号（463 号）：18-23 頁（『地域包括ケアと福祉改革』勁草書房，2017，68-79 頁．

   (8)　宮島俊彦『地域包括ケアの展望　超高齢社会を生き抜くために』社会保険研究所，2013，109-131 頁．

   (9)　二木立「複眼で読む医療・社会保障の未来と病院経営　悲観論を超えて」『病院』2023 年 1 月号（82 巻 1 号）：24-27 頁．［本書第 1 章第 1 節］

第 4 節　「骨太方針 2023」等の少子化対策・こども政策と 社会保障・医療制度改革方針を複眼的に読む

（2023 年 8 月）

はじめに

　岸田文雄内閣は 2023 年 6 月 16 日，「経済財政運営と改革の基本方針 2023」（以下，「骨太方針 2023」），「規制改革実施計画」と「新しい資本主義のグランドデザイン及び実行計画 2023 改訂版」を閣議決定しました．その 3 日前の 6 月 13 日には「こども未来戦略方針」も閣議決定しました．本節では，「骨太方針 2023」と「こども未来戦略方針」の少子化対策・こども政策と社会保障・医療制度改革方針を検討します．

　その際，両者と財務省・財政制度等審議会が 5 月 29 日に取りまとめた「建議」，2022 年の「骨太方針 2022」，及び 2022 年 12 月に公表された「全世代型社会保障構築会議報告書」（以下，「構築会議報告書」）との記述の異同に注目します[1,2]．

結論的に言えば，少子化対策・こども政策のメニューは相当拡充されましたが，財源確保策はまたも先送りされました．社会保障・医療制度改革は今年度も新味に欠けますが，3つの小さな新味があることにも注意を喚起します．最後に，「かかりつけ医機能の強化」については，医療法改正で決着がつき，その枠を超える改革は当面行われないことが一連の文書で確認できることも指摘します．

1　こども政策のメニューは充実

「骨太方針2023」全体，というより岸田内閣の当面の改革課題の中心・目玉は，「少子化対策・こども政策の抜本強化」です．「骨太方針2022」では，（少子化対策・こども政策）は第2章2（2）の「包摂社会の実現」の下位項目でしたが，「骨太方針2023」では第2章3に独立・格上げされ，様々な「指針」・「プラン」・「対策」等がてんこ盛りのように書かれています．ただし，「骨太方針2023」は項目を羅列しているだけで，詳細を知るためには「こども未来戦略方針」を併せて読む必要があります．

出産費用の保険適用は岸田内閣の存続次第

医療関係でもっとも注目すべき改革は，後者に「2026年度を目途に，出産費用（正常分娩）の保険適用の導入を含め，出産に関する支援等の更なる強化について検討を進める」と書かれたことです（13頁）．

私は，今後も岸田内閣が存続した場合には，出産費用の「見える化」（全国調査）を踏まえて，出産費用の本体部分の保険適用と一部負担金（3割負担分）の国費等による補填，及び特別室等のアメニティ部分の保険外併用療養費化等が実施される可能性が大きいと予測します．ただし，「政局の一寸先は闇」ですから，今後，何らかの事情で岸田内閣が退陣した場合には，出産費用の保険適用は白紙化・先送りされる可能性もあると思います．島崎謙治氏は，「骨太方針2023」に先だって3月末に発表された「次元の異なる少

子化対策（試案）」に盛り込まれた出産費用の保険適用は「菅前総理のご執心」の政策で，骨太方針2023には「菅総理の顔を立てつつ，この問題を先送りしたいという気持ちがにじみ出ている」と「深読み」しています⁽³⁾.

　「こども未来戦略方針」のⅢ『『加速化プラン』において実施する具体的な施策」のなかでは，私は，1-(7)「子育て世帯に対する住宅支援の強化～子育てにやさしい住まいの拡充～」（5本柱）が明記されたことが画期的と思います（15-16頁）．この方針は，2022年の「構築会議報告書」が「住まいの確保」を重視したことの「子育て支援版」とも言えます．

　他面，非正規職員の待遇・地位の向上に関しては，「希望する非正規雇用の方々の正規化を進める」（8頁）と微温的にしか書いていません．4頁に具体的数字を上げて明記されているように，男性の非正規の職員・従業員，特にパート・アルバイトの有配偶率が正規職員よりはるかに低い現実を踏まえると，私は，少子化対策の重要な柱は非正規雇用の縮小であり，非正規雇用は一時的，臨時的な仕事に限るよう派遣法を改正すべきと思います．小泉純一郎政権の下で，2004年に製造業による労働者派遣事業が解禁され，それ以降派遣労働者の数は劇的に増えたからです⁽⁴⁾.

　なお，私はこども・子育て政策には大枠で賛成しますが，「構築会議報告書」の検討時に述べたように，「少子化・人口減少が日本に限らず世界的趨勢であること，特に日本も属する東アジアの諸国・地域では少子化（出生率低下）が日本を上回るスピードで進んでいることを考えると，少子化対策の有効性（出生率低下の反転・急上昇）には疑問を持っています」⁽²⁾.また，個人的には，「少子化対策」という上から目線の表現は好きになれません．

2　財源政策はまたも先送り

　それはともあれ，「少子化対策・こども政策の抜本強化」策の最大の問題点は，3年間の「加速化プラン」による「予算倍増」（3.5兆円半ば）のための財源については，「今後更に政策の内容を検討し，内容に応じて，社会全

体でどう支えるかさらに検討する」とされ，またもや先送りされたことです（17頁）．「またもや」と書いたのは，「構築会議報告書」でも先送りされていたからです．この手法は2022年，「骨太方針2022」で防衛費倍増の方針のみを示し，財源については年末まで先送りしたのと同じです．

　「骨太方針2023」は，「財源の基本骨格」（これは「こども未来戦略方針」の用語）として，「歳出改革等によって得られる公費の節減等の効果及び**社会保険負担軽減の効果**を活用することによって，国民に実質的な追加負担を求めることなく，『こども・子育て支援加速化プラン』を推進する．なお，そ**の財源確保のための消費税を含めた新たな税負担は考えない**」と明記しています（17頁）．「こども未来戦略方針」は，財源確保策として「支援金制度（仮称）を構築すること」とし，それには「社会保険の賦課・徴収ルートを活用する」としていますが，「その詳細について年末に結論を出す」とやはり先送りしています（24-25頁）．[補注1]

「支援金制度」についての私の考え

　ここで，社会保険を活用した「支援金制度」についての私の考えを簡単に述べます．私は，社会保障の「財源（調達）は全員野球」との権丈善一氏の持論[(5)]に賛成であり，社会保険の一部を子育て政策に用いること自体には反対しません．社会保険を活用することには，消費税と異なり，企業も応分の負担をするというメリットもあります．しかし，私は，医療保険・介護保険では社会保険料が主財源で，租税が補助的財源であるのとは逆に，子育て政策は社会全体で連帯して負担する観点から，租税が主財源であり，社会保険料の活用は補助的である（べき）と考えています．そのために，「骨太方針2023」がこども・子育て支援加速化プランの「財源確保のための消費税を含めた新たな税負担は考えない」と逃げたことには強い疑問を感じます．

3　診療報酬・介護報酬の大幅引き下げ ??

　ここで「社会保険負担軽減」の本命・「主役」は，医療・介護給付費の削減と言えます．なぜなら，社会保険のうち現金給付である年金給付の削減は政治的に不可能であり，医療・介護保険の患者・利用者負担増や保険給付範囲の縮小による「社会保険負担軽減」は金額的に言えば「脇役」だからです．

　私は，従来の「骨太方針」の医療・介護給付費の抑制方針が「増加率の抑制」であったのと異なり，「社会保険負担軽減」と書いていることに驚きました．これを実現するためには，2024 年度，診療報酬・介護報酬を大幅に引き下げることが必要で，もしそれを強行すれば，小泉政権時代末期に生じた「医療危機（崩壊）」が再現する危険があります．

　これは決して杞憂ではなく，『平成 24 年版厚生労働白書』も，以下のように，小泉政権時代の社会保障・医療制度改革の負の側面を断定形で書いていました．「一連の社会保障構造改革は，制度の持続可能性を重視したものであったが，他方でセーフティネット機能の低下や医療・介護の現場の疲弊などの問題が顕著にみられるようになった」(15 頁)[6]．

　ただし，「骨太方針 2023」の第 4 章の 2「持続可能な社会保障制度の構築」の項には，以下のようにも書かれています．「次期診療報酬・介護報酬・障害福祉サービス等報酬の同時改定においては，**物価高騰・賃金上昇，経営の状況，支え手が減少する中での人材確保の必要性，患者・利用者負担・保険料負担への影響を踏まえ，患者・利用者が必要なサービスが受けられるよう，必要な対応を行う**」(39 頁)．実は，6 月 7 日に発表された「骨太方針 2023」(原案 36 頁)では，この部分の後半は，「……**患者・利用者負担・保険料負担の抑制の必要性**を踏まえ，必要な対応を行う」と，診療報酬・介護報酬の抑制を強く示唆する表現でした．

　この記述の変更は診療報酬等の引き上げを（わずかながらも）示唆しており，日本医師会をはじめとする医療・介護・福祉団体の強い要請が反映されてい

ることは確実です. 松本吉郎日本医師会会長も 6 月 25 日の日本医師会代議員会挨拶で, そのことに言及しました. そのため, 今後, 年末の 2024 年度予算策定に向けて, 診療報酬等の引き上げか引き下げかの攻防が続くのは確実です.^[補注2]

今までの診療報酬改定では, 薬価を相当引き下げて, 診療報酬本体をわずかに引き上げるとの妥協がなされてきましたが, ①薬価の毎年改定による引き下げ財源の縮小, ②後発薬使用の拡大と薬価引き下げが限界に達していること, および③過度の薬価引き下げが日本の製薬企業の創薬力の低下をもたらしていると言われていることを踏まえると, 薬価引き下げによる財源の捻出は 2024 年度はごく限られると思います.

4 医療制度改革方針中の 3 つの小さな新味

第 4 章 2 の（社会保障分野における経済・財政一体改革の強化・推進）には, さまざまな医療制度改革が羅列されていますが, 2022 年の「骨太方針 2022」以上に新味はありません. 地域医療構想について, 2023 年度は「引き続き都道府県の責務の明確化等に関し必要な法制上の措置を含め地域医療構想を推進するとともに, 都道府県のガバナンス強化……」と, 新たに「ガバナンス強化」というカタカナ語が加えられました（37 頁）. しかし, この新語を除けば, 「骨太方針 2022」の「都道府県の責務の明確化等に関し必要な法制上の措置を含め地域医療構想を推進する」（31 頁）とほぼ同じと言えます.

敢えて小さな新味をあげれば, 以下の 3 つと思います（記載順）.

第 1 は「医師が不足する地域への大学病院からの医師の派遣の継続を推進する」（37 頁）です. これは 2024 年度から実施される「（勤務）医師の働き方改革」に対応したものと言えます.

第 2 は医療介護分野における有料職業紹介事業の適正化で, 以下のように書かれました. 「医療介護分野における職業紹介について, 関係機関が連携して, 公的な職業紹介の機能の強化に取り組むとともに, 有料職業紹介事業

の適正化に向けた指導監督や事例の周知を行う」（39 頁）．これは，最近，医療介護分野の有料職業紹介が，医療施設・介護事業所の経営を圧迫していることに対して，行政が遅まきながら腰を上げたと言え，歓迎できます．

　この記述は財政制度等審議会「建議」の介護保険の「給付の適正化」中の提案を，「医療介護分野」に拡張したものと言えます．少し長いですが，重要かつ真っ当な提起なので，全文紹介します．「介護事業者の 5 割が人材紹介会社を活用しているが，一部の人手が不足している事業者が高額の経費を支払っていることに加え，必ずしも安定的な職員の確保につながっているとは言い難い．介護職員の給与は公費（税金）と保険料を財源としており，本来は職員の処遇改善に充てられるべきものである．このため，介護事業者向けの人材紹介会社については，現行の規制の徹底に加え，一般の人材紹介よりも厳しい対応が必要であるとともに，ハローワークや都道府県等を介した公的人材紹介を強化すべきである」（73 頁）．「骨太方針 2023」には反映されませんでしたが，「建議」の（参考資料）には，さらに踏み込んだ次の提案も書かれていました「介護事業者向けの人材紹介会社については，本人への『就職お祝い金』の禁止など現行の規制の徹底に加え，手数料水準の設定など，一般の人材紹介よりも厳しい対応が必要」（資料Ⅳ -3-1）.

　第 3 は地域包括ケアシステムの対象の拡大で，「持続可能な社会保障制度の構築に向けて，当面直面する地域包括ケアシステムの更なる推進のための**医療・介護・障害サービスの連携等の課題**」（39 頁）と書かれました．公式文書で，地域包括ケアシステムの対象に（非高齢者の）「障害サービス」が含まれたのは初めてです．現在，地域包括ケアの法的対象は高齢者に限定されていますが，今後「全世代型」に拡張されることが期待されます．

　厳密に言えば，「骨太方針 2019」にも「精神障害にも対応した地域包括ケアシステム［にも包括］の構築」（60 頁）が盛り込まれました[7,8]．しかし，このときは対象拡大は，障害者全体ではなく，精神障害者のみに限定されていました．「骨太方針 2023」に先だって 2023 年 3 月 15 日に開催された「令和 6 年度の同時報酬改定に向けた意見交換会（第 1 回）の資料にも「精神障

害にも対応した地域包括ケアシステムの構築」と「障害者や難病患者等が安心して暮らし続けることができる地域共生社会」の2つのポンチ絵が縦割りで示されていました（82, 96頁）.「骨太方針2023」の前向きな記述が, 2024年度の3報酬の同時改定にどう反映されるか, 注視する必要があります.

実は, 2020-2022年の「骨太方針」には地域包括ケアシステムの記述はありませんでしたが,「骨太方針2023」で4年ぶりに復活しました. 逆に, 地域包括ケアシステムの「上位概念」とされている「地域共生社会」の記述は「骨太方針2023」では消失し,「包摂的な共生社会」にほぼ置き換えられています. その理由は不明です[注].

5 かかりつけ医問題は政策的に終わった

最後に, 医療制度改革の記述について, 私は「かかりつけ医機能が発揮される制度整備の実効性を伴う着実な推進」とアッサリ（？）書かれていることに注目しました（37頁）.

「骨太方針2022」に「かかりつけ医機能が発揮される制度整備を行う」と書き込まれて以来, それを「かかりつけ医の制度化」と誤読・誤解した組織や個人は, 登録制・認定制, さらには包括払いや人頭払いのかかりつけ医制度の実現を執拗に求め,「かかりつけ医機能の強化」を求める日本医師会等と論争が繰り広げられましたが, 最終的に, 後者に沿った医療法改正が2023年5月に成立しました. これは,「かかりつけ医機能報告の創設」（2025年4月施行予定）と「医療機能情報提供体制の刷新」（2024年4月施行予定）の2つを柱としています.［詳しくは第2章第1節］

財務省・財政制度等審議会は2022年5月の「建議」では, かかりつけ医の制度化を正面から主張しましたが, 2023年5月の建議では, 法改正に対応して,「診療所等のかかりつけ医機能の確保・強化」を求めるにとどめ,「かかりつけ医の制度化」には一言も触れませんでした（61頁）. これは財務省得意の「変わり身の早さ」[(9)]の現れと言え,「かかりつけ医の制度化」が

制度改革の表舞台から消えた象徴と言えます．なお，財政制度等審議会は，かかりつけ医については，2015年度春の「建議」以降，ほぼ毎回，言及していますが，「かかりつけ医の制度化」を要求したのは2021年春・冬及び2022年春の3回の「建議」だけで，2022年冬の「建議」では，早くもそれへの言及を止めていました．この経緯と背景については，本書第2章第5節で詳しく述べました．

　私は，今後，医療界，特に医師会に求められるのは，医療法改正に沿った「かかりつけ医機能の強化」を，行政と連携して地域レベルで「面」として進めることだと思います[(10)]．

　【注】　認知症基本法と『障害者白書』でも「地域共生社会」は使われず
　2023年6月14日成立の「共生社会の実現を推進するための認知症基本法」では，「共生社会」は法律名を含め9回使われましたが，「地域共生社会」は一度も使われませんでした．6月20日閣議了解の『令和5年版障害者白書』の「概要」でも，「共生社会」は8回使われましたが，「地域共生社会」は一度も使われませんでした．
　これらは，「骨太方針2023」に続いて，政府文書による「地域共生社会」の無視・「シカト」三連発といえ，2016年の閣議決定「ニッポン一億総活躍プラン」の「地域共生社会」の定義に「子供，高齢者・障害者など全ての人々が…」と明記されていたのと，全く異なります．
　私は，地域共生社会について，「崇高な理念と厚生労働省社会・援護局の個別施策との『二重構造』になっている」と位置づけていますが[(8)]，政府文書レベルでは，もはや崇高な理念は失われたのかもしれません．

文　献
(1)　二木立「岸田内閣の『骨太方針2022』の社会保障・医療改革方針を複眼的に読む」『文化連情報』2022年8月号（533号）：32-38頁．[本章第2節]
(2)　二木立「『全世代型社会保障構築会議報告書』を複眼的に読む」『文化連情報』2023年2月号（539号）：28-34頁．[本章第3節]
(3)　島崎謙治「出産費用の保険適用論について（医療政策の深読み・第62回）」『病院羅針盤』2023年5月1日号：232頁．
(4)　藤波匠『なぜ少子化は止められないのか』日経プレミアシリーズ，2023，89-91頁．
(5)　権丈善一『ちょっと気になる医療と介護』勁草書房，2017，189-190頁（増補版，2018，191-192頁）．

(6)　二木立『安倍政権の医療・社会保障改革』勁草書房，2014，169 頁（「『平成 24 年版厚生労働白書』を複眼的に読む」）.

(7)　二木立『コロナ危機後の医療・社会保障改革』勁草書房，2020，154 頁（「『骨太方針 2019』の社会保障改革方針をどう読むか」）.

(8)　二木立「地域共生社会の理念と現実，および地域包括ケアとの異同」『文化連情報』2022 年 11 月号（536 号）：18-26 頁. ［本書補章第 1 節］

(9)　二木立『2020 年代初頭の医療・社会保障』勁草書房，2022，117-127 頁（「財務省の 20 年間の医療・社会保障改革スタンスの変化の検討」）.

(10)　二木立「日本医療の歴史と現実を踏まえたかかりつけ医機能の強化」『文化連情報』2023 年 4 月号（541 号）：32-44 頁. ［本書第 2 章第 1 節］

【補注 1】　「こども未来戦略」の「財源の確保」策

　2023 年 12 月 22 日に開かれたこども未来戦略会議（議長・岸田文雄首相）は全体の予算規模を 3.6 兆円程度とする「こども未来戦略」を決定しました.「財源の基本骨格」は，以下の通りです：「2028 年度までに徹底的な歳出改革等を行い，それによって得られた公費削減の効果及び社会保険負担軽減の効果を活用する. 歳出改革と賃上げによって実質的な社会保険負担軽減の効果を生じさせ，その範囲内で支援金制度を構築することにより，実質的な負担が生じないこととする」.

　しかし，「支援金制度」の具体案はまたも示されませんでした. 岸田首相はこの改革で「実質的な負担は生じない」と繰り返していますが，その説明はきわめて分かりにくく，「けむに巻く議論」との批判もされています（増田雅暢・東京通信大学教授.「朝日新聞」2024 年 12 月 25 日）.

　2024 年 2 月 6 日の衆議院予算委員会で，岸田首相は，医療保険料に上乗せする「支援金制度」の負担額が平均で 1 人当たり 500 円弱になると「粗い試算」を示しましたが，その詳細は依然不明です.

【補注 2】　2024 年度診療報酬本体は＋0.88％で決着

　2023 年 12 月 22 日，厚生労働大臣と財務大の折衝が行われ，2024 年度の診療報酬改定で本体を 0.88％引き上げ，薬剤費・材料費を 1.00％引き下げ，合計では 0.12％引き下げることで決着しました. 本体の引き上げは，名目上は過去の引き上げの 2 倍ですが，この間の賃金・消費者物価の引き上げを考慮すると実質同水準と言えます. しかも，0.88％の大半が医療従事者の賃上げに資する措置分と指定されているため，正味の引き上げ幅はごくわずかで，実質ゼロとの批判もあります.

　「大臣折衝事項」の「医療制度改革」では，「長期収載品の保険給付の在り方の見直しとして，選定療養の仕組みを導入し，後発医薬品の上市後 5 年以上経過したもの又は後発医薬品の置換率が 50％以上になったものを対象に，後発医薬品の最高価格帯との価格差の 4 分の 3 までを保険給付の対象とすること」（＝ 4 分の 1

の患者負担導入）も決まりました．これは選定療養 の濫用であり，しかも今後，患者負担がさらに拡大する可能性があります．

第5章　医療政策分析の視角

　本章には私の医療政策分析の視点の「トレードマーク」となっている「複眼的分析（視点）」について解説した2論文を収録する．第1節は総論，第2節は新自由主義（的医療改革）についての応用編である．

　第1部では，私が医療政策の分析と将来予測を「複眼」で行うようになった経緯を時系列的に振り返る．「複眼（的視点）」の原点は，私の東京・代々木病院勤務医時代（1972-1985年）の2つの経験である．医療政策の複眼的分析を本格的に始めたのは，1987年の「厚生省国民医療総合対策本部中間報告」を分析した時で，その後，『90年代の医療』（1990）と『複眼でみる90年代の医療』（1991）で，「複眼」を常用するようになった．さらに，小泉政権が医療分野への部分的市場原理導入を目指してからは，それに複眼的に反対すると共に，それに抵抗する厚生労働省を応援するようになった．2011年の東日本大震災直後にはその後の医療政策について複眼的予測を行った．

　第2節では，岸田首相が「新自由主義からの転換」を（一時的に）提唱して以来，「新自由主義」に対する関心が高まったことを踏まえて，新自由主義と新自由主義的医療改革についての私の複眼的理解を説明する．まず，岸田首相の「新自由主義からの転換」論について検討し，次に新自由主義はきわめて多義的な概念であること，および新古典派経済学は新自由主義と同一視できないとに注意を喚起する．さらに，小泉政権と安倍政権の医療改革は伝統的な医療費抑制政策と新自由主義的改革の両方を含んでいるが，前者が中心であることを，私が2004年に確立した「新自由主義的医療改革の本質的ジレンマ」という概念から説明する．最後に，財務省は新自由主義ではないことに注意を喚起する．

第1節　私が医療政策の分析と将来予測を「複眼」で
　　　　　行うようになった経緯を振り返る

（2022年5月）

はじめに

　私は以前から，医療関係者の中に多い，財務省が新自由主義的医療改革（医療分野への市場原理導入）を推進しているとする理解は不正確であり，現在の財務省はそれを目指していない反面，厚生労働省に比べるとはるかに厳しい（公的）医療費抑制を目指していると，エビデンスに基づいて述べていました[1,2]．

　私は，医療政策の分析と将来予測を，常に事実（歴史的事実を含む）に基づく「複眼的」な視点で行っています．それにより，特に将来予測では，過度に楽観的な予測や過度に悲観的な予測（「地獄のシナリオ」）に陥らず，精度の高い予測が可能になると思っています．

　本節では，私がこのような視点を身につけたプロセスを振り返ります．この点については，「医療時評（158）」の注でも簡単に述べたことがあり，本節はそれの大幅増補版です[3]．なお，私は「複眼」と「複眼的」を同じ意味で用いています．

1　原点は病院勤務医時代の2つの経験

　私は1972年（50年前）に医学部を卒業した学生運動世代で「反体制」意識が染みついており，病院勤務医になってからもしばらくは，政府・厚生省（当時．2001年から厚生労働省）の政策はすべて「改悪」とみなす「単眼的」視点にとらわれていました．

　しかし，卒業直後に，医師・医療問題研究者の川上武先生（2009 年死去）の主催する「医学史研究会関東地方会」に参加し，先生の教えを受けながら医療問題を特に統計的・経済的側面から勉強・研究する中で，政府の医療政策を単純に否定せず，事実に基づいて分析する実証研究の「作法」を身につけました．

　それの最初の成果が，1978 年に出版した川上武先生との共編著『日本医療の経済学』です[4]．この本は「朝日新聞」書評（9 月 5 日．評者は都留重人先生）で，「統計資料などに密着したことは，批判を浮き上がらせないものにするのに役立っているが，ときには，資料がそろっている範囲までで，議論が止まっている場合も，なくはない」と評されました．同じ年の 11 月に医学史研究会関東地方会で「西欧諸国の医療・リハビリテーション」について報告したとき，レジュメの「おわりに」で，「日本の医療・リハビリテーションの立ち遅れと独自性・特殊性との複眼的認識が必要」と書きました．これが，私の「複眼」使用の初出です．ただし，この報告は論文化しませんでした．

　もう 1 つ，私が勤務していた東京の公益財団法人代々木病院（当時．現在は医療法人財団）で，1980 年前後から「管理者的立場になるにつれて，厚生省の政策を批判するだけでは病院経営をすることはできず，その政策のうち経営維持・改善に使えるものは積極的に使う必要を感じました」[3]．そのために，最初の単著『医療経済学』の第 6 章「病院経営と医療管理」では，「政府の医療政策の（部分的）先どり」をすることも提起しました[5]．私は代々木病院で脳卒中患者の発症直後からの「早期リハビリテーション」の診療と臨床研究を行っていたのですが，当時支配的だった「リハビリテーション赤字神話」を打破するために，「稀少な資源の有効配分」という（近代）経済学の基本命題の重要性を実感しました（文献 5：278 頁）．

　以上の 2 つの病院勤務医時代の経験が，私が医療政策を「複眼」的にみるようになった原点です．ただし，当時は上記 1978 年の報告を除いて，「複眼」は用いていませんでした．

2　「中間報告」（1987年）を複眼的に分析

　私が厚生省の医療政策を初めて包括的かつ複眼的に分析したのは，1987年6月に発表された「厚生省国民医療総合対策本部中間報告」（以下，「中間報告」．最終報告は未作成）でした．「中間報告」はその後10-20年間の医療提供体制の青写真を示した重要文書です．しかし，厚生省の文書として初めて「良質で効率的な医療」を正面から提起し，しかも「効率的な医療」が医療費抑制とほぼ同義であったため，ほとんどの医療（運動）団体はそれを批判・否定しました．

　それに対して，私は「中間報告」に含まれる積極面を率直に評価した上で，私から見た問題点を分析的に指摘しました．例えば，「中間報告」が提起した「長期入院の是正」は必要と認めたうえで，それの原因にメスが入れられていないこと，及び長期入院の是正により医療・福祉費は逆に増加することを，エビデンスに基づいて指摘しました．また，「中間報告」が初めて「脳血管障害に対する医療の在り方を見直し，リハビリテーションを重視」したことに賛意を表明する一方，それへの5つの懸念も述べました[6]．この論文は厚生省関係者からも，「中間報告に対する……唯一の本格的な論文であり，厚生省内部も含めて相当なインパクトを与えた」と評価されました[7]．ただし，この論文でもまだ「複眼」は用いませんでした．

　当時，医療関係者・医療団体の多くは，厚生省の目指す効率化が医療費抑制とほぼ同義であることに加え，「医療の個別性」を理由にして，効率化そのものに反対していました．それに対して，私は医療費抑制を目的とした「効率化」には反対と明言した上で，医療経済学的には「効率化とは，可能な限り少ない医療資源を使って，可能な限り多くの医療効果を引き出す」ことであり，「患者の立場に立って医療サービスの質を向上させそれを広く普及させるための医療の効率化が，求められる」と主張しました[8]．これも複眼的視点と言えます．

3　『90 年代の医療』で「複眼」を用いる

　私が論文化した学会報告で最初に「複眼」を用いたのは 1989 年の社会医学研究会 30 周年記念研究会の分科会で報告「医療政策を分析する視点・方法論のパラダイム転換」を行った時です[9]．この報告は翌年出版した『90 年代の医療』に収録しました．私はここで 3 つのパラダイム（分析枠組み）転換を提唱したのですが，その 2 番目が「医療政策・医療サービスの質を複眼的に評価する視角は？——単眼から複眼へ」で，伝統的な「生存権・社会保障権的視角に，医療技術・サービスの質を向上させるという視角を加え，『複眼』的に検討する必要がある」と主張しました．

　次に，1990 年に長野県厚生連で行った講演「90 年代の医療——予測と課題」で，『90 年代の医療』をベースにして，90 年代医療の「"光と影"の両面を複眼的に考察する」ことを提起したところ，若月俊一先生（佐久総合病院院長・当時）から「二木さんが『複視眼』で：分析しているのは大変良い」とほめられ，意を強くしました．佐久総合病院は，1987 年に始まった厚生省の老人保健施設のモデル事業に参加しましたが，当時，革新的医療団体は老人保健施設を「医療の公的責任の放棄」の現れと全否定しており，それに「乗る」先生も批判され，辛い思いをされたと聞いています．そのために，老人保健施設を含め，厚生省の施策を全否定せず，「複眼的」にみる私のスタンスに共感して頂いたのだと思います[3]．

4　『複眼でみる 90 年代の医療』で包括的に論じる

　そのためもあり，翌 1991 年に出版した本の書名はそのものズバリ『複眼でみる 90 年代の医療』とし，「複眼」について包括的に論じました[10]．
　まず序章で，「原理からではなく事実から出発する」私の「将来予測のスタンス」を明示した上で，政府の政策を批判して「あるべき医療」を対置し

たり，逆に起こりうる最悪の事態＝「地獄のシナリオ」を示して警鐘乱打するスタンスの限界を指摘し，**政府の医療政策の「光と影（積極面と否定面)」を「複眼的に」考察する第 3 のスタンス**を提起しました．続く 1-4 章では，90 年代の国民医療費と診療報酬，医療保障制度，医療供給制度，医療マンパワーについて複眼的に予測しました．

　終章「ハードヘッド＆ソフトハート」では，「厚生省の医療保障改悪政策と医療供給制度再編政策とでは評価と対応を変える」必要があると問題提起し，以下のように述べました．少し長いですが，31 年後の現在でも通用すると思うので，全文引用します．

　「厚生省の医療保障改悪政策は，『権利としての社会保障』の視点から『全否定』しても，多くの医療関係者や国民の支持を得られた．それに対して，**厚生省の医療供給制度再編政策には，部分的にせよ，先進的医療機関の実践や国民・患者の要求，あるいは今の医療矛盾を解決する合理的方策等が含まれているので，機械的に全否定したり，『真の狙いを暴露する』だけでは，**多くの医療関係者や国民の支持は得られない．それどころか，医療改革をまじめに考えている国民や医療関係者を，厚生省の側に組織されてしまう危険さえある，と私は懸念している．／そのために，厚生省の医療供給制度再編政策を評価する場合には，分析的な評価を行うとともに，単なる厚生省批判から一歩踏み出して，具体的な『代替案』を提示することが求められる」（文献 10：176 頁）．

　私は「複眼」で見る視点と方法の基本を本書で確立しました．2006 年に出版した『医療経済・政策学の視点と研究方法』の第 2 章「医療政策予測の視点と方法」では，その後に開発した医療政策の複眼的予測の方法と技法を詳細に説明しました（文献 11：27-46 頁）．これは，現在でも，このテーマについての唯一の文献です．なお，この時点では私は「将来予測」についてのみ論じていましたが，その後，ここで述べた方法は，医療政策の精確な分析をする上でも有効であると気づきました．

5　「私は大局的には厚生省の応援団」(1996 年)

　私は 1995-1996 年に，当初 1997 年度に創設予定だった公的介護保険（当時の呼称．現・介護保険）についての論争に積極的に参加し，1996 年には里見賢治氏等との共著『公的介護保険に異議あり』を出版しました[(12)]．

　当時，福祉研究者の間では社会保険方式そのものの否定論が圧倒的でした．それに対して私は，医療保障制度の国際比較研究の知見に基づいて，社会保険方式と公費負担方式には一長一短があることを指摘し，社会保険方式の導入そのものは否定しないが，厚生省が計画している公的介護保険制度にはさまざまな問題があるので反対するという「条件付き反対」の立場をとりました．しかもリアリストとして，私が支持する公費負担方式の対案の実現可能性が「現状では（短期的には），ほとんどないことも認め」，「公的介護保険導入に『絶対反対』の立場はとら」ず，「公的介護保険を少しでもマシな制度にする——つまり，社会保険方式の弊害を軽減し，社会的に一番弱い人々（貧しい人々や重度の障害をかかえている人々）が不利な扱いを受けないようにする——ための『5 つの提案』」及び「高齢者ケア施設の『一元化』のための 3 条件」を示しました（文献 12：145-149 頁）．

　私にとって思い出深いのは，同書で，「公的介護保険の 3 つの不公正」を指摘して厚生省を批判した後に，以下のように言い切ったことです．「私は，厚生省の現在の政策に批判的ではあるが，厚生省解体論者ではない．逆に，厚生省の役割は今後ますます大きくなるべきだ，と考えている．この点では，**私は大局的には，厚生省の『応援団』**である．しかし，もし国民の厚生行政に対する不信が生まれてしまえば，福祉・社会保障の拡大は現在以上に困難になる」（文献 12：127 頁）．この文章は「清水の舞台から飛び降りる」気持ちで書きました．厚生労働省に対する私のスタンスは現在も同じです．

6　小泉政権下の論争では厚生労働省を応援

　実際，2001 年に小泉純一郎政権が登場し，同年 6 月に経済財政諮問会議
「今後の経済財政運営及び経済社会の構造改革に関する基本方針」（「骨太の
方針」）が閣議決定され，それに医療分野への部分的市場原理導入（新自由主
義的医療改革）が盛り込まれて以降は，それに抵抗する厚生労働省を応援す
るようになりました．

　私は 2001 年以降提唱している「21 世紀初頭の医療・社会保障改革の 3 つ
のシナリオ」に基づいて，医療分野に市場原理を導入し，究極的には国民皆
保険・皆年金制度を解体しようとしている「新自由主義的改革」シナリオ
（第 1 のシナリオ）に対して，厚生労働省は国民皆保険・皆年金制度の大枠は
維持しつつ，社会保障制度の部分的公私二階建て化（第 2 のシナリオ）を目指
しており，この視点から第 1 のシナリオには抵抗していると判断しました[13]．
この「3 つのシナリオ」説は，その後，『医療経済・政策学の視点と研究方
法』第 3 章で，さらに具体化しました（文献 11：47-70 頁）．

　同書で私は，「株式会社による病院経営の解禁や混合診療の全面解禁に対
しては，厚生労働省は本気で反対しているため，この点に関しては，私はむ
しろ彼らを応援すべきだと考えている．そこまでいかなくても，厚生労働省
が第 1 のシナリオに屈服しないような建設的批判が必要である」と主張しま
した（文献 11：56 頁）．最近（2017 年）は，「医療関係者には厚生労働省に対
する激励と監視が求められている」とも書きました[14]．

7　東日本大震災直後の複眼的将来予測

　2011 年 3 月 11 日の東日本大震災・福島第一原発の 1 か月後に発表した論
文「東日本大震災で医療・社会保障政策はどう変わるか？」では，5-10 年
単位の「中長期的予測」は，①日本経済が復活するか否かで変わる，②国民

の社会連帯意識が長期間続くか否かで変わるとした上で，「バラ色シナリオ」と「地獄のシナリオ」（ショックドクトリン），及び「中間シナリオ」の 3 つのシナリオを示し，「2 つの極端シナリオの中間のシナリオが実施される可能性が高いと予測」しました[15]．その後の事態は，私の予測通りになりました．

この複眼的な予測枠組みは，コロナ禍後の医療・社会保障を予測する際も用いました[16]．

おわりに——私の研究の 3 つの心構え

以上，1972 年以降の 50 年間に，私が医療政策の分析と将来予測を「複眼的」に行うようになったプロセスを振り返りました．「はじめに」でも述べたように，私は特に将来予測では，過度に楽観的な予測や過度に悲観的な予測（「地獄のシナリオ」）に陥らず，精度の高い予測をおこなうためには，今回紹介した「複眼的」視点が不可欠だと思っています．読者が本節，及び本節で紹介した拙著を読み，この視点を身に付けることを期待しています．

なお，私がリハビリテーション専門医から医療経済・政策学研究者（日本福祉大学教授）に転身した理由と病院勤務医時代に行った勉強・研究，及び日本福祉大学で行った「研究領域と研究方法の特徴」は，『医療経済・政策学の視点と研究方法』第 4 章で詳述しました（文献 11：73-124 頁）．

そこでは，「私の研究の 3 つの心構え・スタンス」として，以下の 3 つをあげました：「**第 1 は，医療改革の志を保ちつつ，リアリズムとヒューマニズムとの複眼的視点から研究を行うこと**」，「**第 2 は，事実とその解釈，『客観的』将来予測と自己の価値判断（あるべき論）を峻別するとともに，それ**ぞれの根拠を示して『反証可能性』を保つこと」，「**第 3 はフェアプレイ精神**」（文献 11：104-106 頁）．第 2 のうち事実とその解釈の峻別のルーツは，リハビリテーション医時代の臨床医学研究で，リハビリテーション医学面の恩師の上田敏先生（東大病院リハビリテーション部教授）から調査結果と考察

を峻別することを叩き込まれたことです．第3の②は「政府・省庁の公式文書や自分と立場の異なる研究者の主張も全否定せず，複眼的に評価する（ましてや，黙殺はもっての他）」です．

文　献

(1)　二木立「新自由主義と新自由主義的医療改革についての私の理解)」『文化連情報』2022年3月号（528号）：10-15頁．[本章第2節]

(2)　二木立「財務省の20年間の医療・社会保障改革スタンスの変化の検討——混合診療全面解禁からの転換時期を中心に」『文化連情報』2021年10月号（523号)）：20-27頁（『2020年代初頭の医療・社会保障』勁草書房，2022，117-127頁）．

(3)　二木立「私の医療経済・政策学研究の軌跡——日本福祉大学大学院最終講義より」『文化連情報』2018年4月号（481号)）：16-25頁（『地域包括ケアと医療・ソーシャルワーク』勁草書房，2019，265-278頁）．

(4)　川上武・二木立編著『日本医療の経済学』大月書店，1978．私の執筆は，「技術構造と医療費配分」，「フィルム産業」，「医療と福祉」，「医療経済分析の視角——低医療費政策とは」．

(5)　二木立『医療経済学』医学書院，1985，211-245頁「病院経営と医療管理——中規模民間病院近代化の経験を中心に」．

(6)　二木立「国民医療総合対策本部中間報告が狙う医療再編成の盲点」『社会保険旬報』1987年9月21日号（1591号）：10-14頁・10月1日号（1592号）：11-16頁（『リハビリテーション医療の社会経済学』勁草書房，1988，41-75頁）．

(7)　三枝潤「『中間報告』がもたらしたもの——『二木論文』の検討を中心に」『社会保険旬報』1987年11月21日号（1597号）：9-14頁．

(8)　二木立「リハビリテーション医療の効果と効率を考える」『90年代の医療——「医療冬の時代」論を越えて』勁草書房，1990，90-122頁．

(9)　二木立「医療政策を分析する視点・方法論のパラダイム転換」『90年代の医療——「医療冬の時代」論を越えて』勁草書房，1990，72-89頁．

(10)　二木立『複眼でみる90年代の医療』勁草書房，1991．

(11)　二木立『医療経済・政策学の視点と研究方法』勁草書房，2006．

(12)　里見賢治・二木立・伊東敬文『公的介護保険に異議あり［もう一つの提案]』ミネルヴァ書房，1996，100-155頁（二木立『介護保険制度の総合的研究』勁草書房，2007，19-66頁）．

(13)　二木立『21世紀初頭の医療と介護——幻想の「抜本改革」を超えて』勁草書房，2001，3-50頁「21世紀初頭の医療・社会保障改革——3つのシナリオとその実現可能性」．

(14)　二木立『地域包括ケアと福祉改革』勁草書房，2017，105頁．

(15)　二木立「東日本大震災で医療・社会保障政策はどう変わるか？」『日本医事

新報』2011 年 4 月 16 日号（4538 号）：33-34 頁（『TPP と医療の産業化』勁草書房，11-15 頁）.

(16) 二木立『コロナ危機後の医療・社会保障』勁草書房，2020，3 頁.

【コラム 3】 「敵を憎むな，判断が狂う」

（2023 年 1 月）

「敵を憎むな，判断が狂う（Never hate your enemies. It affects your judgement）」．古い話で恐縮ですが，この言葉は，1991 年春に公開されて話題を呼んだ，巨匠コッポラ監督の映画『ゴッドファーザー・パート 3』で，アル・パチーノ演じるニューヨーク・マフィアのゴッドファーザー，マイケル・コルレオーネが，亡き兄の私生児ビンセントを諭して言った言葉です．ビンセントは暴力志向が強く，マイケルの子分がニューヨークの「しま」を奪おうとして，マイケルの暗殺を謀ったことに逆上し，すぐに報復しようとするのですが，マイケルは，ビンセントを制して，この名言を吐くのです．そして，彼は，独自の情報網を使って「敵」の動きをじっくりと把握した後に，慎重に反撃の手はずを整え，最後には「敵」を完膚なきまでに打ちのめしてしまいます．

私は，当時，医療福祉士（仮称）制度化をめぐって，厚生省と激しく対立していた医療ソーシャルワーカー団体の講演でこの言葉を紹介し，次のように述べました．「厚生省を『敵』とみることには異論があるかも知れませんが，私は，厚生省の政策を分析し，それへの対応を考える場合にも，このような冷静な態度が不可欠だと思っています」．

私は，それ以降，このような態度で，政府や厚生（労働）省の医療・社会保障政策を「複眼的」に分析してきました．1991 年に出版した『複眼でみる 90 年代の医療』（勁草書房）の終章では，「厚生省の医療保障改悪政策と医療供給制度再編政策とでは評価と対応を変える必要がある」，後者には

「部分的にせよ改善点が含まれている」ので，機械的に全否定するだけでは，多くの医療関係者や国民の支持は得られないと強調しました．

　このような態度・視点は，岸田文雄内閣の医療・社会保障政策を分析する際にも不可欠と感じています．「全国保険医新聞」や各地の「保険医新聞」には，岸田内閣を安倍・菅内閣と変わらない新自由主義と切り捨てる主張や論説が散見されますが，それでは岸田内閣の政策の新しさを見落としてしまいます．私も岸田首相の「新しい資本主義」は空疎であると思いますが，全世代型社会保障構築会議の検討事項には，安倍・菅内閣時の全世代型社会保障検討会議にはなかった積極的改革案が含まれていることも見落とすべきではありません．被用者保険の適用拡大を目指す「勤労者皆保険」や包括的な子育て支援策等です．

　新年にあたり，保団連・保険医協会が，敵を憎むことなく，冷静で複眼的な政策対応をし，医療運動を発展させることを期待します．

第 2 節　新自由主義と新自由主義的医療改革についての　　　　　私の理解

（2022 年 3 月）

はじめに

　2021 年 9 月から，「新自由主義」に対する関心が高まっています．その契機はもちろん，岸田文雄首相が自民党総裁選挙以来，「新自由主義からの転換」と「新しい資本主義」を提唱しているからで，それに期待する方も少なくありません．他面，逆に，コロナ禍が収束した後は，政府が厳しい新自由主義的医療改革を復活させると心配している方もいます．

　そこで，本節では「新自由主義」と「新自由主義的医療改革」についての私の理解を述べます．私が強調したいことは，①新自由主義はきわめて多義

的であること，および②小泉政権以降の医療政策には「新自由主義的医療改革」が含まれるが，改革の中心は伝統的な医療費抑制政策であり，新自由主義的改革はごく一部しか実施されていないことです．

1　岸田首相の「新自由主義からの転換」論

　その前に，岸田首相の「新自由主義からの転換」論を簡単に検討します．岸田氏は首相就任後もこのことを繰り返していましたが，それは枕詞あるいは「スローガン語」にとどまっていました．2020年9月の自民党総裁選挙出馬時に出版した『岸田ビジョン』には新自由主義への言及はまったくありませんでした[(1)]．

　しかし，『文藝春秋』2022年2月号の「緊急寄稿」論文「私が目指す『新しい資本主義』のグランドデザイン」で初めて具体的な説明をしました[(2)]．

　岸田首相は，本論文の冒頭で，新自由主義を「市場や競争に任せれば全てがうまくいくという考え方」と定義し，続けて以下のように述べました．「このような考え方は，1980年代以降，世界の主流となり，世界経済の成長の原動力となりました．他方で，新自由主義の広がりとともに，資本主義のグローバル化が進むに伴い，弊害も顕著になってきました．／市場に依存しすぎたことで格差や貧困が拡大したこと，自然に負荷をかけ過ぎたことで気候変動問題が深刻化したことはその一例です」．

　その上で，「市場の失敗がもたらす外部不経済を是正する仕組みを，成長戦略と分配政策の両面から，資本主義の中に埋め込み，資本主義がもたらす便益を最大化すべく，新しい資本主義を提唱していきます」と宣言し，そのための経済（成長促進）政策について論じています．

　最後に「若者世代・子育て世帯の所得の引き上げ」（「令和版所得倍増」）に触れています．しかし，賃上げと並ぶ分配・再分配政策の柱である「社会保障の機能強化」やそのための財源確保についてはまったく触れていません．総裁選挙立候補時に掲げた「金融所得課税の見直しなど『1億円の壁打破』」

も封印しています．逆に「社会保障制度を支える人を増やし，能力に応じて皆が支え合う持続的な社会保障制度を構築することにより，若者，子育て世帯の保険料負担増の抑制を目指します」と述べ，今後の負担増を否定しています．これは，「今後 10 年間は消費税を引き上げる必要はない」との安倍晋三元首相・菅義偉前首相の主張を踏襲しているためと思います．

2　新自由主義は多義的概念

　新自由主義について，まず指摘しなければならないことは，それがきわめて多義的で，論者によって定義が大きく異なり，学問的にも，政治的にも合意はないこと，および多くの場合新自由主義は否定的・批判的意味で用いられていることです．稲葉振一郎氏（明治学院大学教授）は，新自由主義は「寄せ集めの雑多な現象に対して貼り付けられた外在的なレッテルとでも考えた方がいい」と主張しています[3]．

　このことを踏まえた上で，私は，新自由主義を特定の「思想」（イデオロギー）と狭く理解する見方と，現代資本主義の体制概念と広く理解する見方の 2 つに分けるのがわかりやすいと考えています．前者は，新自由主義を，市場原理を「市場」（経済活動）の枠を超えて，政治・社会のすべての分野に導入し，（巨大）企業の利潤の極大化と社会保障制度の縮小・（究極的）解体を目指す政治・経済「思想」（イデオロギー）とし，その象徴はいわゆる「ワシントン・コンセンサス」とされています．「市場原理（至上）主義」もほぼ同義です．私もこの理解です．岸田首相の上記の定義は，これの穏健版（？）と言えます．

　それに対して，新自由主義を現代世界の「体制概念」と広く定義し，それを厳しく批判する研究者で世界的にもっとも著名なのはデヴィッド・ハーヴェイ（ニューヨーク市立大学教授．地理学者）で，氏の主著『新自由主義――その歴史的展開と現在』は，日本でもよく読まれています．ハーヴェイは，「新自由主義とは何よりも，強力な私的所有権，自由市場，自由貿易を特徴

とする制度的枠組みの範囲内で個々人の企業活動の自由とその能力とが無制約に発揮されることによって人類の富と福利が最も増大する，と主張する政治経済的実践の理論」と定義し，「ソ連崩壊後に新たに生まれた国々から，ニュージーランドやスウェーデンのような古いタイプの社会民主主義にいたるまで，ほぼすべての国家が，時に自発的に，時に強制的な圧力に応える形で，何らかの新自由主義的理論を受け入れるか，少なくとも政策や実践の上でそれに適応している．……今日の中国でさえも，……この方向に向かって突き進んでいる」と主張しています（文献4：10-11頁）.

　本書の「付録　日本の新自由主義」を執筆した渡辺治氏は，「ハーヴェイが新自由主義を，経済グローバリゼーションの下で先進資本主義諸国が採用した新たな国家体制あるいは政治制度と捉えるのではなく，途上国・旧社会主義諸国を含めて展開される一個の世界体制・現代資本主義の一時代であると捉えている」と解説しています（文献4：292頁）.

　この定義は非常に包括的で，現代世界を大局的に把握する上ではそれなりに意味があるのかもしれませんが，私から見ると，♪なんでもかんでもみんな♪新自由主義で，日本の医療・社会保障政策を分析的に検討する上では無力と思います.

3　新古典派経済学とは異なるが……

　医療関係者には，新自由主義と新古典派経済学を同一視する方が少なくありませんが，それは誤解です．新古典派経済学は，市場メカニズム（原理）による資源配分がもっとも効率的と主張しつつ，古典派経済学が依拠した「労働価値説」を廃棄し，「効用価値説」に依拠する経済学の主流派「理論」です．なお，田倉智之氏は，「労働価値説」と「効用価値説」の両方が健康・生命の価値を考える上で有用と指摘しています[5].

　ただし，新古典派経済学そのものも，それを信奉する経済学者の政治思想も多様であり，新古典派理論を純化させると新自由主義・市場原理主義にな

るとも言えます．現実に新自由主義派の経済学者はほとんど新古典派です．
しかし逆は必ずしも真ならずで，少なくとも日本では，新自由主義とは一線
を画している新古典派経済学者の方が多いと思います．

　日本の経済学者で新自由主義派と自称している方はごく少なく，私の知る
限り社会保障改革について発言している経済学者では，八代尚宏氏だけです[6]．
八代氏は，最近も，岸田政権の「新しい資本主義」論を正面から批判し，
「新自由主義の規制改革」を推進すべきと主張しています[7]．なお，八代氏
は，まだ経済企画庁官僚だった 1980 年に，日本で初めて国民皆保険制度を
否定し，アメリカ型の民間 HMO（マネジドケアの一形態）の導入を主張した，
筋金入り（？）の新自由主義者です[8]．

　逆に，小泉政権下で「構造改革」（一般には新自由主義改革と呼ばれる）を
推進した竹中平蔵氏は，福田政権時代（2008 年）からこの「レッテル」に激
しく反発し，「私のどこが新自由主義者なのか」と述べていました[9]．最近
も，「私は新自由主義者ではない」と断言しています（NHK ラジオ第 1「三宅
民夫のマイあさ！」．2021 年 12 月 17 日）．

　私が最近注目していることは，アメリカ経済学会会員に対する 2020-2021
年の意識調査で，「**ユニバーサルな医療保険はアメリカにおける経済的厚生
を増す**」との設問に対する支持・条件付き支持が 88％にも達していたこと
です[10]．アメリカの経済学者の大半は新古典派で，新古典派経済学によれ
ば公的医療保険は「経済的厚生」を減らすとされていますが，コロナ感染爆
発により，彼らの認識が大きく変わったのかもしれません．

4　小泉政権の新自由主義的医療改革

　このような事情から，私は，「新自由主義」，「新自由主義的医療改革」とい
う用語は抑制的に使っており，使う場合はその意味を明確にするようにし
ています．

　例えば，中曽根康弘首相が 1980 年代前半に推し進めた「臨調・行革路

線」は日本における新自由主義改革の出発点と言われることが少なくありませんが，私は，1980年代の日本の医療費抑制政策の「成功」の要因を分析し，「臨調行革路線が建前としては規制緩和を強調したにもかかわらず，厚生省は，医療費抑制のために，逆に，一貫して規制強化の政策を採用し続けた」と指摘しました[11].

　私が日本の医療政策の分析で初めて「新自由主義」という表現を用いたのは，1999年2月に経済戦略会議「最終答申」に国民皆保険解体を意味する「日本版マネージド・ケアの導入」が盛り込まれた時で，「社会的弱者を切り捨てるアメリカ流の市場原理的・新自由主義的改革は簡単には実施されないだろう」と予測しました[12].

　私が「新自由主義的医療改革」という表現を本格的に用いたのは，小泉政権が2001年6月に，経済財政諮問会議「今後の経済運営及び経済社会の構造改革に関する基本方針」（後に「骨太の方針」と略称）が閣議決定された時です．私は，それの「医療制度の改革」に含まれる次の3つの改革方針を「市場メカニズムに基づく資源配分を絶対化する新自由主義的医療改革」と位置づけました：①株式会社方式による医療機関経営，②保険者と医療機関との直接契約，③公的保険による診療と保険によらない診療との併用（混合診療）[13].

　当時，医療（運動）団体の多くは，小泉政権の医療制度改革全体を「新自由主義的改革」と見なし，しかもそれらがすべて実施されると思い込んでいました．

　それに対して，私は，①小泉政権の医療改革は伝統的な医療費抑制政策（医療費総額の伸びの抑制）と新自由主義的医療改革の両方を含んでいる，②医療経済学的にみて，上記改革はいずれも医療費増加を招くだけでなく，厚生労働省も日本医師会も強く反対しており，「全面実施は困難」と予測しました．

　その後，私の予測通り，新自由主義的3改革はいずれも頓挫しました．株式会社方式による医療機関経営は，当初，新自由主義的改革（医療分野への市

場原理導入）の最大の争点でしたが，最終的に全面解禁は見送られ，医療特区で自由診療に限定して認められました[14]．しかし，最終的には，神奈川県に再生医療に特化した診療所が 1 か所設立されたにとどまりました．混合診療についても全面解禁は否定され，部分的・限定的混合診療である「特定療養費制度」が「保険外併用療養費制度」に衣替えしただけに終わりました[15]．

5 「新自由主義的医療改革のジレンマ」と安倍政権の医療改革

この経験を踏まえて，私は 2004 年に，以下のような「新自由主義的医療改革の本質的ジレンマ」概念を提起しました：「企業の医療機関経営を含めた医療の市場化・営利化は，企業にとっては新しい市場の拡大を意味する反面，医療費増加（総医療費と公的医療費の両方）をもたらすため，（公的）医療費抑制という「国是」と矛盾する」[16]．私はこの概念は，その後の歴代の政権の医療政策を分析する上でも有効だと判断しています．

2012-2020 年の 8 年間も続いた第二次安倍政権は，小泉政権時代並みの厳しい医療費抑制政策を強行しましたが，新自由主義的改革はごく限定的にしか実施していません[17]．例えば，安倍政権の規制改革会議は 2014 年に混合診療の全面解禁につながる「選択療養制度の創設」を提案しましたが，厚生労働省や日本医師会の強い反対を受けて，最終的に，保険外併用療養費制度とほとんど変わらない「患者申出療養」に落ち着きました．同じく安倍政権の「産業競争力会議」は 2013 年にアメリカ型の「巨大ホールディングカンパニー」を提案しましたが，同じく，厚生労働省や日本医師会の強い抵抗により，非営利性が非常に強い「地域医療連携推進法人」に落ち着きました[18]．

これらの動きに先立って私は，「安倍内閣の医療政策の中心は，伝統的な（公的）医療費抑制政策の徹底であり，部分的に医療の（営利）産業化政策も含んでいる」と位置づけていました[19]．この複眼的把握は，菅内閣，岸田内閣でも同じです．

6 「医療・社会保障改革の3つのシナリオ」

このこととも関連して，私は，2001年に小泉政権の医療・社会保障改革を分析した時から，以下のような「21世紀初頭の医療・社会保障改革の3つのシナリオ」を提起しています．第1のシナリオは，「アメリカ型の新自由主義的改革，つまり市場原理・市場メカニズムを万能視し，医療・社会保障もそれに基づいて改革すべきという主張」，第2のシナリオは，現行の医療・社会保障制度の解体ではなく，国民皆保険制度の大枠は維持しつつ，それを部分的な公私2階建て制度に再編成しようとするもの，第3のシナリオは「公的医療費・社会保障費用の総枠拡大，せめてヨーロッパ並みの医療費水準にするという改革案」です[20]．上述した「新自由主義的医療改革の本質的ジレンマ」は，この分析枠組みから論理的・経験的に導き出しました．

3つのシナリオ説で重要なことは，政府・体制を一枚岩とは見なさず，第1のシナリオを目指す経済官庁・経済界と第2のシナリオを目指す厚生労働省とを区別することです．両シナリオを混同すると，理論面と実践面で2つの実害が生まれます．理論面は単純で将来予測を誤ること，実践面では新自由主義的医療改革に反対する運動の輪を狭くすることです[21]．

おわりに——財務省は新自由主義ではない

以上から，①新自由主義はきわめて多義的であること，および②小泉政権以降の医療政策には「新自由主義的医療改革」が含まれるが，改革の中心は伝統的な医療費抑制政策であり，新自由主義的改革はごく一部しか実施されていないことを示せたと思います．

最後に，財務省は，新自由主義的改革は主張していないことを再確認します．このことは2021年に発表した「財務省の20年間の医療・社会保障改革スタンスの変化の検討」で詳細に述べました[22]．

　しかし，菅義偉内閣～岸田内閣で財務省が復権し，しかも同省・財政制度等審議会の2021年5月と12月の「建議」が医療機関に対してきわめて厳しい提案をしたために，そう心配している医療関係者が少なくないので，改めて強調します．財務省は確かに2000年前後は混合診療の全面解禁等を主張していましたが，2005年後半からはそれを撤回して，保険外併用療養費の拡大＝混合診療の部分解禁（上述した第2のシナリオ）に転換し，この点では厚生労働省と「戦略的互恵関係」にあります．

　2021年の「建議」でも混合診療の部分拡大は主張されていますが，改革の主眼は公的医療費の厳しい抑制です．しかも，「建議」で示された改革メニューのうち実際に2022年度の診療報酬改定で制度化されたものはほとんどありません．

　しかもコロナ禍で医療機関が疲弊していることを考えると，岸田内閣が，医療機関の経営危機を招いたり，国民皆保険制度の根幹を揺るがすような極端な医療費抑制政策は実施できないと思います．2022年度の診療報酬改定で，財務省の強い要求にもかかわらず，診療報酬「本体」のマイナス改定が見送られたのはその表れとも言えます．

文　献

(1)　岸田文雄『岸田ビジョン』講談社，2020.

(2)　岸田文雄「私が目指す『新しい資本主義』のグランドデザイン」『文藝春秋』2022年2月号：94-106頁.

(3)　稲葉振一郎『「新自由主義」の妖怪』亜紀書房，2018，157頁.

(4)　デヴィッド・ハーヴェイ著，渡辺治監訳『新自由主義――その歴史的展開と現在』作品社，2007［原著2005］.

(5)　田倉智之『医療の価値と価格　決定と説明の時代へ』医学書院，2021，48-72頁.

(6)　八代尚宏『新自由主義の復権』中公新書，2011.

(7)　八代尚宏「新しい資本主義より優先すべき『新自由主義の規制改革』」『週刊ダイヤモンド』2021年12月25日号：30-31頁.

(8)　八代尚宏『現代日本の病理解明　教育・差別・福祉・医療の経済学』東洋経済新報社，1980：159-210頁.

(9)　竹中平蔵・山口二郎「（対談）新自由主義か社会民主主義か」『中央公論』

2008 年 11 月号（123（11））：54-63 頁.

(10)　Geide-Stevenson D, et al: Consensus among economists 2020 - A sharpening of the picture. Weber State University, December 2021（ウェブ上に公開）

(11)　二木立『「世界一」の医療費抑制政策を見直す時機』勁草書房，1994，7 頁.

(12)　二木立『介護保険と医療保険改革』勁草書房，2000，26，109 頁.

(13)　二木立「小泉政権の医療制度改革を読む——経済財政諮問会議『基本方針』の批判的検討」『社会保険旬報』2001 年 7 月 1 日号（2102 号）：10-16 頁（二木立『21 世紀初頭の医療と介護』勁草書房，2001，53-76 頁）.

(14)　二木立「株式会社の病院経営参入論の挫折」，二木立『医療改革と病院』勁草書房，2004，111-147 頁.

(15)　二木立「混合診療問題の政治決着の評価と医療機関への影響」『月刊／保険診療』2005 年 2 月号（60 巻 2 号）：87-92 頁（二木立『医療改革　危機から希望へ』勁草書房，2006，45-57 頁）.

(16)　二木立「小泉政権の医療制度改革の中間総括」『社会保険旬報』2004 年 2 月 21 日号（1999 号）：12-19 頁，2004 年 3 月 1 日号（2000 号）：12-19 頁（『医療改革と病院』勁草書房，2004，1-45 頁．引用個所は 21 頁）.

(17)　二木立「第二次安倍内閣の医療・社会保障改革の総括」『文化連情報』2021 年 1 月号（514 号）：12-22 頁（二木立『2020 年代初頭の医療と社会保障』勁草書房，2022，第 2 章第 1 節）.

(18)　二木立『地域包括ケアと地域医療連携』勁草書房，2015，78-88，154-172 頁.

(19)　二木立『安倍政権の医療・社会保障改革』勁草書房，2014，はしがき.

(20)　二木立「21 世紀初頭の医療・社会保障改革——3 つのシナリオとその実現可能性」『21 世紀初頭の医療と介護』勁草書房，2001，1-50 頁.

(21)　二木立『医療経済・政策学の視点と研究方法』勁草書房，2007，55-56 頁.

(22)　二木立「財務省の 20 年間の医療・社会保障改革スタンスの変化の検討——混合診療全面解禁からの転換時期を中心に」『文化連情報』2021 年 10 月号（523 号）：20-27 頁（二木立『20 年代初頭の医療と社会保障』勁草書房，2022，第 4 章）.

第6章　石川誠医師とリハビリテーション医療政策

　本章は，2000 年以降のリハビリテーション医療政策のうち，回復期リハビリテーション病棟の創設経緯とその後の発展，及び「維持期リハビリテーション」から「生活期リハビリテーション」への用語変更の経緯を探った「探索的研究」である．

　第1節は，「回復期リハビリテーション病棟」の生みの親で，2021 年に死去した石川誠医師の追悼講演で，以下の 7 つの柱立て述べる．①回復期リハビリテーション病棟につながる高知市・近森リハビリテーション病院院長時代の 3 つの業績，②リハビリテーション病棟の萌芽——2 つの歴史的報告書，③回復期リハビリテーション病棟の制度化は 1999 年後半に一気に進んだ，④回復期リハビリテーション病棟は「小さく産んで大きく育」った，⑤回復期リハビリテーション病棟は急性期・慢性期の病床区分を変えた，⑥回復期リハビリテーション病棟の誕生と驚異的増加は民間病院の活力の現れ，⑦回復期リハビリテーション病棟の 2 つの副次的効果と「生活リハビリ」．最後に，石川医師の 2019 年の「遺言」的講演と最期の言葉を紹介する．コラムでは，石川医師が「Made in Japan のリハビリテーションを貫いた」ことを指摘する．

　第2部は第 1 部講演の準備過程で生まれた，「維持期リハビリテーション」という伝統的用語に代わって「生活期リハビリテーション」がいつ頃，どのようにして使われるようになったのかという「問い」を探究した「スピンオフ」論文である．各種文献と関係者へのインタビューとメール調査により，2009 年までは「維持期」がもっぱら使われていたが，2010 年に地域包括ケア研究会が用語の変更を公式に提案して以降，用語変更の気運が高まり，2012 年以降は「生活期」がリハビリテーション分野では主流となった経緯を跡づける．ただし，この用語変更は「なし崩し的」に行われたため，リハビリテーション分野以外にはまだ浸透していないことにも注意を喚起する．

第1節　石川誠さんの業績——回復期リハビリテーション病棟を中心に

（2022年2月）

「一人では何もできません．しかし，先ず一人が始めなければならないのです」

（岸田國士『泉』角川文庫，1951，276頁）

［石川誠・医療法人社団輝生会会長・回復期リハビリテーション病棟協会相談役は
2021年5月24日，74歳で死去された．］

はじめに——『回復期リハビリテーション』石川誠さん追悼号を読んで

　私は『回復期リハビリテーション』20巻3号（2021年10月）の「追悼
石川誠」（以下，「追悼号」）を読んで，石川さんの業績が実に多面的であるこ
と，及び石川さんがいかに多くの人びとから信頼され，愛されていたかに，
改めて圧倒されました．本講演では，石川さんのたくさんの業績のうち，回
復期リハビリテーション病棟に限定して，お話しします．

　「追悼号」で多くの方が指摘しているように，石川さんの最大の業績・功
績は回復期リハビリテーション病棟の原型を提唱し，それの制度化と普及と
質の向上を主導したことであり，石川さんは回復期リハビリテーション病棟
の「生みの親」と言えます（澤村，大田，浜村「追悼号」9-11頁）．

　しかし石川さんは謙虚な方で，論文でこのことを書いたことほとんどあり
ませんでした．しかも回復期リハビリテーション病棟が2000年に創設され
てすでに20年以上経つため，若いリハビリテーション関係者には石川さん
の業績も，回復期リハビリテーション病棟が創設された経緯も知らない方が
増えていると聞いています．本講演では，石川さんの論文・講演録・インタ
ビュー，日本リハビリテーション病院（・施設）協会と回復期リハビリテー

ション病棟協会と厚生労働省の各種報告書，リハビリテーション関係者や厚生労働省担当者の証言記録，及び当時の事情を知る人びとへの聞き取り調査に基づいて，この「歴史の空白」を埋め，石川さんの追悼に代えたいと思います．講演では，リハビリテーション関係者の「必読文献」と私が考える石川さんの3論文も紹介します．

　以下，見出しに示した7つの柱を建てて述べます．これにより，回復期リハビリテーション病棟制度化の経緯と石川さんが果たした役割を示すだけでなく，回復期リハビリテーション病棟がリハビリテーションの枠を超えて，日本の医療政策，特に医療提供体制の改革に貢献したことを明らかにします．最後に，石川さんの2019年の「遺言」的講演と2021年5月に亡くなる直前の2つの言葉を紹介します．

1　回復期リハビリテーション病棟につながる近森時代の 3つの業績

　まず，後に回復期リハビリテーション病棟に結実した，石川さんの医療法人近森会・近森リハビリテーション病院時代の業績を3つあげます．

　第1の業績は，1986年に近森病院に赴任し，同病院でリハビリテーションを開始すると同時に，「地域リハビリテーション」も始めたことです．その3年後の近森リハビリテーション病院開設は，石川さんにとって「医療法人近森会の［地域］リハビリテーション医療システム」づくりの一環だったと言えます（石川等1995，石川1996a）．

　私が特に注目したのは，石川さんが1996年の論文で「地域リハビリテーションは医療機関を含めたトータルなリハビリテーションシステムの中に位置づけて実践するものではないか」と書いていることです（石川1996a）．私も，1980年代に，当時勤務していた東京の代々木病院での脳卒中患者のリハビリテーションの経験に基づいて，「地域ケアシステムの中で病院は中心的な役割をもつ」と主張していたので大いに共感しました（二木・上田

1987：209頁）.

　第2の業績は，1989年に近森リハビリテーション病院を開設し，都市型のリハビリテーション専門病院のモデルを作りあげると共に，病院全体でのPPC（progressive patient care. 段階別患者看護）とPT・OT・STの病棟配置を実現・実施したことです．PPCは1992年に「独自の看護業務調査」を行って導入し，PT・OT・STの病棟配置は4年がかりで1996年に実現しました．病棟内PPCやPT・OTの病棟内訓練の先例はありました（二木1980，1987，大川・上田1990）．例えば，私が勤務していた東京・代々木病院では，1978年に30床のリハビリテーション病棟を開設した時，患者が個室→重症部屋→軽症部屋に移行する病室単位のPPCを採用しました．しかし，両方を病院全体で導入したのは全国初と言えます．この点については，河本のぞみ・石川誠『夢にかけた男たち』（1998）が活写しています．

　第3の業績は，石川さんが，「非営利組織としての医療経営」の成果（利益ではなく使命の達成）について原理的に考察すると共に，職員一丸となって近森リハビリテーション病院の経営改善に注力し，同病院の経営を黒字化したこと，しかも自院の経営情報を雑誌論文で公開したことです（石川1996a）．私はこの基礎にあるのは，石川さんの超絶経営能力と徹底した情報公開の精神だと思います．

　この点についての私自身の経験は「追悼号」の「第2の思い出」として以下のように書きました．〈その後，石川さんにお会いしたのはほぼ10年後の1994年10月15日に，近森リハビリテーション病院で講演をさせていただいた時です．私は講演前に石川さんにお願いして，同病院の診療実績や経営実績等の資料を送っていただいたのですが，詳細なデータに加えて的確な経営分析がなされていることに舌を巻き，同病院にはよほど優秀な事務幹部がいるのだと想像しました．そこで石川さんにお尋ねしたところ，すべての資料は石川さん個人が作成されたとのことで，石川さんの情報収集・分析能力に驚嘆しました．しかも，石川さんからはそれらの情報の「何を使われてもご自由です」と言われてまた驚きました．当時は，各病院の経営情報は「秘

中の秘」と言われていた時代で，石川さんの徹底した情報公開の姿勢に清々しさを感じました〉（「追悼号」12 頁）［本節コラム 4］.

　鈴木康裕氏（厚生省老人保健福祉局老人保健課筆頭課長補佐・当時）も，近森リハビリテーション病院を見学した時，石川さんが「まったく隠すことなく，あらゆるデータとご自分の分析と将来ビジョンを，ものすごい熱量で語り続け」たと述懐されています（「追悼号」15 頁）. この面での石川さんの必読文献は**「リハビリテーション医療経営の考え方」**です（石川 1996b）.

　ただし，当時石川さんは病院の「雇われ」院長であり，石川さんの先駆的活動を「黒子に徹して」（河本等 1998）支えたのが近森正幸理事長であることを忘れるわけにはいきません. 近森理事長は，リハビリテーション病院開設と並行して，近森病院（本院）を「選択と集中で急性期病院機能を絞り込み，医療の質と労働生産性向上を図」り，近森会を「高度急性期から急性期，リハビリテーション，在宅まで 792 床」の「全国リーグ」の病院グループに成長させました（中村等 2017，近森 2021）.

2　回復期リハビリテーション病棟の萌芽──2 つの歴史的報告書

　次に，回復期リハビリテーション病棟の萌芽とも言える 2 つの歴史的報告書について述べます. それらは，日本リハビリテーション病院協会編の「リハビリテーション医療のあり方（その 1）」（1995）と「その 2」（1996）です.

　この報告書は，発表直後はリハビリテーション病院業界で大きな注目を浴び，石川さんをはじめ多くの指導的リハビリテーション医が著書や論文で，なんども引用しました. しかし，その後は長く「幻の文書」になっていました. 私は本講演のために多くの方に問い合わせてようやく両報告書を入手し読んだのですが，その先駆性に驚嘆し，歴史的文書と感じました. 以下，回復期リハビリテーション病棟の萌芽と言える提案に限定して紹介します.

　「その 1」の第 1 部「リハビリテーション医療施設の位置づけ」は「リハビリテーションケアユニット」を提唱しました. それのポイントは，「病棟

及び訓練室を含めて医師・看護・PT・OT等のスタッフを一つのユニット」とすること，及び充実した看護体制（患者：看護要員＝2：1以上の人員）です．

「その2」の第1部「リハビリテーション医療施設の位置づけ」は「その1」を発展させ，「リハビリテーション専門病床群（仮称）」を提唱しました．ここでは，新たに次の2つの「概念」が示されました．「①可能な限り発症から早期に，回復期の総合的リハビリテーション医療をチームアプローチのもとで開始する病床群とする．②あくまで自宅復帰を目指す病床群であり，さらに効果的・効率的なリハビリテーションによって在院日数の短縮化に努力する病床群とする」．そして，それの「具体像」として，手厚い看護体制（看護婦・補助者を加えて1.5対1），PT・OT・ST・MSWの「病棟配属」，ナースステーションの「スタッフステーション」への変更等が提案されました．

そして，これらの「概念」と「具体像」の多くは2000年の回復期リハビリテーション病棟で実現しました．

実は，両報告書の本文には，石川さんの個人名も，近森リハビリテーション病院の名前も出てきません．しかし，これらの提案は，石川さんの近森リハビリテーション病院での実践と実績をベースにしていました．その根拠は以下の5つです．

①石川さんは，提案を行った両報告書第1部を担当した「診療報酬等対策委員会」委員長でした．②報告書に書かれている「老人のリハビリテーション医療の流れ図」は，石川さんが個人論文で何度も示していた，いわば十八番の「医療法人近森会のリハビリテーション医療システム」図とほぼ同じでした（石川 1995，1996a，b）．③「その2」で提案されたリハビリテーション専門病床群の「概念」「具体像」は近森リハビリテーション病院をモデルとしていました．④石川さん自身も，論文で1回だけ，「筆者はリハビリテーション専門病床群制度の創設を主張している」と書いていました（石川 1997b）．⑤これは，ごく最近入手した資料ですが，「リハビリテーション医療のあり方（その1）」発表直後の1995年6月に開かれた上記診療報酬等委員会に石川さんが近森リハビリテーション病院院長名で提出した「入院リハビリテー

182

ション施設基準のあり方」に，「回復期リハビリテーション強化病棟（病床群）のあり方」が詳細に示されており，しかもそれの「施設基準」（人員配置，看護体制等）は近森リハビリテーション病院をモデルにしていました．

　当時の厚生省担当者——老人保健福祉局老人保健課長の西山正徳氏と同課筆頭課長補佐の鈴木康裕氏——も，後に回復期リハビリテーション病棟制度化前に，近森リハビリテーション病院を訪問し参考にしたと証言しています（西山 2019，鈴木「追悼号」15 頁）．

　石川さん自身も 2017 年と 2018 年のインタビューで，介護保険制度開始前に，「厚生労働省の方がたくさん」「何十人（！）もいらして」近森リハビリテーション病院を見学し，「介護保険を使う前にできるだけリハビリでよくして，あまり重度にならないような仕組みが必要」で，そのためには「近森リハビリテーション病院のような病棟を制度化すればいいんじゃないかというので，回復期リハ病棟が生まれた」と述べています（石川 2017，2018）．

　石川さんや日本リハビリテーション病院協会は，当初，医療法第 4 次改正でリハビリテーション専門病床を位置づけることを目指しましたがそれは時期尚早・困難とされ，1997 年以降は診療報酬上の特定入院料としての位置づけを要望しました．残念ながらそれは 1998 年度改定では実現しませんでしたが，石川さんはその後もリハビリテーション専門病棟の必要性を，論文で，および厚生省担当者に直接，粘り強く訴え続けました．この点についての必読文献は「**回復期リハビリテーション病棟成立の背景**」です（石川 2001）．

3　回復期リハビリテーション病棟の制度化は 1999 年後半に 一気に進んだ

　三番目に，回復期リハビリテーション病棟の制度化は 1999 年後半に一気に進んだことを述べます．この点について，石川さんの第一の「戦友」である浜村明徳さんが，以下のように証言しています．「……流れが変わったと感じたのは，1999 年．そして，そのときの暮れ，まさに誕生の直前ですけ

れども，『浜村，回復期リハビリテーション病棟，開設されるのは間違いないよ』と［石川さんから──二木］電話がかかってきたのを覚えています」（浜村・他 2021）．

　ここで私が強調したいのは，回復期リハビリテーション病棟の制度化には2つの政策的追い風があり，石川さんはそれらに機敏に対応したことです（石川 2001＋私の文献調査）．

　第1の追い風は，2000年度に開始された介護保険制度の検討過程では，「リハビリテーション前置主義」が掲げられたことです．例えば，医療保険福祉審議会老人保健福祉部会・高齢者保健事業の在り方に関する専門委員会「高齢者保健事業の在り方に関する意見」（1999年7月）の「地域リハビリテーション対策について」の項で，「『寝たきりは予防できる』ということに関する普及啓発に加えて，リハビリテーション前置主義（脳卒中など要介護状態の原因となる疾患にかかった者が，病状が安定する時期にいたるまでの過程において適切なリハビリテーションをうけられるようにすることを重視する立場）の実践に重点を置き（以下略）」と書かれました．

　石川さんは，これに早くから着目し，1997年から，介護保険における「リハビリテーション前置主義」を実施するためにはリハビリテーション専門病棟が必要であることを精力的に主張しました（石川 1997b, 1998, 1999a, 2022：13-14頁）．**[注1]**

　第2の追い風は，医療審議会「医療提供体制の改革について（議論のためのたたき台）」（1998年12月）が「参考資料1」で，「急性期病床」と「慢性期病床」の中間に，診療報酬面で「リハビリテーション施設等」を位置づけたことです．

　このことは報告の本文にはまったく書かれず，図にチラリと書かれていただけだったので当時ほとんど注目されず，私も気づきませんでした．しかし，石川さんはすぐこれに注目し，日本リハビリテーション病院・施設協会として，厚生省に「特定入院料として回復期リハビリテーション治療病棟の新設を要望」しました（石川 1999a）．

　私は，2000年度診療報酬改定で特定入院料の1つとして，回復期リハビリテーション病棟が新設されたのは西山正徳老人保健福祉局老人保健課長の「豪腕」によるところが大きいと判断しています．実は，第1の追い風とした「リハビリテーション前置主義」は厚生省内でも合意されていなかったのですが，西山氏はそれの徹底も主張していました（西山2001）．そして，西山氏を中心とした厚生省老人保健福祉局の担当者と石川さんは強い信頼関係で結ばれていました．その大前提は，石川さん及び日本リハビリテーション病院協会が，厚生省の求めるデータを，都合の悪いデータも隠しだてせず，すべて迅速に提供していたことです（鈴木，園田［追悼号］15，54頁）．

　当時日本リハビリテーション病院協会会長だった澤村誠志先生も「石川先生の厚労省との強い信頼関係を基本に，2000年4月，介護保険と同時に回復期リハビリテーション病棟が出発した」と述懐されています．澤村先生は，「日本整形外科学会などで義肢装具の制度改革や義肢装具士の国家資格を獲得するため常に中央省庁との良好な連携を保つ必要性を感じ」ており，石川さんにそのノウハウを伝授したそうです（澤村「追悼号」8頁，石川2018）．

　先ほど述べた石川さんの「戦友」の浜村明徳さんは，回復期リハビリテーション病棟の「3本柱の『ADLの向上，寝たきりの防止，家庭復帰』に，機能訓練だけととらわれず，これからのリハ医療のあり様を整理した石川さんの先見性が見て取れる」と評価しています（「追悼録」10頁）．私もまったく同感です．

　なお，回復期リハビリテーション病棟で使用が義務づけられた詳細な「リハビリテーション総合実施計画書」には，大川弥生さんの研究が寄与しました．しかもこれは，後のICF（国際生活機能分類）の原型となった2000年の「WHO国際障害分類改定案」を踏まえていました（大川2001，則安・他2001）．

4　回復期リハビリテーション病棟は「小さく産んで大きく育」った

　今から考えると信じがたいことですが，回復期リハビリテーション病棟は，2000年度診療報酬改定ではほとんど注目を集めませんでした．例えば，専門誌（『社会保険旬報』）における診療報酬改定に対する厚生省担当者・関係団体の談話で，それに言及・「注目」したのは西澤寛俊全日病副会長だけでした（西澤2000）．

　石川さん自身も，当初から「小さく産んで大きく育てる」ことを考えていたようです．実は，回復期リハビリテーション病棟の新設直後は，施設基準が「厳しすぎる」との指摘が多かったし，私も，「承認基準（人員と構造設備）が一般の慢性期病床よりはるかに厳しくなるのは確実であり，その承認を受けられるリハビリテーション病院はごく限られる」と予測しました（二木2000）．それに対して，石川さんは逆に，施設要件は日本リハビリテーション病院協会の「要望案よりも低く設定された」と判断していました（石川2000, 2001）．

　このように回復期リハビリテーション病棟の施設基準はきわめて厳しかったため，それの算定病院は当初伸び悩み，2001年1月にはわずか64病院（72病棟3326病床）にとどまりました．このような「いまだ全国的普及には程遠い状況」にあったにもかかわらず，石川さんは「全国回復期リハビリテーション病棟連絡協議会設立準備会」代表として，協議会の設立に奔走しました．そして協議会は2001年1月に設立され，大田仁史先生が会長，石川さんは常務理事に就任しました（川上2001）．

　その後，石川さんは常務理事，会長，相談役として協議会を牽引しました．驚くべきことに，石川さんは回復期リハビリテーション病棟連絡協議会（2012年から回復期リハビリテーション病棟協会）での2002-2018年の診療報酬・介護報酬改定の解説をほぼ一人で行い続けました（『回復期リハビリテー

186

ション』各号）．

　ここで私が強調したいことは，石川さんが早くから，回復期リハビリテーション病棟の質の向上を強調していたことです．2005年からは，論文で常に「量的整備」と「質的整備」の両方を強調し始めました（石川2005）．しかもそのことを一般的に強調するのではなく，回復期リハビリテーション病棟とそこで働く職員のレベルアップのための「研修会」を——大規模なものから「車座」講習会まで，幹部向けのものから各職種別のものまで——精力的に開催し，そのほとんどで「基調講演」を行いました（『回復期リハビリテーション』各号）．

5　回復期リハビリテーション病棟は急性期・慢性期の病床区分を変えた

　ここで視点を変え，私が専門とする医療政策研究の視点から，回復期リハビリテーション病棟が厚生省の急性期・慢性期という病床の伝統的2区分を変えたことを指摘します．

　厚生省は，2000年の第4次医療法改正では，旧一般病床を「新・一般病床」（急性期病床ではありません）と「療養病床（慢性期病床）」に二分しただけで，その中間の病床を位置づけませんでした．現在でも，医療法上はこの点は同じです．

　しかし，「医療提供体制の改革の基本的方向」（2002年8月）の「参考・病院病床の機能分化（イメージ）」図（今回も本文ではありません）では，急性期と長期療養・在宅療養の中間に初めて「回復期リハ」を位置づけ，しかもそれは一般病床と療養病床の両方を含むとしました．これ以降，病床の機能別3区分が定着し，2015年の地域医療構想につながったのです

　中間的病床は一時「亜急性期」とされましたが，現在は「回復期」とされ，回復期リハビリテーション病棟と地域包括ケア病棟等が含まれるとされています．しかも，2025年に向けて高度急性期・急性期・療養病床の削減が目

指されているのと逆に，回復期病床のみは，2013 年の 11.0 万床から 2025 年の 37.5 万床への大幅増加が目指されています（二木 2015）.

　回復期リハビリテーション病床は，民間病院中心に激増し続け，2021 年 3 月で 91,030 床になり，一般病床・療養病床総数（1,176,863 床）の 7.7％を占めるに至っています．石川さんは，すでに 2001 年に，「回復期リハ病棟は医療施設の機能再編成の切り札的存在」と予言し，「理論的根拠は乏しいが，筆者の推計では，人口 10 万人に 80 床程度（全国に約 10 万床）の回復期リハ病棟が機能することが必要と考え」ていました！（石川 2001）．その先見性は驚嘆的です．

　なお，石川さんは，2003 年からは「全国に人口当たり最低でも 50 床［合計 6 万床——二木］が必要」と「下方修正」し，これが回復期リハビリテーション病棟連絡協議会の公式の「整備目標」にもなりました（石川 2003）．そして，この目標は石川さんが 2007 年に行った予測通り，2011 年に達成されました（60,206 床）（石川 2007）.

6　回復期リハビリテーション病棟の誕生と驚異的増加は民間病院の活力の現れ

　もう 1 つ，医療政策研究の視点から，回復期リハビリテーション病棟の意義を述べます．それは，回復期リハビリテーション病棟の誕生と驚異的増加は民間病院の活力の表れと言えることです．

　私は，日本の医療提供体制の研究に基づいて，以前から，以下の 2 つを指摘しています．1 つは，「日本の医療・福祉改革は，厚生省が法律を通し，医療・福祉施設がそれに従うという単純な上下関係にはなく，一部の医療・福祉施設が先進的活動を展開し，それを厚生省が後追い的に政策化してきた側面も無視できない」ことです（二木 2001）．もう 1 つは，医療機関の「活力」には「創造的活力」と危機に際して「生き延びる」という意味での活力の 2 つがあり，創造的活力を持つ医療機関はごく限られているが，「生き延

びる」という意味での活力はほとんどの医療機関が持っていることです（二木 1991，2012）．

　私はこのことは，リハビリテーション医療で特に顕著だと判断しています（二木 2011）．その典型が回復期リハビリテーション病棟と地域リハビリテーションです．

　人並み外れた「創造的活力」を持っていた石川さんは，リハビリテーション医療の枠を超えて，民間病院全体の救世主になったと言えます．仮に回復期リハビリテーション病棟が制度化されていなかったら，民間中小病院の相当数は現在とは桁違いの経営困難にあえぐか，閉鎖・施設への転換を余儀なくされていたと言えます．

7　補足：回復期リハビリテーション病棟の 2 つの 副次的効果と「生活リハビリ」

　本文の最後に，補足的に，3 つのことを指摘します．それらは回復期リハビリテーション病棟の 2 つの副次的（波及的）効果と，石川さんが 1995 年から「生活リハビリテーション」という用語を使っていたことです．

(1)　第 1 の副次的効果：理学療法士・作業療法士過剰時代の到来の先送り
　2000 年前後には理学療法士・作業療法士は 21 世紀前半に過剰になると予測されていましたが，回復期リハビリテーション病棟創設で両者の需要・職場が激増し，過剰問題は先送りされました．

　医療従事者の需給に関する検討会の理学療法士・作業療法士需給分科会の 2000 年 11 月「意見書」は，「需要と供給は平成 16 年［2004 年］以降 2 年から 3 年に均衡に達し，理学療法士，作業療法士が過剰になると予測していました．石川さんが中心になってまとめた「リハビリテーション医療のあり方（その 1）」はその 5 年前（1995 年）に，「今後急速に PT・OT 等のスタッフは養成されて，むしろ供給過剰になってくる懸念さえ抱かれている．雇用難

を理由に低レベルのリハビリテーション医療の制度を作ることは禍根を残す」と先駆的に指摘していました.

　それに対して, 理学療法士・作業療法士需給分科会の 2019 年 4 月の「理学療法士・作業療法士の需給推計について」は,「PT・OT の供給数は, 現時点においては, 需要数を上回っており, 2040 年頃には供給数が需要数の約 1.5 倍となる結果となった」と述べました.

(2)　第 2 の副次的効果：旧「老人病院」の質の向上

　1990 年代までは本格的（治療的）リハビリテーションは一般病床で行うのが常識でした. それに対して, 石川さんは療養病床の方が経営効率が良いことを発見し, 1995 年 1 月に近森リハビリテーション病院の**全病床を一般病床（特 3 類）から療養病床に転換**しました（川添 1995）. そのためか,「リハビリテーション医療のあり方（その 1）」では, 病棟は「療養型病床群を最低基準」とするとされました. ただし, これは物理的基準で, すでに述べたように看護体制は 2 対 1 とされました. これは回復期リハビリテーション病棟でも踏襲されました.

　石川さんはまだリハビリテーション専門病床群（仮称）の構想段階から,「この新たな制度には療養病床に取り組んでいる病院の参入が不可欠だ」と力説していたそうです（斉藤「追悼号」11 頁）. それが大きな誘因となって, かつて「老人病院」と言われていた収容型の療養病床の相当部分が回復期リハビリテーション病棟に衣替えし, 老人医療の質が向上したと言えます（藤田「追悼号」66 頁）.

　先に述べたように, 回復期リハビリテーション病床の一般病床・療養病床合計に対する割合は 7.7 ％です. しかしこの割合は一般病床と療養病床とで大きく異なり, 一般病床では 4.5 ％ですが, 医療療養病床ではそれの割合は 19.0 ％に達しています（回復期リハビリテーション病棟協会 2021, 厚生労働省「病院報告」から計算）[注2].

(3) 石川さんは 1995-1997 年に「生活リハビリ」を用いていた
——私の最近の発見

　私は，最近，「『維持期リハビリ』から『生活期リハビリ』への用語変更の経緯を探る」という論文を発表し，それの執筆過程でこのことを発見しました（二木 2022）．「維持期リハビリテーション」という用語は，厚生省が1996 年以降，介護保険制度創設を見込んで意識的に使い始めました．しかし，この用語は，2010 年以降，厚生労働省主導で徐々に「生活期リハビリテーション」に変更されました．

　それに対して石川さんは，1995-1997 年に「維持期リハビリテーション」のうち在宅でのリハビリテーションを**「生活リハビリテーション」**と名付けていました（石川 1995, 1996, 1997）．しかも，「維持期リハビリテーションとは，生活障害のある高齢者や障害者がその生活の拠点において継続的に安全でかつ安心でき，質の高い生活が送れるようリハビリテーションの立場から支援していく活動」と定義しました（石川 1996a）．これは，その後の「生活期リハビリテーション」に通じる先駆的説明と言えます（二木 2022）．

おわりに——石川さんの 2019 年の「遺言」的講演と最期の言葉

　石川さんの「遺言」的講演とは，回復期リハビリテーション病棟協会第33 回研究大会の基調講演「**『情熱』を推進力として改革を積み重ねる回復期リハ病棟**」です（石川 2019）．これは私が推奨する石川さんの第 3 の必読文献なので，少し詳しく紹介します．

　石川さんはまず，回復期リハ病棟での実践に必要なリハ・マインドとして，以下の 5 つのスピリッツをあげました．①正しさを追求する精神，②チャレンジ精神，③損得抜きの精神，④障がいをもっている方々とともに歩む精神，⑤チームアプローチ．

　次いで，5 つのスピリッツで取り組むべき今後の大きな課題として，以下の 4 つをあげました．①人材育成，②チームアプローチの追求，③退院後の

リハサービス支援，④地域社会へのアプローチ．その上で，「この4つをやっても決して収入が上がるわけではない．しかし，これをやらなければ，将来先細りになる．目先の利益にとらわれず，まさに損得抜きで実践する必要がある」と力説しました．

　講演の終わりに，石川さんは「『鉄は熱いうちに叩け』というが，私は『鉄は"熱くして"叩け』と申し上げたい．スタッフが熱くなって燃えなければ，回復期リハ病棟はうまくいかない」と情熱的に語りかけました．水間正澄輝生会理事長によると，「鉄を熱くすること」は石川さんの「口癖」だったそうです（石川・水間 2022：序文）．

　もう1つ皆さんにお知らせしたいのは，石川さんが亡くなる前に話した最期の2つの言葉です．1つは，「やりきった．思い残すことはない」で，これは輝生会の水間理事長と森本支援局長に（笑いながら）語った言葉だそうです（森本，水間「追悼号」28，40頁）．人に決して弱みを見せることのなかった石川さんらしい「辞世の句」といえます．

　しかし，私は石川さんが，亡くなる数日前に輝生会看護担当顧問の小林［由紀子］さんに述べた「僕自身もこんなに早く終わりが来るなんて，思ってもいなかった……」にも注目し，胸を打たれました（「追悼号」42頁）．この言葉には，石川さんが死の準備をすべてし終わったあとでも，なお無念の気持ちを持っていたことが現れています．

　リハビリテーションに携わる皆さんは石川さんの「遺言」的講演と無念に思いを馳せてリハビリテーション医療を，病院と地域の両方で発展させていただきたいと思います．私も，研究者として皆さんの側面支援を続けます．

【注1】「リハビリテーション前置主義」は介護保険開始時には制度化されなかった
　現在でも，介護保険の制度設計で「リハビリ前置主義」とされたとの説明が散見されますが，これは不正確です．本文で述べたように，介護保険の検討過程では「リハビリテーション前置主義」が掲げられましたが，結果的に「議論は低調に終わった」ため，「実効性があがるような具体的な施策が講じられることはなかった」と『介護保険制度史』（2016）は述べています．この本は，山崎史郎氏や香

取照幸氏等,「介護保険制度の創設にかかわった者たちが, その基本構想から法改
正までを書き綴った通史」——私から見ると事実上の「正史」です.

　この本によると, 厚生省の高齢者介護対策本部事務局が,「モラルハザード」へ
の対応策として注目したのが「リハビリ前置主義」であり, その「出発点となった
のは, ドイツ介護保険法において『予防とリハビリテーションの優先』の規定
(第5条) が置かれ, さらに『自己責任』として, 被保険者が予防・リハビリに努
めることが義務づけられていた (第6条) こと」だそうです. さらに, この本は
「『予防・リハビリ』をめぐる議論・検討が低調であった背景には, 当時は介護サー
ビスの方が焦眉の急であったことや, 『廃用症候群』について社会的な認識が高
まったのは介護保険制度施行後であり, 現場や行政の認識も当時は十分でなかっ
たことなどがあげられる」とも説明しています.

　石川さんはこのような厚生省の動きを熟知していたためか, 介護保険制度が開
始された 2000 年前後からは, 一時「リハビリテーション前置主義」について触れ
なくなりました (石川 1999b, 2000, 2001).

　「リハビリテーション前置主義」が, 介護保険の制度改革で再び注目されたのは,
介護保険開始後 10 年を経た, 2010 年 11 月の社会保障審議会介護保険部会「介護
保険制度の見直し意見」に「リハビリテーションについては (中略) リハビリ前
置の考え方に立って提供すべきである」との表現が盛り込まれてからです. 実は,
「意見 (素案)」には「リハビリテーション前置主義」は含まれていなかったので
すが, 斉藤正身委員が 2011 年 11 月 25 日の第 37 回介護保険部会でそれを盛り込
むことを強く主張し, 加筆されました (斉藤 2011).

　これを契機にして, 厚生労働省の高官や大臣も国会答弁でこの用語を肯定的に
用いるようになりました. 国会会議録検索システムで検索したところ,「リハビリ
テーション前置主義」を最初に用いたのは宮島俊彦老健局長で, 2011 年 2 月 25
日の衆議院予算委員会で,「リハビリテーションについては, 昨年の社会保障審議
会の介護保険部会におきまして, まず, 高齢者の心身の低下のときは自立をより
高めるリハビリ前置の考え方が大事だと (中略) いうような指摘もあります」と
述べました. さらに, 2014 年 10 月 30 日と 11 月 11 日に, 塩崎恭久大臣もこの用
語を肯定的に用いました.

【注2】　医療療養病床のうちの回復期リハビリテーション病棟の割合の計算方法
○ 2020 年の回復期リハビリテーション病床：90,660 床 (A)
○同回復期リハビリテーション病床中の療養病床割合：59.2% (B)
○ 2020 年の医療療養病床：282,931 床 (C)
$(A \times B) \div C = 90{,}660 \times 0.592 \div 282{,}931 = 19.0\%$

文　献　(「追悼号」以外は著者あいうえお順. ゴチックは私推奨の石川さん「必
　読文献」)

『回復期リハビリテーション』30 巻 3 号（78 号）「追悼　石川誠」2021 年 10 月.

石川誠・他「地域リハビリテーションの計画と実践　近森リハビリテーションの取り組み」『公衆衛生』1995 年 9 月号（59（9））：601-604 頁.

石川誠「地域リハビリテーションにおける現在の課題」『理学療法ジャーナル』1996 年 7 月号（30（7））：452-458 頁.〈1996a〉

石川誠「リハビリテーション医療経営の考え方」『理学療法ジャーナル』1996 年 8 月号（30（8））：575-582 頁.〈1996b〉

石川誠「これからのリハビリテーション医療」（特集・第 3 次医療法改正と病院）『病院』1997 年 1 月号（56（1））：35-40 頁.〈1997a〉

石川誠「地域リハからみた公的介護保険」『リハビリテーション研究』1997 年 5 月号（91 号）：32-38 頁.〈1997b〉

石川誠「介護保険とリハビリテーション関連サービス」『総合リハビリテーション』1998 年 3 月号（26（3））：223-227 頁.

石川誠「リハビリテーション病床の機能分化と地域リハビリテーション広域センター」『病院』1999 年 6 月号（58（6））：533-537 頁.〈1999a〉

石川誠「介護保険の仕組み」. 日本リハビリテーション病院・施設協会編『介護保険とリハビリテーション』三輪書店，1999，14-25 頁.〈1999b〉

石川誠「介護保険時代のリハビリテーション医療」. 日本リハビリテーション病院・施設協会編『介護保険とリハビリテーションⅡ実践報告集』三輪書店，2000，6-9 頁.〈2000a〉

石川誠「平成 12 年度診療報酬改定の意義と第 4 次医療法改正」『医学のあゆみ』2000 年 10 月 28 日号（195（4））：270-273 頁.〈2000b〉

石川誠「回復期リハビリテーション病棟成立の背景」『理学療法ジャーナル』2001 年 3 月号（35（3））：161-166 頁.

石川誠「リハビリテーションの流れの中の回復期リハビリテーション病棟」. 日本リハビリテーション病院・施設協会，全国回復期リハビリテーション病棟協会編『回復期リハビリテーション病棟』三輪書店，2003，12-20 頁.

石川誠「回復期リハビリテーション病棟の現状と課題」『理学療法ジャーナル』2005 年 5 月号（39（5））：391-397 頁.

石川誠「（講演録）6 万床時代へ－真価を問われる回復期リハ病棟が今取り組むべきこと」『回復期リハビリテーション』2007 年 10 月号（222 号）：6-14 頁.

石川誠「RJN インタビュー『この先生に聞きたい！』第 17 回」. 日本リハビリテーション医学会・リハビリテーション科女性医師ネットワーク RNJ 委員会編『日本リハビリテーション科専門医　達人の流儀　第 4 集』2017 年：42-49 頁.

石川誠「（インタビュー）澤村先生との出会いが僕の転換点」. 澤村誠志編著『地域リハビリテーションと私』シービーアール，2018，250-281 頁.

石川誠「（講演録）『情熱』を推進力として改革を積み重ねる回復期リハ病棟」（日本リハビリテーション病棟協会第 33 回研究大会・基調講演 2）『回復期リハビ

リテーション』2019 年 4 月号：18-19 頁.

石川誠・水間正澄監修『輝生会がおくる！リハビリテーションチーム研修テキス
　　ト－チームアプローチの真髄を理解する』全日本病院出版会，2022（石川さん
　　の冒頭インタビュー「チームアプローチとは」(6-15 頁) は 2020 年 11 月 25 日
　　収録).

大川弥生・上田敏「病棟での評価・訓練の意義と効果」『理学療法ジャーナル』
　　1995 年 11 月号 (29 (11))：747-755 頁.

大川弥生「回復期リハビリテーション病棟のあり方」『理学療法ジャーナル』2001
　　年 3 月号 (35 (3))：167-178 頁.

介護保険制度史研究会編著（大森彌，山崎史郎，香取照幸，他）『介護保険制度史
　　──基本構想から法施行まで』社会保険研究所，2016，160-164 頁.

回復期リハビリテーション病棟協会『回復期リハビリテーション病棟の現状と課
　　題に関する調査報告書』2021 年 2 月（調査日：2020 年 8 月).

川上千之「『全国回復期リハビリテーション病棟連絡協議会』設立」『日本リハビ
　　リテーション病院・施設協会誌』2021 年秋 (70 号)：13-14 頁.

川添昴「近森リハビリテーション病院　療養型病床群病院への移行について」「ひ
　　ろっぱ」(医療法人近森会広報誌) 1995 年 2 月号 (103 号)（ウェブ上に公開).

河本のぞみ・石川誠『夢にかけた男たち　ある地域リハの軌跡』三輪書店，1998.

斉藤正身「全国の通所リハビリテーションの現状と課題」『老健』2011 年 10 月
　　号：18-25 頁.

近森正幸「近森病院の 75 年を振り返って」「ひろっぱ」2021 年 11 月号 (425 号)
　　（ウェブ上に公開).

中村明・郷好文「ドクターの肖像 (211) 近森正幸　社会医療法人近森会　高知に
　　近森あり　急性期医療を先駆けた稀代の病院戦略家」『Doctor's Magazine』
　　2017 年 8 月号 (214 号)：4-11 頁.

二木立「代々木病院リハビリテーション科の管理と運営」『病院』1980 年 3 月号
　　(39 (3))：277-281 頁.

二木立・上田敏『脳卒中の早期リハビリテーション』医学書院，1987，209-219
　　頁（第 2 版，223-233 頁，1992).

二木立「介護保険・医療保険改革とリハビリテーション医療（病院）の将来像」
　　『総合リハビリテーション』2000 年 1 月号 (28 (1))：29-33 頁（『介護保険と医
　　療保険改革』勁草書房，2000，54-65 頁).

二木立「政権交代とリハビリテーション医療」『地域リハビリテーション』2010
　　年 4 月号 (5 (4))：323-328 頁（『民主党政権の医療政策』勁草書房，2011，
　　111-125 頁).

二木立「『地域医療構想ガイドライン』と関連文書を複眼的に読む」『文化連情報』
　　2015 年 7 月号 (448 号)：10-15 頁（『地域包括ケアと地域医療連携』勁草書房，
　　2015，42-50 頁).

二木立「『維持期リハビリ』から『生活期リハビリ』への用語変更の経緯を探る」
『文化連情報』2021 年 2 月号（527 号）：30-39 号．［本章第 2 節］．

西澤寛俊「（インタビュー）入院の機能分担を明確化　看護婦の基準に着目を」
『社会保険旬報』2000 年 4 月 21 日号（2058 号）：20-23 頁．

西山正徳「（講演録）リハ前置主義の徹底と介護医療の確立を」（在宅ケアを支え
る診療所全国ネットワーク第 6 回全国の集い 京都 2000）『GPnet』2000 年 11 月
号（47（8））：26-30 頁．

西山正徳『現代診療報酬の史的考察　進化する診療報酬』社会保険研究所，2019，
51-52 頁．

日本リハビリテーション病院協会編「リハビリテーション医療のあり方（その
1）」1995 年 3 月，26-27 頁．

日本リハビリテーション病院協会編「リハビリテーション医療のあり方（その
2）」1996 年 3 月，12-13，30-35 頁．

則安俊昭・吉尾雅春「（対談）回復期リハビリテーション病棟の機能と理学療法士
の役割」『理学療法ジャーナル』2001 年 3 月号（35（3））：187-204 頁．

浜村明徳・栗原正紀・斉藤正身「追悼座談会・石川誠先生を偲んで」『日本リハビ
リテーション病院・施設協会誌』2021 秋（181 号）：8-16 頁．

【コラム 4】　石川誠さんの 3 つの思い出

（2021 年 10 月）

第 1 の思い出．私が石川誠さんに最初にお会いしたのは今から 40 年前の
1980 年代初頭，東京大学医学部附属病院リハビリテーション部においてです．
私は当時代々木病院に勤務していたのですが，週 1 回の同部医局勉強会には
必ず参加していて，お会いしました．石川さんは虎の門病院分院でリハビリ
テーション医療に携わり始めて，リハビリテーション科専門医の資格を取得
する必要を感じて，上田敏先生の下に通い，リハビリテーションの本格的な
「修行」を始めたとのことでした．現在と違い，脳外科医とリハビリテーシ
ョン科医との間には大きな断絶があり，私には脳外科はリハビリテーション

から最も遠い科というイメージがあったため，「脳外科医からリハビリテーション科医に転身するとは奇特な方もいるものだ」と感じました．東大病院リハビリテーション部での研修は，石川さんが，その後1986年に近森病院にリハビリテーション科専門医として赴任し，最初は高知で，さらには東京・全国で，リハビリテーション医療の大輪の花を咲かせる原点になったと思います．そんなときに，石川さんにお会いしたのだと懐かしく思い出しました．

　第2の思い出．その後，石川さんにお会いしたのはほぼ10年後の1994年10月15日に，近森リハビリテーション病院で講演をさせていただいた時です．私は講演前に石川さんにお願いして，同病院の診療実績や経営実績等の資料を送っていただいたのですが，詳細なデータに加えて的確な経営分析がなされていることに舌を巻き，同病院にはよほど優秀な事務幹部がいるのだと想像しました．そこで石川さんにお尋ねしたところ，すべての資料は石川さん個人が作成されたとのことで，石川さんの情報収集・分析能力に驚嘆しました．しかも，石川さんからはそれらの情報の「何を使われてもご自由です」と言われてまた驚きました．当時は，各病院の経営情報は「秘中の秘」と言われていた時代で，石川さんの徹底した情報公開の姿勢に清々しさを感じました．このような石川さんの情報収集・分析と情報公開の「遺伝子」は，今も，日本リハビリテーション病院・施設協会や回復期リハビリテーション病棟協会に引き継がれていると思います．

　第3の思い出．これは言うまでもなく，石川さんが近森リハビリテーション病院での経験と実績をベースにして「回復期リハビリテーション治療病棟」の青写真を作り，それが1995-1996年に日本リハビリテーション病院・施設協会の公式要望となり，2000年度に「回復期リハビリテーション病棟」が誕生したことです．私は長年医療政策の研究をしていますが，これは一民間病院の実践とアイデアが出発点になって，国の医療提供体制改革の重要な柱が実現した稀有な例です．「回復期リハビリテーション病棟の産みの親」としての石川さんの功績は今後も永く，リハビリテーション関係者に語り継

がれると思います．

【コラム5】　Made in Japan のリハビリテーションを
　　　　　　貫いた石川誠さん

（2023年8月）

　［石川誠の思い出を語る会］事務局から石川さんの思い出を語るよう依頼された時，もう「種切れ」と感じました．というのは，2022年2月の回復期リハビリテーション病棟協会研究大会での石川さんの追悼講演で，石川さんの業績と私の思い出は語りつくしたと思っていたからです[1]．しかし，その後，フッと大事なことを1つ忘れていたことに気づきました．

　それは，石川さんが実践でも，講演でも，論文でも，「メイド・イン・ジャパンのリハビリテーション」に徹し，外国のリハビリテーションをモデル・理想化しなかったことです．誰もが認める石川さんの最大の業績・功績は「回復期リハビリテーション病棟」の提唱と実現ですが，これは高知市の近森リハビリテーション病院での実践をモデルにしていました．石川さんは，2018年のインタビューでこう述べていました．近森リハビリテーション病院長時代にヨーロッパのリハビリテーションを見学しても，「あんまり感動しませんでした」，「ウチのほうがやっているというプライドからか，ウチのやっていることが経済的に裏付けられたらヨーロッパに間違いなく勝てると思った」と[2]．私自身も，長年，日本医療の改革は日本医療の歴史と現実を踏まえて行うしかありえず，外国の模倣はできないと思っているため，石川さんと深いところで認識・感覚が一致していると気づいたのです．

　実は私は2023年の5月下旬から6月上旬の2週間，日本医師会の西欧医療調査団の一員として，イギリス，ドイツ，フランス3か国の医療の実地調査を行いました．日本では，財界や「日本経済新聞」や一部のプライマリケア医等が，日本のコロナ対応は失敗したと批判する一方，かかりつけ医制度

が確立し，医療施設の機能分化も進んでいるヨーロッパ諸国の対応を美化していました．しかし，実地調査の結果，それがまったくの事実誤認であることを確認しました［本書第 3 章］．もちろん日本のコロナ対応にも様々な問題点があるのは事実ですが，国際的にはかなり健闘したと評価できます．リハビリテーションについても同じことが言え，それだけに，石川さんが「メイド・イン・ジャパンのリハビリテーション」にこだわった意義を改めて感じた次第です．

注
(1)　二木立「石川誠さんの業績——回復期リハビリテーション病棟を中心に（『回復期リハビリテーション』2022 年 4 月号（21 巻 1 号（通巻 80 号））：13-22 頁）．［本章第 1 節］
(2)　石川誠「澤村先生との出会いが僕の転換点」，澤村誠編著『地域リハビリテーションと私』CBR，2018，261-262 頁．

第 2 節　「維持期リハビリ」から「生活期リハビリ」への　　　　　　用語変更の経緯を探る

（2022 年 2 月）

はじめに

　リハビリテーション医療では，従来，高齢者リハビリテーションの流れ・時期区分は，「急性期・回復期・維持期」に 3 区分するのが一般的でした．しかし，近年は，リハビリテーション医療団体も厚生労働省も，「維持期」に代えて「生活期」を用いるようになっています．しかし，この用語変更がなされた時期と経緯を説明した文書はありません．そこで，この点を探索的に検討しました．

その結果，「維持期」（リハビリ）から「生活期」（リハビリ）への用語変更は，2010年の「地域包括ケア研究会報告書」の提案が契機となり，2011-2012年に厚生労働省（老健局）主導で行われたことが分かりました．

1　文献・資料の調査方法

論文は CiNii（国立情報研究所の論文データベース）を用いて検索しました．厚生労働省関係のホームページで同省関連の資料・情報を検索するとともに，国会会議録検索システムで国会での「生活期」の用語使用例を検索しました．日本福祉大学付属図書館の蔵書を検索すると共に，私の手持ちの図書・論文・資料も見直しました．日本リハビリテーション病院・施設協会事務局で「協会誌」のバックナンバーを閲覧しました．さらに，多くの人びとから，非公開のものも含めて，貴重な資料・情報を提供いただきました．

2　2009年までは「維持期」が使われていた

「急性期」，「回復期」，「維持期」は，医学用語としては古くから使われています．特に「急性期」と「回復期」は第二次大戦前から使われていました．それに対して，「維持期」が医学論文で広く使われるようになったのは，1980年代以降です．それ以前は，もっぱら「慢性期」が使われていました．

「維持期リハビリテーション」が使われるようになったのはさらに新しく，1996年以降です．具体的には，介護保険制度について検討していた老人保健福祉審議会が「第二次報告」（1996年1月）と「最終報告」（同年4月）の「リハビリテーションの充実」の項で，「急性期等の医療的リハビリテーションと維持期リハビリテーションとの機能区分を明確にした上で，維持期リハビリテーションを介護給付の対象とする」（両報告で同文）と提案してから，この用語が多用されるようになりました．

1996年には『医療'98』11月号が「『維持期のリハビリテーション』を誰

が担うのか?」との49頁もの大特集を組み,竹内孝仁,大田仁史,石川誠,伊藤利之,伊藤隆夫氏等,地域リハビリテーションの代表的研究者・実践家20人が寄稿しました[1]. ただし,竹内孝仁氏をはじめ少なくない執筆者がこの用語には批判的で,粟津原昇氏は「自立支援期」と,遠藤尚志氏は「交流期」または「社会生活期」と呼びたいと述べました(1:23, 33頁). 河本のぞみ氏も1998年に出版した近森リハビリテーション病院と石川誠院長の実践を活写した著書で,「維持期リハビリテーション」に強い疑問を呈し,「支持期」と呼びたいと述べました[2].

「維持期リハビリテーション」は「地域リハビリテーション」と混同されやすいこともあり,1998年に「維持期におけるリハビリテーションのあり方検討委員会」が「平成9年度報告書」(厚生省老人保健推進事業)と取りまとめ,「維持期リハビリテーションとは,障害のある高齢者等に対する医学的リハビリテーションサービスの一部を構成し」「高齢者等の体力や機能の維持向上を図るだけでなく,生活環境の整備,社会参加の促進,介護負担の軽減などに努め,その自立生活を支援することを目的としている」と「概念整理」しました[3].

「急性期・回復期・維持期リハビリテーション」という表現を最初に用いたのは1993年の藤原秀臣氏等の心筋梗塞のリハビリテーションについての論文です[4]. ただし,この3区分が広く用いられるようになったのは,日本リハビリテーション病院協会が1996年に発表した『リハビリテーション医療のあり方(その2)』の第1部「リハビリテーション医療施設の位置づけ」で,「リハビリテーション医療の時期別分類」として,「急性期リハビリテーション」,「回復期リハビリテーション」,「維持期リハビリテーション」の定義をしてからです[5]. ただし,「急性発症する疾患ではなく,慢性進行性の疾患ではこの時期分類は適応できない」とも注意喚起しました.

この報告書はリハビリテーション医療界に大きな影響を与え,3区分が定着しました. 特に2002年以降は,この用語を用いた論文が急増しました(2003年4論文,2003年7論文等). これは2000年度診療報酬改定で「回復期

リハビリテーション病棟」が創設され，それが急速に普及したことと対応していると思います．

　なお，老人保健福祉審議会の上記2報告も，報告の参考図「リハビリテーション体制の確立について」で，「急性期リハビリテーション→回復期リハビリテーション→維持期リハビリテーション」と表現していますが，それについての説明はありません．河本氏は，この3つのステージは「日本リハビリテーション病院協会と厚生省の話し合いの中から固まってきたようだ」と書いています（文献2：173頁）．河本氏にお尋ねしたところ，石川誠氏（「リハビリテーション医療のあり方（その2）」第1部の執筆責任者）からこう説明されたそうです（2021年12月29日私信．引用許可済み）．

　21世紀に入ってから「維持期リハビリテーション」について詳しく論じた書籍としては，日本リハビリテーション病院・施設協会が2008年に出版した『高齢者リハビリテーション医療のグランドデザイン』と2009年に出版した『維持期リハビリテーション』の2冊が代表的です[6,7]．前者は，「リハビリテーションの医療連携」を「急性期リハ（急性期病院）→回復期リハ（回復リハ病棟）→維持期リハ（在宅・施設）」と説明するとともに，「維持期」を「慢性期」とも表記しました（文献7：17，43-47頁）．

　『**維持期リハビリテーション**』は『高齢者リハビリテーション医療のグランドデザイン』の「維持期リハビリテーション」特化版と言えますが，副題の「生活を支えるリハビリテーションの展開」は，その後の，「維持期」から「生活期」への用語変更を予感させるとも言えます．ともあれ，2009年まではリハビリテーション医療では「維持期」（リハビリ）が広く用いられていました．

3　2010年に地域包括ケア研究会が用語変更を提案

　厚生労働省関係の組織で，「維持期」（リハビリ）から「生活期」（リハビリ）への用語変更を最初に提案したのは，地域包括ケア研究会（座長：田中

滋慶應義塾大学教授・当時）が2010年3月に取りまとめた「平成21年度報告書」です[8].

　この報告書は，「介護分野における生活期のリハビリテーション」等，「生活期」（リハビリテーション）を6回も使い，最後の40頁の（訪問看護，リハビリテーションの推進）の項で，以下のように提案しました：「『維持期リハビリテーション』という言葉を『生活期リハビリテーション』に改めて，自己能力を活用し，在宅生活を自立して過ごせるようにするためのサービスであることを広く国民に徹底する」.

　地域包括ケア研究会は厚生労働省の正規の研究会ではなく，局長クラスの私的諮問組織でもありませんが，老健局長をはじめ老健局の職員も討論に参加しており，その後の厚生労働省の地域包括ケア（システム）政策の発展・「進化」に大きな影響を与えています．そのため，私はこの用語変更提案は，後述する厚生労働省（老健局）による「維持期」から「生活期」への用語変更にも影響を与えたと推察します.

　ただし，地域包括ケア研究会の議事録は残念ながら公開されていません．そこで，同研究会の田中滋座長に，この用語変更提案の経緯・趣旨についてお聞きしたところ，以下のようなお返事をいただきました．「2009年度の地域包括ケア研究会における議論（「生活期リハビリテーション」を含め）はとても活発で，委員同士の事後？交流も未だに続いています．／『維持期』という用語が感じさせるニュアンスは，『もはや大きな状態改善は望めないものの，不活発な状態では悪化・劣化しかねない心身の状態を何とか保つ』ではないでしょうか．／それよりも，介護の上位目的である，『加齢や疾病によって低下したADL/IADLに応じた，人としての尊厳をもった生活の再構築』にふさわしく，生きる喜びを求める生活を支えるリハビリテーションとの表現がよいと考えていました．／言葉は私たちの発案ではなく，二木先生ご指摘のように，既に使われていた用語を，委員たち，老健局幹部，事務局合意の上で活用することに決めました」（2021年11月28日私信．引用許可済み）.

　なお，この研究会にも積極的に参加していた宮島俊彦老健局長（当時）は，報告書公表の 1 年前の 2009 年 4 月 22 日の衆議院厚生労働委員会で，「政府参考人」として，「地域における維持期というか生活期のリハビリ」と発言しました．宮島局長は，地域包括ケア研究会での討論を踏まえて，いわば先行的にこの発言をしたのだと思います．

4　2007・2008 年に片山・椿原医師が「生活期」を使用

　田中氏の回答にあるように，地域包括ケア研究会報告書以前から，「維持期」に代えて「生活期」を個人的に用いていた人びとはいました【注】．
　書籍で最初に「生活期」を用いたのは，片山壽尾道市医師会会長（当時）で，2009 年 11 月に出版した『父の背中の地域医療』の第 3 章で「患者本位の多職種連携と生活期リハビリの重要性」について詳述しましたが，「維持期」はまったく使いませんでした(9)．片山氏はこの著書の出版に先立って，2009 年 2 月 25 日の参議院少子高齢化・共生社会に関する調査会でも，以下のようにストレートに発言しました．「急性期，回復期，生活期．維持期という言葉は大変失礼な言葉なので使わないようにしています．生活期としています」．この発言が，国会での「生活期」（リハビリ）の最初の使用です（2番目が上述した宮島氏の発言です）．
　そこで片山氏に直接お尋ねしたところ，氏が「生活期」（リハビリ）という用語を最初に用いたのは，2007 年 2 月の第 15 回高度先進リハビリテーション医学研究会での講演「地域医療の立場から：地域包括ケアの構築：在宅医療と地域医療連携」においてであり，「急性期・回復期・生活期のトータルマネジメントとリハビリテーション」と用いたと教えていただきました（そのスライドもいただきました）．また，片山氏は上述した国会での発言では，意識して「生活期」にこだわったそうです（2021 年 12 月 12 日私信．引用許可済み）．
　椿原彰夫川崎医科大学リハビリテーション医学教授（当時）も，個人的に，

2008年から「生活期」を用いていました．具体的には，2008年6月の「吉備の国クラスター記念講演」の「脳卒中のリハビリテーション：介護の要否はリハビリテーションのプログラムによって変わる」で「生活期」という言葉を公の場で初めて用い，同年7月の「FMくらしき」（ラジオ番組）の「リハビリテーション・ハートフルトーク」で「生活期」の説明を市民に行ったそうです（番組で用いた原稿もいただきました）．さらに同年8月に片山医師の依頼で行った「第109回尾道市医師会高齢者医療福祉問題講演会」で「生活期につなげる嚥下リハビリテーション」を講演されたそうです．椿原医師は，尾道市医師会でこのテーマで4回も講演し，講演後の食事会で，片山医師と「維持するという概念は好ましくない」ことで意気投合したそうです（2022年12月21日私信．引用許可済み）．

5 2008-2009年にはリハビリ医療関連団体も検討

「維持期」という用語の変更の検討は，「リハビリテーション医療関連5団体協議会」でも「地域包括ケア研究会報告書」に先だって，2008-2009年に（ほぼ水面下で）行われました．

ただし，このことが分かる公開資料は，『日本リハビリテーション病院・施設協会誌』116号（2009年1月：26頁）に掲載された「[おしらせ]『維持期』に代わる新名称を募集します」だけです．そこには以下のように，格調高く書かれていました．「これまで私たちは，リハビリテーションの流れを『急性期→回復期→維持期』，あるいは『川上から川下へ』という言葉で表現してきました．しかし，『維持期』は低下しないように現状をなんとか保つという意味があり，言葉から受ける印象は明るくありません．また，社会参加を促し，生活環境を整備することなどによって身体的・精神的にも安定した自立生活を送れるよう支援し，高齢者によっては最後のときにまでかかわってくるこの大事な時期は，『川下』というにはあまりにも広く深いと思います」．

　これの「応募期間」は「平成21年［2009年］2月末まで」とされ，「リハビリテーション医療関連5団体協議会で審査のうえ，本会誌・当協会ホームページ等で発表する予定です」と書かれていたのですが，その後，同誌には新名称は発表されませんでした．

　「維持期」の名称変更については，日本リハビリテーション医学会の2008年9月と11月の理事会で，「維持期という言葉を『発展期』あるいは『生活期』と表記する」ことが議論されたそうです．この件については，最終的に2009年4月のリハビリテーション医療関連5団体会議で議論されましたが，各団体から「生活期」以外にも，「生活適応期」，「活動期」，「安定期」等さまざまな用語が提案され，まとまらなかったそうです．

　それの「会議録」によれば，この名称変更の検討は，厚生労働省（老健局の担当者）から，「厚労省では維持期という名称に維持していればいいというネガティブな印象があり，できれば新しい名称がないかどうか」と非公式に相談されたのが始まりです．ただし，老健局の担当者は最終的には厚生労働省が決定するとも明言していたとのことです．

6　2011-2012年に老健局が「生活期」を使用し始める

　厚生労働省（老健局老人保健課）が，公式資料で，「維持期」に代えて，「生活期」を初めて用いたのは2011年2月です．具体的には，2月2日中医協総会の資料「医療介護の連携について（リハビリテーション）」（総-2-1）の1.「リハビリに係る医療保険と介護保険の給付について」の冒頭の（基本的な考え方）で，「生活期（維持期）における，心身機能やADL，生活機能を維持し，QOLを向上させるためのリハビリを介護保険より提供することとなる」と書かれました．ただし，「生活期」の使用はこの1回のみです．同日の議事録をチェックしたところ，「維持期」（リハ）は7回，「リハビリ」は85回も使われていましたが，「生活期」はまったく使われていませんでした．また，「リハビリテーションの役割分担」図（総2-2-2）では，急性期・回復

期・維持期が使われていました.

　それに対して，同年7月28日の社会保障審議会介護給付費分科会に提出された同名の図では「維持期」が「生活期」に変わっていました（資料1）.しかし同年12月7日の中医協総会に提出された同名の図（総-1-1）では「維持期・生活期」という折衷的用語に戻りました.この3つの図はすべて老健局「老人保健課において作成」と書かれており，当時は，同課担当者も用語変更について方針が定まっていなかったことを示唆しています.急性期と回復期は「主に医療保険（の分担）」，生活期・維持期は「主に介護保険（の分担）とされていました.

　同じ2011年12月7日に承認された社会保障審議会介護給付費分科会「平成24年度介護報酬改定に関する審議報告」の「今後の課題」では，「生活期のリハビリテーションの充実を図るため，施設から在宅まで高齢者の状態に応じたリハビリテーションを包括的に提供する（以下，略）」と記されました.「生活期」は「通所リハビリテーション」の項でも使われましたが，「維持期」は一度も使われませんでした.

　このような曲説はありましたが，翌年の「平成24年度介護報酬改定の概要」（2012年1月25日社会保障審議会介護給付費分科会）では，「通所系サービス」の「リハビリテーションの充実」の項で，「医療保険から介護保険の円滑な移行及び生活期におけるリハビリテーションを充実させる観点から（以下，略）」と「生活期」のみが使われました.ただし，議事録では，宇都宮啓老健局老人保健課長は「以前から，急性期リハは医療保険，維持期，生活期のリハは介護保険という役割分担をしようということを平成18年度から言われてございますが（以下略）」と「維持期」と「生活期」を併用しました.

　2012年度は介護報酬と診療報酬の同時改定の年でしたが，「平成24年度診療報酬改定の概要」（保険局医療課）は，「生活期」をまったく用いず，「維持期」を6回も用いました.しかも，維持期について「標準的算定日を超えた患者について，治療を継続することにより状態の改善が期待できると医学的に判断されないが，状態の維持等を目的として行われるリハビリテーショ

ン」との古色蒼然たる説明をしていました（76頁）．この傾向は，「平成26年度診療報酬改定の概要」でも続き，「維持期」が15回も使われる一方，「生活期」は1回しか使われませんでした．このことは，用語変更にいて老健局と保険局に温度差があったことを示唆しています．

　以上の事実は，「維持期」から「生活期」への用語変更は，維持期（生活期）のリハビリテーション給付を医療保険から介護保険に純化する厚生労働省の方針の一環であることを示唆しています．2012年度診療報酬改定では，医療保険における「要介護保険者等に対する，維持期のリハビリテーションは原則として平成26年［2014年］3月31日までとする」とされましたが，私は当時，それは不可能と予測し，実際に2014年度診療報酬改定でも「経過措置」が延長されました[10]．最終的に「医療保険による維持期・生活期の疾患別リハビリテーション」が介護保険に完全移行したのは，7年後の2019年4月です．

7　2012年以降は「生活期」が主流となる

　2012年度介護報酬改定後は，リハビリテーション医療界でも，「維持期」から「生活期」への用語変更が徐々に進みました．専門雑誌で「生活期」を最初に用いたのは『地域リハビリテーション』で，2012年7月号で早くも特集「生活期（在宅）におけるチーム医療」（7論文）を組み，同年11月号では特集「急性期・回復期から生活期につなげる訪問リハビリテーション」（5論文）を組みました[11,12]．『総合リハビリテーション』における「生活期」の初出は，2012年9月号の岡光孝・岡本隆嗣「在宅生活者の生活期リハビリテーションに関する介護支援専門員へのアンケート調査」です[13]．ただし，いずれの論文も「維持期」から「生活期」への用語変更には触れませんでした．

　リハビリテーション医学の教科書で「生活期」を初めて用いたのは，前述した椿原彰夫氏編集の『リハビリテーション総論　改訂第2版』（2011年11

月）で，これは 2012 年度介護報酬改定の前でした.[14]椿原氏は，同書の初版（2007 年）では「維持期」を用いていましたが，第 2 版でそれを「生活期」または「生活期（維持期）」に変え，しかもその項の最後に「生活期は軽視される傾向にあるが，何年あるいは何十年にも及ぶ長い重要な時期であることを忘れてはならない」との一文を追加しました.

2013 年に出版された日本リハビリテーション医学会監修『リハビリテーションと地域連携・地域包括ケア』では，「維持期（生活期）リハビリテーション」が用いられました.[15]

それに対して，2018 年に出版された日本リハビリテーション医学会監修『リハビリテーション医学・医療コアテキスト』の総論 1 では，「急性期・回復期・生活期のリハビリテーション治療」と書かれ，「生活期リハビリテーション医学・医療の考え方」が，以下のように説明されました：「生活期のリハビリテーション医学医療の目的は，『できるようになる』だけでなく生活の中で『実際に行っている』ことが重視される．改善できた活動を長期にわたって維持し，実生活を通じてさらなる活動の向上を目指すのが生活期のリハビリテーションである（以下略）」[16]．この本では「維持期」は使われませんでした.

2020 年には，この本の姉妹書とも言える『生活期のリハビリテーション医学・医療テキスト』が出版されました.[17]同書では，生活期リハビリテーションの対象が高齢者（特に急性発症する脳血管疾患患者）から，ほぼすべての疾患・障害に拡張されました.

時期は前後しますが，2017 年 6 月には「日本生活期リハビリテーション医学会」（代表理事：水間正澄氏）が設立されました．これは，日本リハビリテーション医学会が 2015 年から開催していた「在宅生活期リハビリテーション研修会」を受け，日本リハビリテーション医学会のサブスペシャルティ的学術団体として設立されたそうです.

以上から，「生活期」（リハビリ）は，現在ではリハビリテーション分野ではほぼ定着したと言えます．ただし，「維持期」（リハビリ）は最近でもまだ

かなり使われています（2021，2020年にそれぞれ6，9論文）．

おわりに

　以上の探索結果は，「維持期」（リハビリ）から「生活期」（リハビリ）への用語変更は，2010年の「地域包括ケア研究会報告書」の提案が契機となり，2011-2012年に厚生労働省（老健局）主導で行われ，現在では，リハビリテーション医療関係者の間では「生活期」がほぼ定着しているとまとめられます．「維持期」（リハビリ）は厚生省自身が介護保険創設を見込んで1996年から積極的に使い始めたことも見落とせません．

　私も「維持期」という医学用語が，患者・障害者や国民にネガティブな印象を与えることを考慮すると，「生活期」への変更は妥当だったと思います．また，「生活期」に変更することで，リハビリテーションが（理念的には）ほぼすべての対象疾患・障害に拡大したとも言えます．

　ただし，この用語変更はいわば「なし崩し的」に行われた点で，次の2つの用語変更と異なります．①「老人性痴呆」から「認知症」への変更は厚生労働省の「『痴呆』に替わる用語に関する検討会」（座長：髙久史麿）で公式に検討され，2014年に「報告書」が発表された後は，マスコミを含めて速やかに用語変更が行われました[18]．②日本精神神経学会は全国精神障害者家族会連合会の要請を受けて2002年に「精神分裂病」を「統合失調症」に変更し，それが社会的に広く認知されました[19,20]．

　そのために，「維持期」（リハビリ）から「生活期」（リハビリ）への用語変更から10年が経過したにもかかわらず，「生活期」は社会でまだ認知されていないと思います．医療関係者の中でさえ，リハビリテーション医療関係者以外はほとんど知られておらず，リハビリテーション医学・医療関連の論文でも「生活期」と「維持期」がいまだに併存しています．

　時機を失した感はありますが，厚生労働省やリハビリテーション医療関係団体は，「維持期」から「生活期」への用語変更とその意義を広く広報すべ

きと考えます.

【注】　日本聴能言語学会は 1988 年に「生活期のリハビリテーション」シンポジウムを開催, 石川誠氏も 1995 年に「生活リハビリ」を使用

　「生活期リハビリテーション」が最初に用いられたのは, 1988 年の第 14 回日本聴能言語学会の学術講演会シンポジウム「生活期のリハビリテーション」においてです[21]. このシンポジウムでは鹿内みどり, 遠藤尚志, 竹内孝仁, 辻郁, 三好春樹の 5 氏が報告しました. ただし, 5 氏の報告(要旨)を読んだところ, 鹿内・竹内・三好氏は「生活の場」の重要性を強調していましたが,「生活期」は鹿内氏しか使っておらず, しかもその説明はしていませんでした. そこで竹内氏に「生活期のリハビリテーション」が使われた経緯をお尋ねしたところ, 氏自身はその言葉は意識的に使わず, 他の報告者が盛んに「一種の流行」のように使っていたとのことでした(2021 年 12 月 10 日私信. 引用許可済み). そのために 1988 年時の使用と, 2010 年前後から,「維持期」(リハビリ)に代えて「生活期」(リハビリ)が使われるようになったこととは断絶していると思います.

　石川誠氏(近森リハビリテーション病院長・当時)も, 1995 年発表の論文で, 急性期の「治療的リハビリ」と対比させて,「維持期リハビリ」を「生活リハビリ」と呼びました[22]. 石川氏は 1996 年発表の論文でも, この区分を用いると共に,「維持期リハビリテーションとは, 生活障害のある高齢者や障害者がその生活の拠点において継続的に安全でかつ安心でき, 質の高い生活が送れるようリハビリテーションの立場から支援していく活動」と説明しました[23]. これは, その後の「生活期リハビリテーション」に通じる先駆的説明と言えます. ただし, 石川氏は, その後「維持期リハビリテーション」が厚生労働省を含めて広く使われるようになってからは,「生活リハビリテーション」を使わなくなりました.

文　献

(1)　特集「『維持期のリハビリテーション』を誰が担うか」『医療 '96』1996 年 11 月号(12 巻 11 号):13-61 頁.

(2)　河本のぞみ・石川誠『夢にかけた男たち　ある地域リハの軌跡』三輪書店, 1998, 127-133, 172-177 頁.

(3)　維持期におけるリハビリテーションのあり方に関する検討委員会「平成 9 年度維持期におけるリハビリテーションのあり方に関する検討委員会報告書概要」日本公衆衛生協会, 1998(平成 9 年度厚生省老人保健推進事業).

(4)　藤原秀臣・他「心筋梗塞の運動療法　回復期監視型運動療法の効果」『日本農村医学会雑誌』42(2):55-60 頁, 1993.

(5)　日本リハビリテーション病院協会編『リハビリテーション医療のあり方(その 2)』1996 年 3 月.

(6)　日本リハビリテーション病院・施設協会編『高齢者リハビリテーション医療のグランドデザイン』青海社，2008.

(7)　日本リハビリテーション病院・施設協会編『維持期リハビリテーション　生活を支えるリハビリテーションの展開』三輪書店，2009.

(8)　「平成21年度地域包括ケア研究会報告書」2010年3月（ウェブ上に公開）.

(9)　片山壽『父の背中の地域医療　「尾道方式」の真髄——カンファレンスがつくる地域包括ケアシステム』社会保険研究所，2009.

(10)　二木立「医療保険の維持期リハビリテーションは2年後に廃止されるか？」『文化連情報』2012年6月号（411号）：18-23頁（『安倍政権の医療・社会保障改革』勁草書房，2014，136-145頁）.

(11)　英裕雄（企画担当），特集「生活期（在宅）におけるチーム医療」『地域リハビリテーション』2012年7月号（7巻7号）：530-564頁.

(12)　伊藤隆夫（企画担当），特集「急性期・回復期から生活期につなげる訪問リハビリテーション」『地域リハビリテーション』2012年11月号（7巻11号）：894-923頁.

(13)　岡光孝・岡本隆嗣「在宅生活者の生活期リハビリテーションに関する介護支援専門員へのアンケート調査」『総合リハビリテーション』2012年9月号（40巻9号）：1245-1251頁.

(14)　椿原彰夫編著『リハビリテーション総論　改訂第2版』診断と治療社，2011，5-8頁.

(15)　日本リハビリテーション医学会監修『リハビリテーションと地域連携・地域包括ケア』診断と治療社，2013.

(16)　日本リハビリテーション医学会監修，久保俊一総編集，加藤真介・角田亘編『リハビリテーション医学・医療コアテキスト』医学書院，2018，5，11頁.

(17)　日本リハビリテーション医学教育推進機構・日本生活期リハビリテーション医学会・日本リハビリテーション医学会監修，久保俊一・水間正澄総編集，三上靖夫・角田亘編『生活期のリハビリテーション医学・医療テキスト』医学書院，2020.

(18)　「『痴呆』に替わる用語に関する検討会報告書」2004年12月24日（ウェブ上に公開）.

(19)　佐藤光源（監修）「呼称変更の経緯」日本精神神経学会ホームページ（最終更新：2015年1月28日）.

(20)　佐藤光源「障害こと始め　精神分裂病から統合失調症へ——その経緯と波及効果」『ノーマライゼーション　障害者の福祉』2006年6月号（通巻299号）：（ウェブ上に公開）.

(21)　「第14回日本聴能言語学術講演会シンポジウム　生活期のリハビリテーション」『聴能言語学研究』5（2）：72-86頁，1988（ウェブ上に公開）.

(22)　石川誠・他「地域リハビリテーションの計画と実践　近森リハビリテーシ

ョン病院の取り組み」『公衆衛生』1995 年 9 月号（59 巻 9 号）：601-604 頁.

(23)　石川誠「地域リハビリテーションにおける現在の課題」『理学療法ジャーナ
ル』1996 年 7 月号：452-458 頁.

補　章

　補章には，第1-6章のテーマからは外れるが，読者にぜひ読んでほしいと思っている5論文を収録する．

　第1節は「地域共生社会の理念と現実，及び地域包括ケアとの異同」について，今までに発表した諸論文の総集編であり，地域共生社会は崇高な理念と厚生労働省社会・援護局の個別施策との「二重構造」になっていることを強調する．その上で，まず地域共生社会と地域包括ケアの理念を述べ，次に両者の施策の現実を紹介し，さらに両者の関係について検討し，最後に私の考える地域共生社会づくりの現実的方法を述べる．

　第2節は令和4年版（2021年）と令和5年版（2023年）の『厚生労働白書』の複眼的検討である．『令和4年版白書』は社会保障人材について35年ぶりに論じており，「データブック」としては有用である．『白書』は今後の医療・従事者数の増加に悲観的だが，私はボーモルの「コスト病仮説」に基づけば，財源を確保し，従事者の「処遇の改善」を実施すれば，社会保障人材を増やすことは可能と主張する．『令和5年版白書』は地域共生社会をテーマにしているが，それについての定義・まとまった記述がなく，地域共生社会と地域包括ケアシステムの記述も縦割りにとどまっている．

　第3節は日経・日経研究センターの医療制度「改革提言」が，医療の実態や医療政策についての今までの議論の蓄積を踏まえない浮世離れの提案をしていることを批判し，その最たるものが現在保険給付されている内視鏡手術の保険外しであると指摘する．最後に，「日経」が医療界を敵視する2つの理由について私見を述べる．

　第4節は『安倍晋三回顧録』の複眼的検討である．本書は史上最長政権検証の第一級史料ではあるが，財務省・厚生労働省批判は酷く，コロナ対応についても無反省であることを批判する．併せて，安倍政権の社会保障改革について2つの貴重な証言があることを指摘する．

第1節　地域共生社会の理念と現実，および地域包括ケア
　　　との異同

（2022年11月）

はじめに

　本節では，地域共生社会の理念と現実，およびそれと地域包括ケア（システム）との異同について，私が2014-2022年の9年間に出版した6冊の著書で書いたことを紹介しつつ，その後の最新の動きも盛り込んで述べます[1-6]．私が地域共生社会についてもっとも強調したいことは，それが崇高な理念と厚生労働省社会・援護局の個別施策との「二重構造」になっていることです．本節では，まず地域共生社会と地域包括ケアの理念を述べ，次に両者の施策の現実を紹介し，さらに両者の関係について検討します．「おわりに」で，私の考える地域共生社会づくりの現実的方法を述べます．

1　地域共生社会と地域包括ケア（システム）の理念

　まず，地域共生社会と地域包括ケア（システム）の理念　について説明します．（システム）と記述する理由は後述します．

共生社会と地域共生社会の理念

　「地域共生社会」は「パラダイムシフト（転換）」と称されることがあります．例えば，『平成28年版厚生労働白書』は「暮らしと生きがいをともに創る『地域共生社会』へのパラダイムシフト」と書いています（第1部第4章第4節：201頁）．
　しかし，それは過大評価です．と言うのは，地域共生社会の類似概念であ

る「共生社会」は，地域福祉分野では 1970 年代以降使われ，国も 2000 年以前から個別施策で使っていたからです（文献 3：83-84 頁）.

　日本の地域福祉研究や「共生社会」研究の出発点は，故岡村重夫先生が 1974 年に出版した『地域福祉論』（光生館）で，これは現在も流通している名著です．ただし，この本では「共生社会」という用語そのものはまだ使われていません.

　政府も 2000 年以前から，男女共生社会，農村と都市の共生社会，障害者と非障害者の共生社会等を掲げていました．特筆すべきは，内閣府が 2004 年以降，政策統括官を配置し「共生社会政策」を推進していることです（文献 5：123-124 頁）.

　内閣府の「共生社会政策」のサイトの冒頭には次のように書かれています.〈国民一人一人が豊かな人間性を育み生きる力を身に付けていくとともに，国民皆で子供や若者を育成・支援し，年齢や障害の有無等にかかわりなく安全に安心して暮らせる「共生社会」を実現することが必要です．／このため，内閣府政策統括官（政策調整担当）においては，社会や国民生活に関わる様々な課題について，目指すべきビジョン，目標，施策の方向性を，政府の基本方針（大綱や計画など）として定め，これを政府一体の取組として強力に推進しています.〉

　このサイトの右側には，その「政策」として，「子供・若者育成支援」，「子供の貧困対策」，「高齢社会対策」，「障害者施策」等，8 つの領域が示されており，それぞれについて詳しい解説がされています．「共生社会」でイメージできる領域で，これに含まれないのは，「（狭義の）社会福祉」・「地域福祉」だけとも言えます．いくつかの領域では「白書」も出されています：「子供・若者白書」，「障害者白書」，「高齢社会白書」等です．さらに，「共生社会促進に対する指標体系」もできており，ウェブ上に公開されています.

　それに対して，**「地域共生社会」**は 2016 年 6 月の安倍晋三内閣の閣議決定「ニッポン一億総活躍プラン」で初めて用いられた，新しい用語です．そこでは地域共生社会は以下のように説明されました．「**子供・高齢者・障害者**

など全ての人々が**地域，暮らし，生きがい**を共に創り，高め合うことができる『地域共生社会』を実現する．このため，支え手側と受け手側に分かれるのではなく，地域のあらゆる住民が役割を持ち，支え合いながら，自分らしく活躍できる地域コミュニティを育成し，**福祉などの地域の公的サービスと協働して助け合いながら暮らすことのできる仕組みを構築する．また，寄附文化を醸成し，NPO との連携や民間資金の活用を図る」（引用文中のゴチックは二木．以下同じ）．

　それ以降 6 年が経過しましたが，現在でも，地域共生社会の法的定義はもちろん，政府文書による公式の定義も定められていません．[私の知る限り，『新版社会福祉法の解説』（2022）だけが，2020 年改正社会福祉法第 4 条第 1 項で地域共生社会が定義されたと解説していますが，本章第 2 節 2（236 頁）で述べるように，この説明には無理があります．]この点は，後述する「地域包括ケア（システム）」とまったく異なります．

　この閣議決定を受けて厚生労働省は，2016 年 7 月に「『我が事・丸ごと』地域共生社会実現本部」を立ち上げましたが，会議を 1 回開いただけでその後 6 年間，開店休業の状態が続いており，HP も更新されていません．この点は，2022 年 8 月 26 日に改めて確認しました．

　なお，「**我が事・丸ごと**」という言わば枕詞は当時の塩崎恭久大臣の発案と言われており，一時は福祉系の研究者・団体の間でこの言葉が大流行しました．しかし，塩崎氏が 2017 年 8 月に大臣を退任後ほどなく「厚生労働省内死語」となり，現在ではほとんど使われていません（文献 4：26 頁）．例えば，『厚生労働白書』の「地域共生社会」の説明をみると，平成 28 年版と平成 29 年版には「我が事・丸ごと」が使われていましたが，平成 30 年版以降は使われていません．厚生労働省のホームページの「地域共生社会のポータルサイト」（2021 年 4 月 1 日公開）の「地域共生社会とは」でも，「我が事・丸ごと」は使われていません．その理由を一言で言えば，塩崎大臣が在任中独断専行を繰り返し，人望がなかったからと言われています．

　「はじめに」で述べたように地域共生社会の理念は一見崇高ですが，医療

は含まれていません．2016 年時点では住まいも含まれていませんでした（後述するように，2022 年からは含まれるようになりました）．

地域包括ケアシステムの法的定義

　それに対して，「**地域包括ケア（システム）**」は法的に定義され，構成要素に最初から「医療」も「住まい」も含んでいます．しかし，法律上の対象は現在でも高齢者に限定されています[注1]．

　地域包括ケアシステムの法的定義は以下の通りです．「地域の実情に応じて，**高齢者**が，可能な限り，住み慣れた地域でその有する能力に応じ自立した日常生活を営むことができるよう，**医療，介護，介護予防（要介護状態若しくは要支援状態となることの予防又は要介護状態若しくは要支援状態の軽減若しくは悪化の防止をいう.），住まい及び自立した日常生活の支援**が包括的に確保される体制」．つまり，地域包括ケアシステムの法律上の構成要素は 5つとされています．この定義は 2013 年の「社会保障改革プログラム法」に初めて盛り込まれ，2014 年の「医療介護総合確保推進法」でもそれが改めて明記されました．

　私が地域包括ケアでもっとも強調したいことは，地域包括ケアの実態は，医療保険制度や介護保険制度のように国が制度設計し全国一律に実施する「システム」・制度ではなく，それぞれの地域で自主的に推進される「ネットワーク」であることです．私はこのことを 2013 年からずっと主張しています（文献 1：98-100 頁，文献 2：6-7 頁等）．

　しかもこれは私の独断ではなく，厚生労働省高官や『厚生労働白書』も認めています．例えば『平成 28 年［2016 年］版厚生労働白書』は，「地域包括ケアシステムとは『地域で暮らすための支援の包括化，地域連携，ネットワークづくり』に他ならない」と明記しています．

　地域包括ケアの性格をもっとも明快に説明した厚生労働省高官は原勝則老健局長（当時）で，2013 年の「全国厚生労働関係部局長会議」での次のように述べました．

「『地域包括ケアはこうすればよい』というものがあるわけではなく，地域の
ことを最もよく知る市区町村が地域の自主性や主体性，特性に基づき，作り
上げていくことが必要である．**医療・介護・生活支援といったそれぞれの要
素が必要なことは，どの地域でも変わらないことだと思うが，誰が中心を担
うのか，どのような連携体制を図るのか，これは地域によって違ってくる**」
（文献 1：104 頁）．

　以上を踏まえて，以下，「地域包括ケアシステム」ではなく，「地域包括ケ
ア」と呼称します．

「権利としての地域共生社会」

　地域共生社会と地域包括ケアに対しては，国の公的責任を放棄し，自己責
任・自助のみを強調しているとの厳しい批判もあります．私はこの批判にも
一理あると思いますが，両者は決して自助一辺倒ではなく，伝統的な意味で
の「共助」や「互助」を強化し，地域社会の再建・再興を目指していること
も見落とすべきではないと思います．原田正樹氏（日本福祉大学教授．日本地
域福祉学会会長）は，この点を踏まえて，「権利としての地域共生社会」を提
唱しており，私も同感です[7]．

2　地域共生社会施策と地域包括ケア（システム）施策の現実

　次に，地域共生社会施策と地域包括ケア施策の現実について述べます．

厚生労働省内の縦割り行政

　その前に注意を喚起したいことは，両施策については，厚生労働省内の縦
割り行政があることです．具体的には，地域共生社会施策は社会・援護局所
管ですが，それは狭義の社会福祉施策（特に生活保護制度と生活困窮者自立支
援制度）に限定されており，医療は含まれていません．それに対し，老健局
は介護保険制度の枠内で，高齢者に限定した「地域包括ケア（システム）」

づくりを推進しています．毎年の『厚生労働白書』でも，「地域共生社会」と「地域包括ケア（システム）」は分離・縦割りで記述されています．

　具体的施策としては，予算規模・実績の両面で，老健局が推進する地域包括ケア（システム）が圧倒しています．

地域共生社会施策はごく狭い

　社会・援護局の地域共生社会施策がごく狭いことは，山本麻里社会・援護局長（当時）の「**(講演録) コロナ禍の経験を踏まえた地域共生社会の実現**」からも分かります[(8)]．この講演は，2022年4月に地方議員を対象にして開かれた第26回地方から考える「社会保障フォーラム」セミナーで行われたものですが，講演タイトルが「地域共生社会」でありながら，内容は生活困窮者自立支援制度と生活保護に限定されています．

　縦割りは自治体でも基本的には同じですが，少数ながら，地域共生社会施策と地域包括ケア施策を統合して実施している市区町村もあります．

　これは意外に知られていないことですが，専門職団体でも地域共生社会と地域包括ケアに対する位置づけ・取り組みには大きな違いがあります．具体的には，ほとんどの医療系団体は地域包括ケアに注力しているのに対して，福祉系団体は地域共生社会を重視しています．例えば日本社会福祉士会は，2018年度臨時総会の「基本指針」で，「地域共生社会の実現に資する体制構築の推進」を掲げましたが，地域包括ケア（システム）の推進・構築にはまったく言及していません（文献5：126頁）．

　地域共生社会施策で特に重要なのは，**2020年改正社会福祉法**で福祉分野の地域共生社会づくりの具体化が進んでいることです．具体的には，福祉分野の地域共生社会づくりを促進するために，**市区町村が任意で行う「重層的支援体制整備事業の創設及びその財政支援」**が盛り込まれました．私は，この法改正についてはもう1つ，参議院「附帯決議」で，重層的支援体制整備「事業を実施するに当たっては，社会福祉士や精神保健福祉士が活用されるよう努めること」と記載されたことに注目しています．意外なことに，地域

共生社会の公式文書に，社会福祉士と精神保健福祉士の両国家資格が明記されたのはこれが初めてです（文献6：153頁）.

　地域共生社会施策では，最近（2022年），**「住まい」が重視**されるようになっています．先ほど述べた山本麻里会・援護局長は講演で，自立支援制度の改革課題として，「ホームレスに限らない『住まいの不安定』問題に対応」していくことを強調し，質疑応答時にも，「居住支援は大変重要で，社会保障政策としてもこれから最も取組みを進めるべき部分」と述べました.

　さらに2022年6月に閣議決定された「骨太方針2022」にも，**「医療・介護・住まいの一体的な検討・改革等地域共生社会づくりに取り組む」**ことが初めて明記されました[(9)].日本の広義の社会保障では，歴史的に住宅政策が極端に弱かったことを考えると，これは一歩前進と言えます.

地域包括ケアの概念・範囲は拡大

　地域包括ケアの概念・範囲も拡大・進化し続けています（文献2：22-34頁）.地域包括ケアシステム」が政府関係文書で最初に提案されたのは2003年に発表された高齢者介護研究会報告書「2015年の高齢者介護」なのですが，それは介護保険制度の改革とされ，医療も診療所医療に限定され，病院は除外されていました．今では信じがたいことですが，当時は診療所医療の対象は状態が安定した要介護者に限定され，看取りの医療は含まれませんでした.

　しかし，2012年頃から厚生労働省の有力高官が地域包括ケア（システム）での**病院・医療法人の役割**を強調する発言を相次いで行いました．さらに，2013年の「社会保障制度改革国民会議報告書」は医療と介護の一体改革や，「治す医療」・「病院完結型医療」から「治し・支える医療」・「地域完結型医療」へのパラダイム転換を提唱しました．これは，医療界・医療機関に地域包括ケアシステム構築への積極的参加を求めたメッセージでもあり，事実，この報告書を契機にして，医師会・病院団体の地域包括ケアシステムへの取り組みが急速に強まりました（以上文献2：29-30頁）.これ以降，地域包括ケアに病院も含むことが関係者の共通の理解になっています．病院の範囲は

公式には示されていませんが，概ね 200 床未満の地域密着型の中小病院が想定されています（文献 4 : 13 頁）．

　2015 年頃から，厚生労働省は地域包括ケアで「地域づくり」を強調するようになっています（文献 4 : 35 頁）．それに先だって，地方の有力病院グループ・複合体は，2000 年前後から，先駆的に独自に「地域づくり」，「地域振興・地域経済の活性化の取り組み」を行っています[(10)]．

　地域包括ケアの範囲の拡大でもう 1 つ注目すべきことは，**「精神障害にも対応した地域包括ケアシステム」（通称：「にも包括」）**の構築が模索されていることです．これは 2017 年の「これからの精神保健福祉のあり方に関する検討会」報告書で初めて提案され，それが「骨太方針 2019」にも盛り込まれました（文献 5 : 154 頁）．2021 年 3 月に発表された「精神障害にも対応した地域包括ケアシステムの構築に係る検討会」報告書は，構築のための詳細な青写真を示しました．これらを受けて，都道府県・自治体による精神障害にも対応した地域包括ケアシステム構築の取り組みを支援する「予算事業」が始まっています（厚生労働省ホームページの「精神障害にも対応した地域包括ケアシステムの構築について」2022 年 9 月 5 日閲覧）．

　私は，精神障害にも対応した地域包括ケアを本気で進める場合には，「精神科病院に長期入院している者（長期在院者）」を減らす方策（地域移行）が不可欠と思いますが，なぜか，上記検討会報告書も，厚生労働省の説明も，そのことにほとんど触れていません．

　一般の地域包括ケア（システム）が地域でのネットワーク形成を重視しているのに対して，「にも包括」は自治体（市町村）主体でモデル事業として行われています．また，この事業（社会・援護局障害保健福祉部所管）は，老健局が推進している「地域包括ケア（システム）」とはまったく別個に行われています．例えば，『令和 3 年版厚生労働白書』でも，『令和 4 年版厚生労働白書』でも，「にも包括」は「精神保健医療福祉」の項で，一般の地域包括ケアシステムは「介護保険制度」の項で別個に説明されており，ここにも厚生労働省の縦割り行政が現れていると言えます．

補　章

2020 年に突発したコロナ・パンデミックにより，地域包括ケアはごく一部の地域を除いて停止しました．私は，『2020 年代初頭の医療・社会保障』の第 1 章第 1 節で，**コロナ危機後「地域包括ケアを再起動するための 3 条件」**として，以下の 3 つをあげました（文献 6：18-21 頁）．①地域包括ケアの参加組織とサービス提供対象を拡大する．②地域包括ケアでも ICT・デジタル技術を積極的に活用する．③地域包括ケアにおける，マネジメントコストは誰が負担するか？　について検討する．

ごく最近では，2022 年 8 月 25 日・9 月 12 日の社会保障審議会介護保険部会で，「地域包括ケアシステムの更なる深化・推進」について多面的に検討され，8 月 25 日の資料 2 の「検討の視点」②では，以下のように書かれました．「医療・介護・住まい・生活支援・社会参加の支援が必要な者は高齢者に限られず，経済的困窮者，単身・独居者，障害者，ひとり親家庭や，これらの要素が複合したケースも含め，**究極的には，全ての人が地域，暮らし，生きがいを共に創り，高め合う「地域共生社会」の実現が，「地域包括ケアシステム」の目指す方向であるとも言える**」．

しかし，残念ながらこれはあくまで「究極的」「方向」とされ，「当面は」現行介護保険法を前提として，高齢者に対象を限定した「介護サービス等の基盤整備」と「高齢者等を支える相談支援や予防・健康づくりに係る地域づくり」が検討されています．

3　地域共生社会と地域包括ケアの関係
——地域共生社会が「上位概念」の意味

3 番目の柱として，地域共生社会と地域包括ケアとの関連について述べます[注2]．一言で言えば，法・行政的には両者の関係はアイマイで，それを明示した公的文書もありません．

2017 年の介護保険法等改正案の国会審議でもこの点が議論されましたが，塩崎大臣は，地域共生社会は「地域包括ケアシステムのいわば上位概念」と

抽象的に答えただけでした（2017年4月5日衆議院厚生労働委員会）．この論法では，地域包括ケアシステムは地域共生社会の「下位概念」ということになります（文献4：26頁）．しかし，これは，これは地域共生社会の「理念」についてのみ言えることです．福祉関係者の一部は「地域包括ケアから地域共生社会へ」をスローガンにしていますが，これは不正確・誤解を招くと思います．

　と言うのは，「地域共生社会」はアイマイ用語（woolly word）の典型であり，それがどの意味で使われているかに注意する必要があるからです．ちなみに，woolly は wool（羊毛）のようにふわふわしたという本来の意味から転じて，「曖昧な」「ぼんやりした」という否定的意味で用いられます．

　私は，2019年7月に発表された「地域共生社会推進検討会中間とりまとめ」が地域共生社会の理念にまったく触れず，最初から最後まで「福祉政策の新しいアプローチに基づく制度を検討」することに終始しているのを読んで，地域共生社会は崇高な理念と社会福祉施策との「二重構造」であることに気づき，「中間取りまとめ」を検討した論文（2019年10月発表）の最後で，以下のように述べました：「医療・福祉の団体・個人が今後『地域共生社会』について論じる時には，それが理念としての地域共生社会を意味するのか，社会福祉・地域福祉施策としての地域共生社会なのかを明示する必要があると思います．私自身は，地域共生社会は『上位概念』＝理念としてのみ位置づけ，地域包括ケアを含め，それの『下位概念』としての個別の施策・改革にはそれぞれの固有の名称を用い，地域共生社会という多義的な用語は使わない方が安全だと感じています」（文献5：125頁）．

　その後，2019年12月に発表された「地域共生社会推進検討会最終とりまとめ」も，地域共生社会の理念と個別施策とを区別し，「この言葉を用いた政策論議においては，いかなる分野での問題提起をしているのかを明確にしつつ議論を進める必要がある」と強調しました（文献5：128-129頁）．

おわりに——地域共生社会づくりの現実的方法

　以上，地域共生社会の理念と現実，およびそれと地域包括ケア（システム）との異同について述べてきました．

　最後に，私の考える，地域共生社会づくりの現実的方法について述べます．私は，各地域で，**医療を含んだ地域共生社会づくり＝全年齢・全対象型地域包括ケアを進める**のが現実的と考えます．これは，法改正を伴わなくても，各自治体や各地域の裁量で実施可能です．地域包括ケアの理念・概念整理と政策形成の「進化」を長年主導してきた「地域包括ケア研究会」（座長：田中滋慶應義塾大学院名誉教授）も，2012年度報告書で，「地域包括ケアシステムは，元来，高齢者に限定されるものではなく，障害者や子どもを含め，地域のすべての住民にとっての仕組みである」と主張し，2015年度と2016年度の報告書でも，そのことを繰り返し確認しています（文献3：27-28頁，文献4：41頁）．**【注3】**

　そして，その際のキーワードは**「多職種連携」**と**「専門職に限定しない」**です．多職種連携は，従来医療界で一般的に使われてきた「チーム医療」と次の3つ点での違いがあると私は理解しています（文献5：100-102頁）．第1は，多職種連携の範囲は医療の枠を超えることです．第2に，それに伴い多職種連携のリーダーが医師とは限らないことです．第3に，チーム医療の参加者がほとんど医療専門職に限定されているのに対して，多職種連携には医療・福祉の専門職以外に，地方自治体の職員，地域住民，地域の企業・団体等も含むことです．

　私はこのような医療を含んだ地域共生社会づくり＝全年齢・全対象型地域包括ケアを進める上で，医療職が特に力を発揮できるのは「健康の社会的要因」への取り組みだと考えています．

　　【注1】 塩崎大臣は2016年に地域包括ケアを「すべての住民のための仕組みに深

化」させると約束したが……（文献4：46-47頁）

　塩崎厚生労働大臣（当時）は，2016年5月11日の経済財政諮問会議に提出した資料「経済・財政再生計画に沿った社会保障改革の推進②」の「地域包括ケアの深化に向けた新たな施策展開」の「基本的な考え方」で，以下のように述べました．「今後はさらに，地域の生活支援サービスの育成・支援を図る仕組みを整備しつつ，医療，介護等の公的サービスとの適切な組み合せにより，**高齢者のみならず，地域で支援を必要とする方々の暮らしを支えられるよう，地域包括ケアを深化させていく**」．私は，このような「地域包括ケアの深化」は，厚生労働省プロジェクトチームが2015年9月に発表した「新福祉ビジョン」や「地域包括ケア研究会2015年度報告書」で示された，地域包括ケアシステムの対象拡大と同一の改革提案と評価しました（文献3：31頁）．

　塩崎大臣は，2016年10月に刊行された『平成28年版厚生労働白書』冒頭の「刊行にあたって」でも，地域包括ケアを「高齢者施策の問題にとどめることなく，すべての住民のための仕組みに深化させたい」と述べました．

　しかし，残念ながら，塩崎大臣退任と共に，この「地域包括ケアの深化」も「厚生労働省内死語」となったようです．

【注2】　地域共生社会と地域包括ケア（システム）の関係についての諸説明

　地域共生社会と地域包括ケア（システム）との関係についての3説を紹介します．
　「地域包括ケア研究会」が2017年3月に発表した平成28年度報告書「（副題）2040年に向けた挑戦」は，以下のように述べました：○地域共生社会と地域包括ケアシステムの関係について整理すると，「地域共生社会」とは，今後，日本社会全体で実現していこうとする社会全体のイメージやビジョンを示すものであり，高齢者分野を出発点として改善を重ねてきた「地域包括ケアシステム」は「地域共生社会」を実現するための「システム」「仕組み」であるとまとめられる．／○高齢者ケアの分野で培ってきた地域包括ケアシステムの考え方や実践は，他分野との協働にも活用できる汎用性の高いものであり，したがって，地域包括ケアシステムの深化と進化は，地域共生社会というゴールに向かっていく上では，今後も欠かせないものといえるだろう（6頁）．

　本文で紹介した「**精神障害にも対応した地域包括ケアシステムの構築に係る検討会**」報告書（2021年3月）も，以下のように述べました：「地域共生社会」は，制度・分野の枠や，「支える側」と「支えられる側」という従来の関係を超えて，人と人，人や社会のつながり，一人ひとりが生きがいや役割を持ち，助け合いながら暮らしていくことのできる包摂的なコミュニティや地域社会を創るという考え方であり，「精神障害にも対応した地域包括ケアシステム」は「地域共生社会」を実現するための「システム」「仕組み」である（4頁）．

　両報告書の整理・説明は，地域共生社会の理念に注目していますが，個別施策としての地域共生社会には触れていません．それに対して，**鈴木俊彦前厚生労働**

省事務次官は、「2040 年スキーム」を考える３つの視点の第２に「地域共生社会の構築」をあげ、**地域共生社会の基礎・柱として、「地域包括ケア」、「障害者自立支援」、「生活困窮者自立支援」**の３つをあげ、それらが「**全世代・全対象型地域包括支援**」を通して地域共生社会に繋がると説明しました[11]。この説明は、【注1】で紹介した塩崎大臣（当時）が地域共生社会を「地域包括ケアシステムのいわば上位概念」と説明したことの具体化とも言えます（文献６：239 頁）。ただし、このような明快な説明は厚生労働省の公式文書（『厚生労働白書』等）にはありません。

【注3】　田中滋氏等の地域包括ケアシステムの新しい定義

　田中滋氏は 2022 年６月出版の『地域包括ケアシステムの深化と医療が支えるまちづくり』の巻頭論文で、地域包括ケア研究会の各年版報告書の深化のプロセスを紹介しながら、「政策論としての地域包括ケアシステム」を包括的に論じており、地域包括ケア（システム）研究の「必読文献」と言えます[12]。

　田中氏は、それの「おわりに」で「地域包括ケアシステムの役割は高齢者ケアに限定されるものではないことを明確にするために」、2020 年に作成した以下の地域包括ケアシステムの新しい定義を示しています。「日常生活圏域を単位として、何らかの支援を必要としている人びとを含め、誰もが、望むなら、住み慣れた地域の住みかにおいて、自らも主体的な地域生活の参加者として、尊厳を保ちつつ安心して暮らし続けられるための仕組み」。私には、この定義は、地域共生社会の理念とほとんど一致すると思えます。

文　献

(1)　二木立『安倍政権の医療・社会保障改革』勁草書房，2014.

(2)　二木立『地域包括ケアと地域医療連携』勁草書房，2015.

(3)　二木立『地域包括ケアと福祉改革』勁草書房，2017.

(4)　二木立『地域包括ケアと医療・ソーシャルワーク』勁草書房，2019.

(5)　二木立『コロナ危機後の医療・社会保障改革』勁草書房，2020.

(6)　二木立『2020 年代初頭の医療・社会保障』勁草書房，2022.

(7)　宮城孝・菱沼幹男・大橋謙策編集『コミュニティソーシャルワークの新たな展開－理論と先進事例』中央法規，2019，59 頁（原田正樹「地域福祉の政策化とコミュニティソーシャルワーク」）.

(8)　山本麻里「（講演録）コロナ禍の経験を踏まえた地域共生社会の実現」『社会保険旬報』2022 年７月１日号（2860 号）：18-25 頁.

(9)　二木立「岸田内閣の『骨太方針 2022』の社会保障・医療改革方針を複眼的に読む」『文化連情報』2022 年８月号（533 号）：32-38 頁．[本書第４章第２節]

(10)　二木立『TPP と医療の産業化』勁草書房，2012，165-177 頁（「日本の保健・医療・福祉複合体の最新動向と『地域包括ケアシステム』」）.

(11)　鈴木俊彦「〔講演録〕社会保障を取り巻く状況と展望〜新型コロナを通して考えたこと〜」(『社会保険旬報』2021 年 8 月 1 日号 (2827 号)：6-13 頁.

(12)　田中滋監修，田城孝雄・内田要編『地域包括ケアシステムの深化と医療が支えるまちづくり　ソーシャルインクルージョンと SDGs』東京大学出版会，2022，第 1 章「政策論としての地域包括ケアシステム　深化の歴史をたどり，将来を展望する」(3-21 頁).

第 2 節　『厚生労働白書』の複眼的検討

1　『令和 4 年版厚生労働白書──社会保障を支える人材の確保』

(2022 年 10 月)

　厚生労働省は 2022 年 9 月 16 日，『令和 4 年版厚生労働白書』(以下，『白書』) を公表しました．副題 (第 1 部のタイトル) は「社会保障を支える人材の確保」で，「現役世代が急減していく人口構造を踏まえ，医療・福祉サービスの提供の在り方，人材確保に関する今後の対応の方向性について検討」しています．

　本稿では，第 1 部で注目した記述を紹介し，併せて物足りなさ・疑問を感じたことを指摘します．

「人材」を論じるのは 35 年ぶり

　実は，『厚生(労働)白書』が社会保障の人材について論じたことは，今回を含め 2 回しかありません．最初に論じのは，「社会保障を担う人々──社会サービスはこう展開する」を副題とした『昭和 62〔1987〕年版白書』で，今回は 35 年ぶりです．『平成 3 年版白書』も，「広がりゆく福祉の担い手たち」を副題にしていましたが，内容は「民間〔福祉〕サービス」の分析・推

奨が中心で，「福祉の担い手たち」についてはほとんど言及していませんでした．

　しかも，『昭和62年版白書』が「社会保障を担う人々」について，第1編の第1章（48頁）だけで論じていたのに対して，今『白書』は第1部全体（全2章．158頁）で，「人材の確保」について包括的に論じており，この点では画期的と言えます．

第1章はデータブックとして有用

　第1章「社会保障を支える人材を取り巻く状況」は，医師，歯科医師，看護師等の職種・職場別に，就労状況と人材確保の取り組み成果の最新数値を紹介しており，データブックとして有用です．

　私がもっとも注目したのは，「社会保障を支える人々」に，「医療・福祉分野の就業者数（事務職を含む）」だけでなく，都道府県・市町村の「行政機関の保健福祉担当職員」（2021年現在37万9087人）を加えていることです（68頁）．「社会保障を支える人々」と銘打つのであれば，これに厚生労働省や日本年金機構，診療報酬支払基金の職員等も加えていただきたかったと思います（2021年現在それぞれ，約3.2万人，約1.1万人，約4000人）．

　2番目に注目したのはこれらの医療・福祉の就業者数とそれの全就業者数に対する割合が，2002年の474万人・7.5％から，2021年の891万人・13.3％へと，19年間で417万人・5.8ポイントも増加していることです（5頁）．このことは，この間，医療・福祉分野が日本経済の成長を「下支え」してきたことの表れと言えます．

「就業者数シミュレーション」はコピペ

　しかし，第1章第2節の「小括」（本来は第2節で書いたことのまとめを書く欄）で，唐突に，「2019年6月に策定した『医療・福祉サービス改革プラン』により単位時間サービス提供量を5％（医師は7％）以上改善し，男女ともに健康寿命を3年以上延ばすことにより，より少ない就業者数で［医療や

介護ニーズの増加に——二木〕対応が可能という推計もある」と超楽観的に書いているのはいただけません（75頁）．76頁の図「2040年に向けた医療福祉分野の就業者数のシミュレーション」も，2年前の『令和2年版白書』141頁で使った図の再掲（コピペ）であり，芸がありません．

この図の元資料（「2040年を見据えた社会保障の将来見通し（議論の素材）に基づくマンパワーシミュレーション」（2018年5月現在．『白書』の2019年との記載は誤記）には，上記推計が「一定の仮定の下でシミュレーションを行ったもの」，つまり不確実であるという「留意事項」が書かれていますが，引用時にそれを省略すると読者に誤解を与えます．

今後も医療・福祉従事者数の増加は可能

『白書』は，今までの実績・人口構造を踏まえた2040年（2021年から19年後）の医療・福祉分野の就業者数の必要人員が1070万人（総就業者の18-20%）に達することを危惧しています（7頁）．そして，「経済成長と労働参加が進むケース」ではそれが974万人に，96万人減少するとしています．

1070万人という数値は，2021年実績（13.3%）より4.7-6.7ポイントも高いですが，2002-2021年の19年間の上昇5.8ポイントと同水準です．

私は，ボーモル（アメリカの経済学者）の有名な「コスト病」仮説に基づけば，医療・福祉分野の財源を確保し，『白書』も強調している従事者の「処遇の改善」を実施すれば，今後も医療・福祉分野の就業者数を増やすことは可能と判断しています．

「コスト病」という名称は否定的印象を与えますが，ボーモルは物的生産部門とサービス生産部門との労働生産性の上昇率格差により，サービス部門の比重が高まり続けることを理論的かつ経験的に説明し，それにより社会が今後も「支払い不能になることはない」と主張しています（Baumol WJ: The Cost Disease. Yale University Press, 2012）．この仮説は，日本を含めたすべての高所得国のこの数十年間の「サービス経済化」により実証されています．

業務効率化と労働環境の改善

　第2章「担い手不足の克服に向けて」は,「担い手不足の克服に向けて, 医療・福祉サービスの提供の在り方及び人材確保に関する今後の方向性等を 論じて」います.

　本章の中心は第2節2「医療・福祉現場のサービス提供の効率化と労働環 境の改善」で, 職種別の厚生労働省の最新の施策を知る上では便利です.

　対策の枠組みは以下の3本柱です. ①組織マネジメント改革, ②タスク・ シフト／シェアの取り組みやロボット・AI・ICT の活用, ③多様な人材の 確保や参入促進. 私は①と③は理解できるし, 大枠賛成ですが, ②のうち, タスク・シフト／シェアの促進には強い疑問があります.

タスク・シフトへの疑問

　『白書』はタスク・シフト／シェアについて, 各専門職別に, 非専門的業 務の補助者へのシフトを詳細に書いています. しかし, 今後, 就労人口が急 速に減少する中で, ある程度の経済成長を維持しつつ, 社会の格差・分断を 縮小するために求められているのは, 就業者の高学歴化・高スキル化・高賃 金化であり, 低学歴・低スキル・低賃金の補助者の大幅増加を目指す対策は 持続可能性に欠けると思います.

　また, 私はロボット・AI・ICT の活用には賛成ですが, 医療技術進歩の 歴史を踏まえると, それにより医療の質向上は期待できるが, 医療・福祉人 材を減らせる保証はないとも判断しています.

　なぜなら, 資本集約的な一般の産業の技術進歩と異なり, 労働集約的な医 療・福祉分野の技術進歩では, 人材は物的技術進歩により必ずしも置き換え られないからです. そのマクロなエビデンスとしては, この50年間, 医薬 品や診断・治療機器の進歩にもかかわらず, 国民医療費中の人件費割合が約 50％でほぼ固定していることがあげられます. これは日本に限らず, 高所得 国に共通する経験則です.「今度は違う (This time is different)」と言えるか 否か, 現段階で判断するのは早計と思います.

成功事例のみの分析の限界

　『白書』は，今回もコラムで，海外のものも含めて，医療・福祉分野の様々な先進事例をたくさん（合計 27）紹介し，「先進的な事例の調査・横展開を実施」しようとしています（147 頁）．それらには興味深いものも少なくありません．

　しかし印南一路氏が鋭く指摘したように，「成功事例のみの調査からは成功要因はわからない」のです（「成功例の共通要因サーチの致命的欠陥」『Monthly IHEP』2014 年 7 月号）．このことは，『平成 30 年版白書』を論評した時にも指摘しましたが，方法論的に重要なので，繰り返します（『コロナ危機後の医療・社会保障改革』勁草書房，2020，137 頁）．

2　『令和 5 年版厚生労働白書——つながり・支え合いのある地域共生社会』

（2023 年 9 月）

　厚生労働省は 2023 年 8 月 1 日，『令和 5 年版厚生労働白書』（以下，「白書」）を公表しました．副題（第 1 部のタイトル）は「つながり・支え合いのある地域共生社会」です．本書第 4 章第 4 節で「骨太方針 2023」を検討した際の【注】では，「地域共生社会」という用語が「骨太方針 2023」だけでなく，「共生社会の実現を推進するための認知症基本法」でも，『令和 5 年版障害者白書』でもまったく使われていなかったことを指摘しました[1]．それだけに，「白書」が「地域共生社会」を取り上げたことに興味を持ち，すぐ第 1 部を読んだのですが，やや期待外れ・拍子抜けでした．本稿では，まず「白書」の構成・内容を紹介し，次に私がこう感じた理由を率直に書きます．

補　章

第1章の概要

　「白書」第1部は以下の3章構成です．第1章「社会保障を取り巻く環境と人々の意識の変化」，第2章「福祉制度の概要と複雑化する課題」，第3章「『つながり・支え合い』のある地域共生社会の実現を目指して」．ただし，第1章と第2章は「地域共生社会」にはほとんど触れていません．

　第1章は「我が国の社会保障とその前提となる社会全般の環境変化と国民の意識の変化を，意識調査の結果を取り混ぜながら分析」しています．第1節「人口の変遷・縮小する世帯や家族」と第2節「地域社会の変化」はよく知られている統計・データのダイジェストと言えます．

　私ごとで恐縮ですが，私は2022年度から地元（名古屋市瑞穂区）で町内会長をしているため，第3節「人々の交流に対する意識」には，参考になる記述・データが少なくありませんでした．私も日頃「地縁・血縁・社縁でみても『形式的つきあい』を望む者が増加してきた」ことは実感していましたが，その一方で，「『日頃，社会の一員として，何か社会のために役立ちたいと思っている』という意識を有する者は，6-7割と高い水準で推移してきている」ことを知り，安心しました（24, 37頁）．

第2章の概要

　第2章の第1節は，高齢者，障害者と児童の（縦割り）「福祉制度の沿革と現状」を教科書的に説明しています．私は，「障害者福祉分野の経験は，地域で包括的・包摂的に人を支援し，支援される地域共生社会の構築に当たって参照され続ける」との指摘に注目・同意しました（48頁）．

　他面，各制度の「創設と展開」のプラス面のみが書かれ，それのマイナス面に触れていないのは，「白書」の限界と言えます．例えば，かつて介護保険制度を推進した人々さえ，「史上最悪の介護保険改定⁉」と批判している，最近の利用者負担の大幅拡大や給付範囲の縮小の動きです[2]．

　第2章第2節は「複雑化・複合化し分野横断的な対応が求められる課題」として，ひきこもり，ヤングケアラー，ひとり親家庭，様々な困難を抱える

女性，セルフ・ネグレクトを取り上げています．従来，これらの人々の「課題」が「白書」でまとめて論じられたことはほとんどなく，貴重と思います．私自身は「ヤングケアラー」が一番勉強になりました．

「地域共生社会」のまとまった記述がない

　第3章は次の3節構成です．第1節「地域共生社会の実現に向けて」，第2節「多様な新しいチャンネルを通して，全ての人に『つながり・支え合い』を創出する」，第3節「人々の意欲・能力が十分発揮できる『つながり・支え合い』の創出」．

　　本章では，第1・2章の記述を踏まえて，「制度・分野ごとの『縦割り』や『支え手』『受け手』という関係を超えて，ポストコロナの令和時代において『つながり・支え合い』のある地域共生社会を実現するために求められる取組みの方向性について考え」ています（88頁）．

　しかし，この議論の出発点になるはずの地域共生社会の定義・理念についてのまとまった記述はなく，2016年の閣議決定「ニッポン一億総活躍プラン」中の，「子供・高齢者・障害者など全ての人々が地域，暮らし，生きがいを共に創り，高め合うことができる『地域共生社会』を実現する」との理念（の短縮版）が書かれているだけです（90頁）．

　この「理念」が提案されてから7年間で，地域共生社会そのもの，及びそれと地域包括ケア（システム）との関係・異同についての議論はそれなりに積み重ねられてきたので，それについて簡単にでも紹介していただきたかったと思います．私は，この点については，**社会保障審議会介護保険部会の「介護保険制度の見直しに関する意見」**（2019年12月27日）の「地域共生社会の実現」の項の，次の記述が一番まとまっており，「白書」でも引用すべきだったと考えます．

　「地域共生社会とは，高齢者介護，障害福祉，児童福祉，生活困窮者支援などの制度・分野の枠や，『支える側』，『支えられる側』という従来の関係を超えて，人と人，人と社会がつながり，一人ひとりが生きがいや役割を持

ち，助け合いながら暮らしていくことのできる包摂的な社会である．今後高齢化が一層進む中で，**高齢者の地域での生活を支える地域包括ケアシステムは，全ての人が地域，暮らし，生きがいを共に創り，高め合うことができる地域共生社会の実現に向けた中核的な基盤となり得る**」（2頁）【注】．

　もう1つ，「白書」は地域共生社会の「枕詞」として「つながり・支え合いのある」を初めて用いていますが，2016年当時，厚生労働省が公式に用いていた「我が事・丸ごと」という枕言葉に代えて，これを新たに用いる理由についても説明すべきと思います．

　なお，『**新版社会福祉法の解説**』は，［2020年改正］社会福祉法第4条第1項により，「地域共生社会は『地域住民が相互に人格と個性を尊重し合いながら，参加し，共生する地域社会』と定義された」と解説していますが[(3)]，「白書」にはそのような説明はありません．私の調べた範囲では，そのような解釈は，社会保障審議会介護保険部会等でもなされていません．そもそも社会福祉法の条文では「地域共生社会」という用語は一度も使われていません．そのため，地域包括ケアシステムと異なり，地域共生社会の法的定義は現在も存在しないと私は理解しています．

重層的支援体制整備事業に期待するが……

　第3章第2節では，2020年の社会福祉法改正で，包括的な支援体制を整備するための方策として規定された「重層的支援体制整備事業」（2021年4月1日施行）について，詳しい説明がされています．

　これは，①対象者の属性を問わない相談支援，②多様な参加支援，③地域づくりに向けた支援が3つの柱とされています（91頁）．私も，地域共生社会実現のための公的方策としてこの事業に大いに期待しています．ただし，この事業を実施している市町村数は2023年度でも189自治体（97頁）と，全市区町村1718の11.0%にとどまっています．

　「白書」は，第3章第2・3節で，各地域での地域共生社会づくりのさまざまな先進事例を紹介しています．しかし，「白書」自身が最後の（小括）で

認めているように，それらは「主に福祉政策の領域について」の事例に限られます（145 頁）.

　「白書」がそれに続けて，「地域共生社会という理念は，福祉政策の領域以外にも，地方創生，まちづくり，地域自治，環境保全，教育など，他の様々な政策領域にも広がるものであり，こうした他の親和性の高い施策との連携を図ることも重要」と書いているだけに，残念です．地域共生社会＝狭義の社会福祉施策との誤解を払拭するためにも，「白書」の冒頭でこのことを明記していただきたかったと感じました．

「社会的処方」が介護報酬改定で導入された ??

　第 3 章第 3 節で私が注目したことはもう 1 つあります．それは，「ライフスタイルや興味・関心，得意分野を活かした参画の推進」の説明の 4 番目（最後）に「医療機関」があげられ，（医療従事者が要介護者の社会生活面の課題にも目を向け，地域社会における様々な支援に結びつけることで，可能な限り居宅で日常生活を営むことへつながる）と書いていることです（140 頁）．地域共生社会の公式の説明に医療機関が加えられたことは極めて珍しいと言えます．

　それに続けて，「2021 年度介護報酬改定では，医師，歯科医師，薬剤師，管理栄養士又は歯科衛生士など通院困難な利用者の居宅を訪問し，その方の抱える社会生活面の課題にも目を向け，心身の状況や置かれている環境などを把握し，それらを踏まえて療養上の管理や指導を行うとともに，自治体の介護支援専門員などと連携し，地域社会における様々な支援につなげることとした」と書いていることも理解できます．

　しかし，それを「『社会的処方』の取り組み」と説明しているのは論理の飛躍で，いただけません．私は，医療機関が患者の「健康の社会的要因（SDH）に取り組むことには大賛成ですが，取り組み方は国によって異なるので，日本の取り組みを（イギリス生まれの）「社会的処方」と呼ぶことは誤解や無用の反発を生むと思います[4]．なお，私は 2023 年 5 月末‐6 月上旬に日本医師会欧州医療調査団（団長・鈴木邦彦茨城県医師会会長）の一員とし

て，イギリス・ドイツ・フランスの医療を訪問調査した際，イギリスの「社会的処方」の日本での紹介が実態とはかなり異なっていることを知りました．このことについては，本書第3章第1節で詳しく紹介しました．

【注】　地域共生社会と地域包括ケアシステム等の記述は縦割り

　「白書」は第1部・第2部全体で，「地域共生社会」については145回（ヘッダーでの使用は除く）も，「地域包括ケアシステム」についても30回，「精神障害にも対応した地域包括ケアシステム」については4回言及していますが，そのほとんどが「縦割り」です．しかも，地域共生社会の記述はほとんど「主に福祉政策の領域」に限られ，「地域包括ケアシステム」の対象はほとんど「高齢者」に限定されています．「骨太方針2023」が「地域包括ケアシステムの更なる推進のための医療・介護・障害サービスの連携等」＝対象拡大を提起していただけに，「白書」の縦割り表現は残念です[1]．

　唯一の例外は44頁の「地域の実情に応じ，住民などの多様な主体の参画を得，多様なサービスの充実により地域の支え合い体制を充実する方向性は，**地域包括ケアシステムを通じて，地域共生社会の構築へとつながっていいる**」との美文ですが，これも高齢者に対象を限定した「介護保険制度の創設と展開」の項の記述です．

文　献

(1)　二木立「『骨太方針2023』等の少子化対策・こども政策と社会保障・医療制度改革方針を複眼的に読む」『文化連情報』2023年8月号（545号）：26-31頁．［本書第4章第4節］

(2)　上野千鶴子・樋口恵子編『史上最悪の介護保険改定 ?!』岩波ブックレット，2023．

(3)　社会福祉法令研究会編（編集代表・古都賢一）『新版社会福祉法の解説』中央法規，2022，55頁．

(4)　二木立『2020年代初頭の医療・社会保障』勁草書房，2022，168-175頁（「健康の社会的要因の重視には大賛成．しかし，日本での『社会的処方』制度化は困難で『多職種連携』の推進が現実的だ」）．

第3節　日経・日経センターの医療制度「改革提言」で特に問題なこと

（2022 年 9 月）

はじめに

　「日本経済新聞」（以下，「日経」）2022 年 6 月 20 日朝刊は，同紙と日本経済研究センター（日経センター）が創設した医療改革研究会の「改革提言」「最終報告」（以下，「提言」）を発表しました．「日経」は 2021 年 1 月以降，他の全国紙に比べて突出して，医療機関（特に民間病院）批判を繰り広げてきましたが，「提言」はそれの「集大成」と言えます[1]．「日経」は当初，批判の対象を新型コロナウイルス感染症（以下，コロナ）患者を受け入れない（民間）病院に絞っていましたが，「提言」は批判の対象を医療界全体と厚生労働省の医療政策にまで拡大しています．

　「提言」は，「Ⅰ．医療提供体制の再構築」，「Ⅱ．医療イノベーションを国家戦略に」，「Ⅲ．負担と給付の改革を急げ」の 3 章構成です．その中には，医療 DX の推進（Ⅱ）等，政府・厚生労働省だけでなく，日本医師会等も求めている改革も含まれていますが，医療の実態や医療政策についての今までの議論の蓄積を踏まえない，浮世離れした提案も少なくありません．以下，私が特に問題だと思う提案を指摘します．

1　日本医療は国際的には健闘

　その前に，「提言」の前提になっている事実誤認を指摘します．「提言」は「コロナが日本の医療の脆弱性を浮き彫りにした今をおいて改革実行のときはない」と主張しています．これは，「ショック・ドクトリン」（政府が大惨

239

事に便乗して市場原理主義的改革を実行すること）の民間版とも言えます$^{(2)}$.

　私も，コロナにより，医療だけでなく，日本の政治・経済・社会システム全体の脆弱性が浮き彫りになったと思います．しかもこれは日本だけでなく，ほとんどの国に共通しています［本書第3章］．しかし，「日経」が，国際的にみれば，日本医療がコロナ対応で健闘した事実を無視しているのは不公正です.

　新型コロナウイルス感染症対応に関する有識者会議報告書（2022年6月15日）によると，日本は人口対比の死亡者数と超過死亡数が非常に少ないだけでなく，コロナ患者のうち入院患者の割合は世界で突出して高くなっています（別添資料25-29頁）.

　具体的には，人口10万人当たりコロナ死亡者数（累計．期間は不明）が最も少ないのは中国（1.1），次いでニュージーランド（23.1）で，3番目が日本（24.2）です．コロナの初期対応に成功したと言われていた韓国は47.1で日本より高くなっています．それに対して，アメリカは300.9，イギリスは262.9で，日本の10倍以上の高さです．人口10万人当たり超過死亡数（2020-21年）が最も少ないのはニュージーランド（-28），次はオーストラリア（-28）で，3番目が日本（-8）です．それに対して，アメリカは140，イギリスは109に達しています.

　コロナ患者の「入院者比率の国際比較」（人口100万人当たり入院者数÷感染者数．アルファ株が流行した時期）によると，日本は0.167で最も高く，アメリカの0.038，イギリスの0.047を遙かに上回っていました．これはデルタ株が流行した時期でも同じです．進藤奈邦子医師によると，死亡者に占める入院外患者の割合は，英米の30％強に対して日本は5％未満で際立って低かったそうです（2022年6月18日第37回日本環境感染学会学術集会講演「WHOから見る新興再興感染症をめぐる最近の動き」）.

　「日経」は，日本は欧米諸国に比べてコロナ患者数が少ないのに病床が逼迫したり，コロナ患者の病院外（自宅）死亡が多発したのは医療提供体制の欠陥と批判し続けていますが，国際比較でみると，日本の病院と診療所は患

者受け入れ面で健闘したと言えます．私が呆れたのは，「提言」がコロナ対応医療の先進例として，アメリカとイギリスを繰り返しあげていることです．しかし両国は，少なくともワクチンが開発される前は，欧米諸国の中でも突出して死亡患者が多く，「医療崩壊」が生じていました．

　「提言」はこのような事実誤認に基づいて，「岩盤排除へ規制改革」を提唱する一方，「医療界の統治強化」を掲げています．私は1990年代から医療者の自己改革を提案し続けていますが[3]，医療の活力の源泉である医師・医療従事者と医療機関の自主性，自治を否定し，「医療界の官僚統制」と同義の「統治強化」を掲げることには強い疑問を感じます．

2　医療ツーリズムが成長の原動力??

　「Ⅰ．医療提供体制の再構築」は，①デジタルで医療格差解消，②看護師にも医療行為を，③家庭医養成，患者も節度を，④成長の原動力，医療ツーリズムの4本柱です．このうち①-③は「日経」が以前から主張してきたことで，特に新味はありません．

　①のうち，日本医療のデジタル化が遅れているのは事実ですが，医療のデジタル化がすべての「救世主」になるかのような主張は楽観的にすぎます．コロナ禍で明らかになったことは，医療には「余裕」（医療従事者の増員等）が不可欠なことですが，「提言」はこのことに一言も触れていません．

　③では，国営医療で医療制度が全く異なるイギリスの一般医（GP）制度を日本にそのまま移植することを提案しており，浮世離れしています（厳密には「オランダや英国などが採用している医師の資格制度『家庭医』」と表現していますが，内容的にはイギリスの制度と言えます）．ちなみに，「提言」のように，他国の医療制度の歴史や文化的背景等を無視して，それの良い（と思う）ところだけを日本につまみ食い的に導入しようとすることを「○○出羽守」（この場合は，イギリス出羽守）と言います．

　なお，私は今後，「骨太方針2022」に盛り込まれた「かかりつけ医機能が発

241

揮される制度整備を行う」際には，日本の医療制度の歴史と特性を十分に踏まえると共に，他国の制度を参考にする場合にも，イギリスよりは，日本と医療制度が類似しているドイツやフランスの制度を参考にすべきと思います．

　Iで思わず笑ってしまったのは，④で医療ツーリズムを「医療サービス産業を日本の成長に生かす有力な手立ての1つ」と位置づけていることです．

　私は日本のいくつかの先端的病院が医療ツーリズムを重視することは経営戦略としてありうると思います．しかし，それを日本経済の「成長の原動力」にするのは浮世離れしています．なぜなら，医療ツーリズムは民主党の菅直人内閣が2010年の「新成長戦略」で打ち出したものの，その後，まったく鳴かず飛ばずだったからです[4,5]

3　イノベーションで「医療格差」を容認

　「II．医療イノベーションを国家戦略に」に書かれていることの大半は，岸田内閣が2022年6月20日に閣議決定した「経済財政運営改革の基本方針2022（骨太方針2022）」と「新しい資本主義のグランドデザイン及び実行計画」と大枠で一致しており，新味はありません．医療イノベーションの財源に全く触れていない点も，両閣議決定と同じです．

　私が驚いたのは，IIの「『価値に見合った薬価』を基本に」の項の最後の段落で，「一部の革新的な新薬については民間保険で賄うといった工夫が必要だ．結果として，**ある程度の医療格差が生じるのを国民が受け入れるか**どうかは，見極めなければならない」と提案していることです．

　これは，医療保険給付・診療報酬では「社会保障として必要かつ十分な医療を確保しつつ，患者の視点から質が高く最適の医療が効率的に提供される」という現在の国民皆保険制度の基本原則を真っ向から否定するものです．この表現は，小泉純一郎内閣の2003年の閣議決定「医療保険制度体系及び診療報酬体系に関する基本方針について」で初めて用いられ，その後の内閣も踏襲しています．言うまでもなく，上述した2022年6月の2つの閣議決

定にも，政府・厚生労働省の他の公式文書にも，このような「医療格差が生じる」ことを容認する表現はなく，ここに「提言」の冷酷さが表れています．

4　内視鏡手術の保険外しを提案⁉

「Ⅲ．負担と給付の改革を急げ」には「日経」の本音がストレートに書かれています．

「すべての高齢者も3割負担を原則とした上で，負担能力の低い世帯だけ窓口負担割合を軽減する」，「保険診療と自由診療の組み合わせを幅広く認める」，さらには「新たな財源」は消費税（のみ）とする提案は「日経」の従来の主張の繰り返しです．

しかし，それに加え，「生活保護受給者の医療扶助にも少額でもよいので自己負担を導入」することを初めて提案しているのは一線を越えています．国内外の膨大な実証研究と「自然実験」により，「少額」の自己負担でも，低所得者の医療受診が抑制され，健康水準も悪化することが明らかにされているからです[6]．

私が「提言」全体で一番驚き呆れたのは，「病気やケガを治療するという範囲を超え，より早期に回復させたり，より快適な療養を提供したりする目的で提供される医療行為」の保険外し＝自費診療化を提案し，それの代表例として「内視鏡手術」をあげていることです（「開腹手術」は保険給付のまま）．この提案は，内視鏡手術の安全性と治療効果のエビデンスが蓄積され，保険診療で広く認められている現実を無視した暴論です．

上述したように「提言」のⅡの最後では，「ある程度の医療格差が生じる」ことを容認していましたが，それに続けて，「もちろん，標準治療はしっかり公的保険でカバーし，誰もが一定水準以上の医療を受けられることが前提である」とも（私から見るとアリバイ的に）書いていました．このことは，「日経」，正確に言えばこの「提言」を作成した日経と日経センターの幹部（藤井彰夫日経論説委員長・大林尚日経編集委員，岩田一政日経センター理事長

等）が，内視鏡手術が「標準治療」になっている事実を知らないことを示しており，彼らがいかに医療の現実を知らないかの動かぬ証拠と言えます．ちなみに，「日経」と経済界の内情に詳しい私の友人は，「『日経』については，一部の方を除き，やはりナイーブ・不勉強ということに尽きる」と慨嘆していました．

おわりに――「日経」はなぜ医療界を敵視するのか？

　以上，「提言」のうち私が特に問題だと思う点を指摘しました．最後に，「提言」を読んだ多くの友人・医師から受けた質問について検討します．それは，「日経」はなぜこれほどまでに，医療界を敵視する「医療改革」にこだわるのか？　です．

　私は２つの理由があると思います．１つは，コロナ禍後生まれた経済界の感情的とも言える日本医師会・医療界への憎悪です．このことは『2020年代初頭の医療・社会保障』で，経済界の動向に詳しい複数の友人から教えていただいたこととして，次のように書きました．「非常事態宣言の早期解除と経済の早期再開を最重要視している経済界は，コロナ患者を大幅に減らすことを最優先し，非常事態宣言の早期解除に抵抗している日本医師会・医療界を目の敵にしている」（文献１：36頁）．

　もう１つの理由はコロナ禍前からのもので，公的医療費・保険料抑制による大企業の負担軽減に加えて，医療を大企業の新たな市場・利潤確保の手段にしようとの願望です．そのため，医療分野への市場原理導入（新自由主義的医療改革）に正面から反対し続けている日本医師会や医療団体（および抵抗している厚生労働省）に激しい敵意を持っていると言えます．

　ただし，この２つの願望は矛盾します．なぜなら，医療の市場化・営利化は，企業にとっては新しい市場の拡大を意味する反面，医療費の増加（総医療費と公的医療費の両方）をもたらすため，（公的）医療費抑制という「国是」と矛盾するからです．私は，2004年にこれを**「新自由主義的医療改革の本**

質的ジレンマ」と名付けました[7].

　それに対して，2000年代初頭の小泉政権時代の「混合診療解禁論争」時に，総合規制改革会議は，混合診療を全面解禁すれば，保険診療費を抑制しつつ，保険外（自由）診療費を大幅に増やし，総医療費も増やすことができるとする悪名高い図を公表しました（「『混合診療』の解禁の意義」．「規制改革推進のためのアクションプラン・12の重点事項に関する答申」関連資料（2003年7月15日）2頁：https://www8.cao.go.jp/kisei/siryo/030711/3.pdf）[8]．厚生労働省は，当初から上記ジレンマに気づいていたため，混合診療全面解禁に抵抗したのに対して，大蔵省（現・財務省）は2000年代前後には混合診療解禁（「特定療養費の抜本的拡充」）を主張していました．しかし，その後，混合診療を解禁すると公的医療費も増えることに気づき，2005-2006年以降，混合診療全面解禁から部分解禁に転じました[9]．「日経」はこのような歴史の教訓を忘れています.

　いずれにせよ，「提言」は「『日本財界新聞』と揶揄される『日経』」[10]の本質を雄弁に示していると言えます.

文　献

(1)　二木立「1月前半に突発した（民間）病院バッシング報道をどう読み，どう対応するか？」『文化連情報』2021年4月号（517号）：20-26頁（『2020年代初頭の医療・社会保障』勁草書房，2022，第1章第2節（26-38頁））.

(2)　ナオミ・クライン著，幾島幸子・村上由見子訳『ショック・ドクトリン　惨事便乗型資本主義の正体を暴く（上・下）』岩波書店，2011（原著2007）.

(3)　二木立「私の『医療者の自己改革論』の軌跡」『文化連情報』2019年9月号（498号）：10-17頁（『コロナ危機後の医療・社会保障改革』勁草書房，2020，終章（199-210頁））.

(4)　二木立『民主党政権の医療政策』勁草書房，2011，第2章第5節「『新成長戦略』と『医療産業研究会報告書』を読む」（50-57頁），同第6節「医療ツーリズムの市場規模の超過大表示」（58-63頁）.

(5)　二木立『TPPと医療の産業化』勁草書房，2012，第2章第6節「医療ツーリズムの新種『病院輸出』は成功するか？」（100-103頁）.

(6)　二木立「医療保険の一部負担は究極的には全年齢で廃止すべきと私が考える理由——二つのジレンマにも触れながら」『文化連情報』2021年6月号（519

号）：18-25 頁（『2020 年代初頭の医療・社会保障』第 3 章第 3 節（104-116 頁））．

(7)　二木立『医療改革と病院』勁草書房，2004，第 1 章「小泉政権の医療改革の中間総括——『抜本改革』から『部分改革』へ」の 21 頁．

(8)　二木立『医療改革　危機から希望へ』勁草書房，2007，第 2 章第 1 節 2「混合診療問題の政治決着の評価と医療機関への影響」（45-57 頁）．

(9)　二木立「財務省の 20 年間の医療・社会保障改革スタンスの変化の検討——混合診療全面解禁からの転換時期を中心に」『文化連情報』2021 年 10 月号（523 号）：20-27 頁（『2020 年代初頭の医療・社会保障』勁草書房，2022，第 4 章（117-127 頁））．

(10)　佐高信『当世好き嫌い人物事典』旬報社，2022，376 頁．

第 4 節　『安倍晋三回顧録』を複眼的に読む

（2023 年 6 月）

はじめに

　2023 年 2 月に出版された『安倍晋三回顧録回顧録』が，発売後 1 か月で 20 万部を超える大ベストセラーになっています[(1)]．この本について，3 月にいつも意見・情報交換をしている友人の民間病院院長から以下のメールを頂きました．「『安倍晋三回顧録』を買いました．好きな人は好きなのだろうと思いました．しかし，私には独善すぎる感じが強すぎて読み切れませんでした．いろんな人が暮らしているのですが，自分の側でない人々への配慮，思いやりが微塵も感じられなくて，読んでいて辛くなりました．こういう理由で中断は初めてかもしれません」．

　それに対して，私は以下のように答えました．「私も××さんと同じ印象・価値判断ですが，研究者として必要な本は好き嫌いは棚上げして読むトレーニングを積んでいるので（笑），最後までシッカリ下線を引きながら読みました」．本節は，医療・社会保障政策の分析からはかなり離れますが，

私がこの本をどう読んだかについて書きます.

　まず, 本書が史上最長の安倍政権検証の第一級史料であると評価し, 安倍氏自身が長期政権の鍵が経済政策であったと認めていることを紹介します. 次に, 安倍氏は大半の質問に強気で答え, 財務省や厚生労働省の批判を繰り返す一方, 首相退陣の契機になったコロナ対応には無反省であることを指摘します. 最後に, 社会保障改革についての 2 つの貴重な証言を紹介します.

1　史上最長政権検証の第一級史料

　『安倍晋三回顧録』は, 安倍氏が首相退陣直後の 2020 年 10 月から 21 年 10 月まで, 計 18 回, 計 36 時間にわたって行われた長大インタビューで 472 頁の大著です. 終章を含め全 11 章で, 第 1 章は, 首相退陣の契機になった 2020 年の「コロナ蔓延」がテーマですが, 第 2-10 章はほぼ時系列的に述べられています.

　聞き手の橋本五郎氏 (読売新聞特別編集委員) は「『この問題についてはどうお考えですか』というような, いわゆる『御用聞き質問』はできるだけ避け, ……多くの国民が疑問に思っていることや『安倍政治』への厳しい批判も踏まえながら率直に, 直裁に」質問しています (395 頁. 謝辞). ただし, 原子力発電と旧統一協会については質問していません. それに対して, 安倍氏も多くの場合ていねいに答えています.

　本書を読むと, 安倍氏が単純なタカ派ではなく, 優れた政治勘を持ったリアリストでもあったことがよく分かります. 私は特に, 随所で安倍氏が保守強硬派とは距離を置いていることに注目しました:「私を支持してくれる保守派の人たちは, 常に 100 点満点を求めてきますが, そんなことは政治の現場では無理なんですよ」(160 頁) 等. もう 1 つ, 病気の再発で 2020 年に辞任したための「一番の心残り」として憲法改正をあげなかったことにも注目しました (67 頁).

　さらに, 安倍氏の海外首脳や国内の政治家に対する率直で鋭い人物観察に

も注目しました．なかでも小池百合子氏に対する次の評価は秀逸と思います：「小池さんは常にジョーカーです．（中略）彼女は，自分がジョーカーだということを認識していると思います」，「彼女の弱点は，驚くほど実務が苦手な点です」（263，264頁）．他面，プーチン大統領の評価と彼への対応は，今から見ると甘すぎたとも感じました（181-185頁）．

　私は今まで，厚生（労働）省OBの誠実だが「上品な」オーラルヒストリーをたくさん読んできましたが，それらとは異なり，安倍氏は喜怒哀楽を前面に出して語り，それだけに史上最長政権の検証をする上で第一級の史料になっていると思いました．ただし，安倍内閣の鉄壁の情報管理を主導した北村滋元内閣情報官・国家安全保障局長が「監修」し，「事後的な原稿のチェック」（395頁）をしていることを踏まえると，外交・防衛等の機微にわたる発言は修正・削除されている可能性もあります．

2　長期政権の鍵は経済政策の重視

　本書を読んで一番印象に残ったことは，安倍氏が，第一次内閣の挫折を真摯に反省し，それを憲政史上最長政権が実現できた最大の理由としてあげていることです（終章「憲政史上最長の長期政権が表現できた理由」）．

　私は第2章「総理大臣へ！」中の次の率直な発言に注目しました：「第1次内閣は非常に理念的な政策が多かった．地域を回ることで，有権者の関心は，やっぱり日々の生活なんだと気づかされた．だから，そこにも重点を置くべきだと感じました．このとき支援者の声にじっくり耳を傾けたからこそ，第2次内閣では経済政策を重視するようになったのです」（93頁）．

　安倍氏は終章でも次のように回顧しています：「安倍内閣は，若年層の支持が非常に高かった．その理由は雇用，特に就職の環境を改善したことだ」，「地道に景気回復に取り組まなかったら，いくらタカ派の政策を掲げていても，戦後最長の政権にはならなかった」（386-387頁）．

　古い話で恐縮ですが，私はこれらの発言を読んで，1992年のアメリカ大

統領選挙で民主党のクリントン候補が "It's the economy, stupid!"（経済こそ
が重要なのだ，愚か者）をスローガンにして，現職の共和党・ブッシュ大統
領を打ち破ったことを思い出しました[2]．ただし，クリントン大統領が任
期8年間で，アメリカ経済の再生と財政均衡を達成したのと異なり，ほぼ同
じ任期（7年8か月）だった安倍首相の経済政策（赤字国債の大量発行＝異次
元金融緩和を柱とした「アベノミクス」）では経済成長率の引き上げはできず，
国家財政の悪化がさらに進んだと言えます．

3　強気発言が大半だが財務省批判は酷い

もう1つ印象に残ったことは，安倍氏が，本書全体で，在任中の様々なス
キャンダルや失政（と思われていること）を含め，大半の質問に強気に答え，
ほとんど非を認めていないことです．特に酷いと思ったのは，「森友学園の
国有地売却問題は，私の足を掬うための財務省の策略の可能性がゼロではな
い」との「陰謀論」的発言です（313頁）．

この個所を含め，安倍氏の財務省批判は10か所を超え，氏が首相時代に
財務省批判をバネにして政権運営をしていたようにさえ思えます．ただし，
上記発言を含め，批判の根拠はほとんど示していません．このような「財務
省を悪者扱い」する主張には，齋藤次郎元大蔵事務次官が『文藝春秋』2023
年5月号でストレートに反論しており，私はこの方が説得力があると感じま
した[3]．

齋藤氏は指摘していませんが，私が安倍氏の財務省批判で一番アブナイと
感じたのは，「日本銀行は国の子会社のような存在」との認識に立って，「も
し，［国債の大量発行によって——二木］行き過ぎたインフレの可能性が高ま
れば，直ちに緊縮財政を行えばいい」と発言していることです（53頁）．こ
の主張はMMT（現代貨幣論）の十八番でもありますが，緊縮財政で真っ先
に行われるのは社会保障費の削減であり，それにより国民生活が大打撃をう
けることを考えると，無責任きわまりないと言えます．

　なお，安倍氏がほとんど唯一反省しているのは，2019年11月の予算委員会で日本共産党の田村智子議員が取り上げた「桜を見る会」事件で，「反省しています」，「大変申し訳ないと思っています」，「責任を痛感しています」，「おわびしなければなりません」，「政治責任は重いと思っています」と謝罪5連発をしています（363-365頁）．この点について，岩田明子氏（元NHK解説委員）も，『文藝春秋』2023年5月号で，「私が取材した感触では，安倍にとって2つの事件［森友・加計問題］とは異なり，最も苦しんだのが『桜を見る会』問題だった」と述べています[(4)]．

4　コロナ対応について無反省

　安倍首相の自己弁護がもっとも顕著なのが，第1章「コロナ蔓延」です．「厚労省と医師会が動かなかったワケ」と責任転嫁する一方，2020年2月の突然の一斉休校要請について「今でもあの判断は正しかった」（40頁），いわゆる「アベノマスクは需給を安定させた」・「政策として全く間違っていなかった」（46頁）と強弁しています．冒頭に紹介した友人医師が「独善すぎる感じが強すぎて読み切れ」なかった気持ちがよく分かります．

　本書全体で，安倍氏が，財務省の次に批判している官庁が厚生労働省です．その中には，裁量労働制についての調査ミス・資料改竄（281頁）や毎月勤労統計の不適切調査（314頁）のように厚生労働省に非があるものもありますが，コロナ対策についての厚生労働省批判は的外れと思います．私は，安倍氏の首相当時の批判が，厚生労働省（担当者）のコロナ対策のモチベーションを著しく低下させただけでなく，国民の同省不信を増幅させたと感じています．

　私が一番呆れたのは，第1章の「厚労省と医師会が動かなかったワケ」の項で，アビガンが「臨床研究では相当の効果があったにもかかわらず」，「次の治験の段階で立ち止まってしまった」と述べ，厚生労働省が迅速承認しなかったことを執拗に批判していることです（36-38頁）．安倍氏は，「薬事承認

の実質的な権限を持っているのは薬務課長」で,「内閣人事局は, 幹部官僚700人の人事を握っていますが, 課長クラスは対象ではない」とも述べ, もし人事権があれば, 強権を発動して迅速承認を認めさせたような口ぶりです.

　しかし, アビガンはその後も治験で効果が証明されず, 富士フイルム富山化学も2022年10月に承認申請を取り下げました. このことは, 本書に「注記」してほしかった. なお, アビガンが迅速承認されなかった最大の理由は, アビガンの比較試験(「特定臨床研究」)を実施した藤田医科大学が, 政権・首相の強い意向に忖度せず, 2020年7月に, 早々とアビガンの治療効果に「統計学的には有意な差はない」との結論を出し, それを公表したことだと思います[5].

5　社会保障改革についての2つの貴重な証言

　社会保障改革についての発言はごくわずかですが, 私は以下の2つの発言が貴重と思いました.

　1つは, 2012年に当時の民主党政権と自民党(谷垣禎一総裁)・公明党が合意した「社会保障・税一体改革」については「慎重でした」(94頁)と明言するだけでなく,「私のアドバイザーのほとんどは一体改革を放棄すべきだと言っていました」(102頁)と証言していることです. 安倍氏が「一体改革」に批判的なことはよく知られていましたが, これだけストレートな発言は初めてと思います.

　他面,「一体改革」で2015年10月実施と定められていた消費税の2回目の引き上げ(8%から10%へ)を先送りするために, 安倍氏が2014年と2016年に2回も衆議院解散・総選挙を断行し, それに勝利したことを得々と語ることには強い違和感を感じました(「増税延期を掲げた『奇襲』の衆院解散」(146頁),「増税先送りへ」(223頁)).

　もう1つ貴重だと思ったのは, 次の一連の発言です.「安全保障関連法で支持率が低下することは分かっていたから, すぐに局面の転換を図ろうとい

う意味でね. 1億総活躍, 女性活躍を大きな柱に据えて, 人口減少社会でも経済を成長させるぞ, と掲げました. (中略) 岸, 池田内閣がやったことを, 1内閣でやっちゃおうと, 考えた」(169頁). 「私も, [祖父・岸信介にならって] ハト派と保守派の政策を同時にやればよいと思っていました」(271頁), 「15年の安全保障関連法の整備がタカ派の政策のピークだとすれば, 17年から18年にかけて推進した全世代型社会保障や働き方改革は, ハト派的な政策の頂点だった」(272頁).

　私は, 2016年の閣議決定「ニッポン一億総活躍プラン」を検討した時, 「『プラン』は分配重視でリベラルな社会政策に見えるが……」の項で, 「『プラン』の一番の特徴は『成長と分配の好循環』の強調」であり, 「安倍首相には『現実主義』の側面も」あり「手強い」と評価しつつ, 「『プラン』と現実の施策との [あいだには] 矛盾」もあることを指摘し, 「今後安倍政権が『プラン』に基づいて出してくる一連の『社会政策』に対しては複眼的な評価と柔軟な対応が求められる」と書きました[6]. 安倍氏の上記発言により, 私の当時の評価の「裏がとれた」と言えます.

おわりに

　以上, 『安倍晋三回顧録』を複眼的に読んできました. 本書はインタビュー部分だけで400頁近い大著であり, しかも安倍氏の個性・息づかいがあふれているため, 特に安倍氏に否定的な印象を持っている方には, 読み切るのに相当のエネルギー・忍耐がいると思います. しかし, 安倍政権の検証をする上では必読書であり, しかも過去・現在・未来の日本の政治と政策をリアルに考えるためには得るものが多いと思います. なお, 本書ではほとんど触れられていない第二次安倍内閣の医療・社会保障改革について, 私は2021年1月に複眼的総括を行い, 「超長期かつ安定政権だったにもかかわらず, 医療制度改革については目立った実績はない」と「結論」づけました. 併せてお読みいただければ幸いです[7].

文　献

(1)　安倍晋三（著），橋本五郎（聞き手），尾山宏（聞き手・構成），北村滋（監修）『安倍晋三回顧録』中央公論社，2022.

(2)　西川賢『ビル・クリントン　停滞するアメリカをいかに建て直したか』中公新書，2016，65-66 頁.

(3)　齋藤次郎「『安倍晋三回顧録』に反論する」『文藝春秋』2023 年 5 月号：110-117 頁.

(4)　岩田明子「安倍晋三秘録⑧モリ・カケ・桜」『文藝春秋』2023 年 5 月号：126-135 頁.

(5)　大岩ゆり『最後の砦となれ　新型コロナから災害医療へ』中日新聞社，2022，205-207 頁.

(6)　二木立「『ニッポン一億総活躍プラン』と『地域共生社会実現本部』資料を複眼的に読む」『文化連情報』2016 年 10 月号（463 号）：18-23 頁（『地域包括ケアと福祉改革』勁草書房，2017，68-79 頁）.

(7)　二木立「第二次安倍内閣の医療・社会保障改革の総括」『文化連情報』2021 年 1 月号（514 号）：12-22 頁（『2020 年代初頭の医療・社会保障』勁草書房，2022，40-56 頁）.

あ と が き

　本書には，前著『2020年代初頭の医療・社会保障』（勁草書房）を出版した2022年3月以降，2024年1月までの2年間に，『日本医事新報』と『文化連情報』等に発表した23論文と5つの「コラム」を収録しました．コラム2「コロナ禍の初期対応への私の純個人的見解」（2020年4月）は今回初めて公開します．今回も，全論文を「歴史の証言」としてそのまま収録し，元論文発表後2024年2月上旬までに生じた新しい重要な動き等は，本文または本文末に補足しました．

　前著出版後，コロナ・パンデミックはほぼ収束しましたが，医療・社会保障改革をめぐってはさまざまな議論・論争が行われました．特に「骨太方針2022」に「かかりつけ医機能が発揮される制度整備を行う」と書き込まれて以降は，「かかりつけ医の制度化（登録制等）」対「（制度化を伴わない）かかりつけ医機能の強化」の激しい論争が行われ，私は後者の立場から積極的に参加しました．幸い，2023年の医療法改正により，「かかりつけ医の制度化」は否定され，「かかりつけ医機能の強化」施策が決定されました．今後も，かかりつけ医機能強化のための発言・研究を続けていこうと思っています．

　本書の心残りは，この2年間の医療改革の大きな論点・争点であった医療DX，マイナ保険証の事実上の義務化，および勤務医の働き方改革について，ほとんど触れられなかったことです．医療DXとマイナ保険証については論じる必要があると思い，資料・文献も相当読んだのですが，医療DXについては私の力不足で，マイナ保険証については，厚生労働省OBを含め多くの方がその問題点を指摘尽くしていると感じ，断念しました．医療DXについて

は今後，勉強と研究に「再チャレンジ」し，次著で論じたいと思っています．

　私事ですが，前著出版直後の2022年4月に地元の名古屋市瑞穂区の田光町町内会の会長になりました（任期2年）．名古屋に1987年に転居して35年目にしての「地域デビュー」です．町内会長としての仕事は予想以上に多様で，最初は戸惑うことも多かったのですが，ベテラン役員の支えもあり，何とか仕事にも慣れ，本年4月からはもう1期続ける予定です．町内会長をして，町内会の「弱い絆」機能の大切さを肌で感じると共に，政府・厚生労働省が提唱している「地域共生社会づくり」がいかに困難か（厳しい言い方をすれば理念先行か）も再確認できました．

　私は2022年に「後期高齢者」になりましたが，幸い心身とも健康であるため，今後も研究と言論活動および社会参加を，可能な限り長く続けようと思っています．『文化連情報』と『日本医事新報』の連載，「二木立の医療経済・政策学関連ニューズレター」（http://www.inhcc.org/jp/research/news/niki/）の配信，及び日本福祉大学定年退職後の2018年から始めている「医療・福祉研究塾（二木ゼミ）」を続けます．

　最後に，困難な出版事情にもかかわらず，いつも通りスピーディーな作業をしていただいた勁草書房編集部の橋本晶子さん，元論文発表の場を継続的に提供していただいた『日本医事新報』編集部の永野拓紀子・原藤健紀さん，『文化連情報』編集長の池上弘人さん，および各論文執筆のヒントや貴重な情報を教えてくれたり，論文草稿に対して率直なコメントをいただいた多くの友人に感謝します．

　　2024年2月

　　　　　　　　　　　　　　二　木　　立

初出一覧

　本書の初出の掲載誌は，次の通りである．元論文は，本文の変更はせず，誤植の訂正と表記法・文献表示様式の統一，見出しの追加・変更，及び重複した記述の調整のみ行った．各論文の発表年月を論文名の下に（　）で示した．人名の所属・肩書きは，元論文発表時のものである．各論文の【注】は，元論文発表時のものである．各論文発表後，本書原稿整理時（2023 年 11 月）または校正時（2024 年 1-2 月）までに新たに生じた重要な動きと本文が説明不足と判断した事項の加筆，および本文の記述の誤りの訂正は，本文中に［　］で示すか，本文後の【補注】で示した．各章の冒頭に要旨を加えた．

第 1 章　病院の将来
　第 1 節　複眼で読む病院・社会保障の未来と病院経営──悲観論を超えて
　　…『病院』2023 年 1 月号（82 巻 1 号）：25-27 頁．
　第 2 節　今後の中小病院のあり方を改めて考える
　　…『文化連情報』2023 年 5 月号（542 号）：24-27 頁（『日本医事新報』2023 年 4 月 10 日号掲載論文に加筆）．
　【コラム 1】　推薦の辞──古城資久『病院経営者の心得とM＆Aの実際〜私の病院経営哲学とM＆手法を完全公開〜』
　　…同書（経営書院，2023 年 4 月）i-ii 頁．
　第 3 節　現行地域医療構想を振り返り，2040 年に向けた新たな地域医療構想の課題を考える
　　…『文化連情報』2024 年 1 月号（550 号）：28-35 頁（『日本医事新報』2023 年 12 月 2 日号掲載論文に加筆）．

第 2 章　かかりつけ医機能の強化
　第 1 節　日本医療の歴史と現実を踏まえたかかりつけ医機能の強化
　　…『文化連情報』2023 年 4 月号（541 号）：32-44 頁（2023 年 2 月 21 日の日本医師会「役員勉強会」講演での同名の副報告及び『日本医事新報』2023 年 3 月 4 日号掲載論文に加筆）．
　【コラム 2】　コロナ禍の初期対応への私の純個人的見解

…2020 年 4 月 17 日，私の主催する「医療・福祉研究塾（二木ゼミ）」の 4 月例会中止の緊急連絡をしたメールの下に書いた「付記」.

第 2 節　プライマリケアの拡充で医療費は抑制できない，むしろ増加する──過去 20 年間の実証研究の結論

…『文化連情報』2022 年 10 月号（535 号）：24-31 頁（『日本医事新報』2022 年 9 月 3 日号掲載論文に加筆）.

第 3 節　「かかりつけ医の制度化」が閣議決定されたとの言説は二重に誤っている

…『文化連情報』2022 年 12 月号（537 号）：16-24 頁（『日本医事新報 2022 年 11 月 5 日号掲載論文に加筆）.

第 4 節　イギリス型のかかりつけ医の登録制・人頭払い制導入はありえない

…第 3 節論文の注と『日本医事新報』2022 年 12 月 3 日号（5145 号）：56-57 頁.

第 5 節　財務省は今後「かかりつけ医の制度化」を求めないと私が判断するのはなぜか？

…『日本医事新報』2023 年 8 月 5 日号（5180 号）：54-55 頁.

第 6 節　コロナ禍による国民の医療満足度の変化の検証──コロナ禍で日本の医療制度の根幹は揺らいだか？

…『文化連情報』2023 年 12 月号（547 号）：20-25 頁（『日本医事新報』2023 年 11 月 4 日号掲載論文に加筆）.

第 3 章　私がイギリス・ドイツ・フランス医療の現地調査で学んだこと──診療所医師のコロナ対応を中心に

…『文化連情報』2023 年 11 月号（548 号）：28-37 頁（日本医事新報』2023 年 9 月 2 日号掲載論文と同年 10 月 7 日号掲載論文を統合・加筆）.

第 4 章　岸田政権の医療・社会保障改革

第 1 節　医療経済・政策学の視点から 2022 年度診療報酬改定の問題点を考える

…『文化連情報』2022 年 7 月号（532 号）：18-24 頁（『日本医事新報』2022 年 6 月 4 日号掲載論文に加筆）.『病院』2022 年 12 月号に全文転載.

第 2 節　岸田内閣の「骨太方針 2022」の社会保障・医療改革方針を複眼的に読む

…『文化連情報』2022 年 8 月号（533 号）：32-38 頁（『日本医事新報』2022 年 7 月 2 日号掲載論文に加筆）.

第 3 節　「全世代型社会保障構築会議報告書」を複眼的に読む

 …『文化連情報』2022 年 11 月号（536 号）：18-26 頁（2022 年 8 月 27 日の第 63 回日本社会医学会総会・基調講演「地域共生社会の理念と現実，および社会医学への期待」の前半に加筆．講演全文は『社会医学研究』40 巻 1 号：39-43 頁（2023 年年 3 月）に掲載）．

第 2 節 『厚生労働白書』を複眼的に読む

 1 『令和 4 年版厚生労働白書—社会保障を支える人材の確保—』

  …『日本医事新報』2022 年 10 月 1 日号（5136 号）：54-55 頁．

 2 『令和 5 年版厚生労働白書—つながり・支え合いのある地域共生社会—』

  …『文化連情報』2023 年 9 月号（546 号）：28-31 頁．

第 3 節 日経・日経センターの医療制度「改革提言」で特に問題なこと

 …『文化連情報』2022 年 9 月号（534 号）：34-38 頁（『日本医事新報』2022 年 8 月 6 日号掲載論文に加筆）．

第 4 節 『安倍晋三回想録』を複眼的に読む

 …『文化連情報』2023 年 6 月号（543 号）：20-24 頁（『日本医事新報』2023 年 5 月 6 日号掲載論文に加筆）．

事 項 索 引

261

な 行

は 行

人　名　索　引

著者略歴

1947年生
1972年　東京医科歯科大学医学部卒業
　　　　代々木病院リハビリテーション科科長・病棟医療部長,
　　　　日本福祉大学教授・副学長,　学長を経て
現　在　日本福祉大学名誉教授
著　書　『医療経済・政策学の視点と研究方法』(勁草書房, 2006),
　　　　『民主党政権の医療政策』(勁草書房, 2011)『TPPと医療の
　　　　産業化』(勁草書房, 2012),『安倍政権の医療・社会保障
　　　　改革』(勁草書房, 2014),『地域包括ケアと地域医療連携』
　　　　(勁草書房, 2015),『地域包括ケアと福祉改革』(勁草書房,
　　　　2017),『医療経済・政策学の探究』(勁草書房, 2018),
　　　　『地域包括ケアと医療・ソーシャルワーク』(勁草書房,
　　　　2019),『コロナ危機後の医療・社会保障改革』(勁草書房,
　　　　2020),『2020年代初頭の医療・社会保障』(勁草書房,
　　　　2022)ほか.

病院の将来とかかりつけ医機能

2024年3月15日　第1版第1刷発行

著者　二木　立

発行者　井村寿人

発行所　株式会社　勁草書房

112-0005 東京都文京区水道2-1-1　振替 00150-2-175253
(編集) 電話 03-3815-5277／FAX 03-3814-6968
(営業) 電話 03-3814-6861／FAX 03-3814-6854

平文社・松岳社

＊表示価格は2024年3月現在，消費税は含まれております．
†はオンデマンド版です．